비판정신의학

논쟁 그리고 임상적용

＊일러두기 원문에서 이탤릭체로 강조된 부분은 한글의 가독성을 고려해 볼드체로 표기했다.

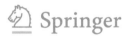

First published in English under the title

Critical Psychiatry; Controversies and Clinical Implications

edited by Sandra Steingard, edition: 1

Copyright © Springer Nature Switzerland AG, 2019

This edition has been translated and published under licence from

Springer Nature Switzerland AG.

Springer Nature Switzerland AG takes no responsibility and shall not be made liable for the accuracy of the translation.

비판정신의학

논쟁 그리고 임상적용

샌드라 스타인가드 엮음

장창현 옮김

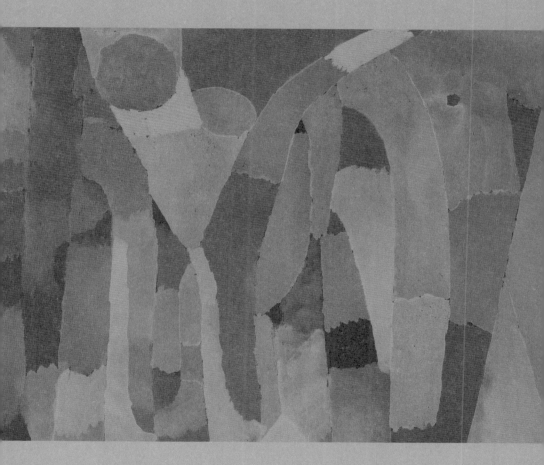

Critical Psychiatry
Controversies and Clinical Implications

건강
미디어
협동조합

엮은이 **샌드라 스타인가드** Sandra Steingard

미국의 정신과 전문의. 버몬트 주 벌링턴 시 소재의 지역사회 정신건강센터인 하워드센터 (Howard Center) 의료부장이자 버몬트 의대 정신의학교실의 임상부교수다. 조현병과 같은 정신병적 정신질환자 진료를 주로 맡으며, 당사자와 가족 운동을 지원한다. 2003년에는 '미국 최고의 의사'에 선정되기도 했으며, 미국의 비판정신의학 인터넷언론 『매드인아메리카(*Mad in America*)』에서 교육과 저술을 담당한다. https://howardcenter.org/sandra-steingard/

옮긴이 **장창현**

한국의 정신과 전문의. 한국사회적의료기관연합회(사의련) 회원기관인 살림의원, 느티나무의원 및 원진녹색병원에서 정신과 순회진료를 한다. 문턱 낮은 마음 진료를 추구하며, 비판정신의학에서 대안으로 제시하는 약물중심접근, 함께하는의사결정을 적극 활용한다. '맥락행동과학'을 만나 비판정신의학이 실천 가능함을 더욱 절실히 느낀다. 2023년 4월, 정신질환 당사자와 그들의 가족 및 조력자들과 '함께하는 약선택을 통한 회복 실천운동'을 펼친다. 『비판정신의학』의 영감이 된 책 『약이 병이 되는 시대』를 번역했다.

비판정신의학
논쟁 그리고 임상적용
Critical Psychiatry; Controversies and Clinical Implication

초판 1쇄 발행 2020년 10월 29일

개정판 1쇄 발행 2023년 11월 29일

엮은이 샌드라 스타인가드 Sandra Steingard   옮긴이 장창현

펴낸이 이보라   만든이 조원경 황자혜 박재원 김상훈   펴낸곳 건강미디어협동조합

등록 2014년 3월 7일 제2014-23호   주소 서울시 사가정로49길 53

전화 010-2442-7617   팩스 02-6974-1026   전자우편 healthmediacoop@gmail.com

값 20,000원   ISBN 979-11-87387-17-6 93510

"여러분의 참여로 이 책이 태어납니다.
씨앗과 햇살이 되어주신 분들, 참 고맙습니다."

강대곤 강등현 강사은 강정혜 강충원 강현구 곽희용 권성실 권정은 권찬영
김기태 김도윤 김미정 김민수 김선미 김성남 김성수 김소형 김승일 김신애
김영순 김요환 김은국 김익현 김정은 김재규 김정범 김정우 김종필 김종희
김철환 김태현 김태호 김혜이 김희정 김희진 나대준 나현진 남상문 남소영
류다혜 문재희 민 앵 박경아 박두환 박미경 박미진 박새롬 박성경 박유경
박재덕 박재우 박종필 박지영 박지은 박채은 박충만 박현주 박흥순 백미영
백수홍 백재중 백한주 변상우 서기영 서동운 석미경 소희성 손민정 손지현
손홍석 송석희 송승연 송지혜 송현석 송홍석 신동호 신영전 안지현 양은영
오유경 오현석 오현선 온정아 우석균 유기훈 유여원 유진경 유한목 윤경화
윤애리 윤혜진 이경민 이명준 이미라 이보라 이석호 이선영 이선이 이성원
이수비 이 슬 이인동 이재광 이정남 이종국 이주영 이창수 이현석 이현의
이호분 임재영 임지섭 임희재 장기쁨 전유진 전진용 정성권 정여진 정일용
정재오 정중규 정지형 정진주 정형준 정혜경 정혜진 정희경 조계성 조상우
조승원 조원경 조혜영 주윤정 주정원 지경주 지석연 진유현 채찬영 천성아
최규진 최세진 최신우 최예훈 추혜인 하경희 하정은 허순강 현승은 홍상의
황성희 홍수민 홍종관 황희재 목고박치과 사회건강연구소
심리지원협동조합더함 조문주심리상담소 (158)

감사의 글

이 책에 기여해주신 모든 분들께 진심으로 감사드린다. 내게 영향을 주고 가르침을 주신 분들과 소통했다. 그들이 나의 이 모험에 동참해주기로 동의해주셔서 영광이다. 그들의 기여는 그 자체로 가치가 있다. 그들은 정신의학에 있어 비판적 관점을 적용하는 것의 중요성을 이해하는 토대를 만들었다. 또 정신건강 영역에서 전문가적 접근의 한계와 그 의미를 조망할 수 있게 해주었다. 이 책이 나오는 데 공헌한 모든 분들께 깊은 존경과 감사를 표한다.

출판이라는 좋은 기회를 준 스프링거 출판사와 결실을 거두는 데 도움을 준 편집진에게도 감사드린다.

이 책을 만드는 데 직접 기여하지 않았으나 내가 보통의 정신과 의사에서 비판정신과의사(critical psychiatrist)로 진화할 수 있도록 도와주신 로버트 휘테커(Robert Whitaker) 선생님께 감사의 말을 전하고 싶다. 우리의 인연은 내가 그의 저서인 『유행병의 해부학(Anatomy of an Epidemic)』을 읽고 내용을 이해하려 노력했을 때부터 시작되었다.

이 책의 메시지는 정신과 진료에 중대한 영향을 미쳤다. 본서 『비판정신의학 – 논쟁 그리고 임상적용(Critical Psychiatry; Controversies and Clinical Implications)』은 여러 면에서 『유행병의 해부학』에 대한 응답이라고 할 수 있다. 지난 7년 동안 그는 나에게 전 세계에서 임상가로서, 연구자로서 또 옹호자로서 가치 있는 작업을 수행하고 있는 사람들을 직간접적으로 소개해 주었다. 나는 그에게 이런 말을 한 적이 있다. "당신은 전문가로서 나의 삶을 훨씬 복잡하게 만들었어요." 하지만 이제는 그가 전문가로서 나의 삶을 측정할 수 없을 정도로 풍성하게 했음을 깨닫는다.

지난 23년 동안 미국 버몬트 주, 벌링턴에 자리한 지역사회 정신건강센터인 하워드센터(Howard Center)에서 일할 수 있던 것은 내게 행운이었다. 그곳에서 만난 사람들은 셀 수 없이 많은 방식으로 나를 도왔다. 수많은 동료와 시설을 이용한 정신질환 당사자들은 내게 정말 큰 가르침을 주었고, 내가 전문가로서 그리고 개인으로서 충만감을 느낄 수 있게 해주었다. 하워드센터의 기관장인 밥 빅(Bob Bick)은 나의 훌륭한 멘토로, 이 책의 일부를 검토해주기도 했다. 함께한 시간 동안 그가 전해준 지혜와 친절함에 감사한다. 그는 본서에 빠진 어휘나 문장부호가 없는지 매의 눈으로 살펴보았다.

스캇 워터맨(Scott Waterman)은 젊은 시절 나와 함께했던 정신과 레지던트다. 돌이켜보면 그는 내가 만난 최초의 비판정신과의사였다. 그 당시에 나는 정신분석이라는 학문에 사로잡혀 있었지만, 그는 회의론자였다. 이러한 차이가 낭만적인 생각을 불러일으키지 않을 수도 있지만, 우리의 관계에 어느 정도 기여했다. 그리고 우리는 부부의 연으로 지금까지 함께 지내오고 있다. 수십 년 동안, 우리는 정신의학 전문가로서 우리의 일을 온전히 이해하기 위해 각자의 현장에서의 분투에 대해 항상 토론해왔다. 둘째 딸이 자기 일기장에 가족 저녁 식사에 대해 "우리 엄마, 아빠는 (소리 치듯이) 서로에게 쉴 새 없이 말한다"고 쓸 정도였으니 할 말 다했다. 진정으로, 우리의 대화는 때로 격렬했다. 하지만 덕분에 비판적으로 생각할 수 있는 능력이 성장했다는 데는 의심할 여지가 없다. 스캇은 뛰어난 학자일 뿐만 아니라 재능 있는 편집인이기도 하다. 그의 영향력에 대해 언급한 이 단락을 보고 그가 놀랄지도 모르겠다. 아쉬웠던 내용들을 그의 도움으로 교정할 수 있었다. 이는 독자들이 통찰을 얻는 데 도움이 될 것이다. 나는 그의 신중한 검토와 지속적인 격려, 그리고 끝없는 애정에 감사한다.

이 책을 아버지와 어머니께 바친다. 비판적인 태도를 견지하기 위해서는 안전한 기반이 필요하다. 부모님의 지지가 있기에 이 작업이 온전하게 가능했다. 두 딸, 마사와 도나 워터맨은 뛰어나고 결연한 의지를 가진 젊은 여성이다. 그들은 현상에 대해 신중한 질문을 던졌고, 이를 통해 내게 끊임없이 배울 기회를 주었다. 이들이 있어 내 삶은 행운이라 할 수 있다. 때로는 산만하기까지 한 엄마를 참고 견뎌 준 두 딸에게 고맙다.

관계를 소중히 여기는 사람으로서 내가 의지하는 사람들 - 가족들과 친구들 - 의 목록만으로도 또 다른 책 하나를 쓸 수 있을 것이다. 임상 및 연구 영역에서 정신과 진료를 수용하는 사람들의 관점을 포함하여 듣는 것의 가치에 대해 가르쳐 준 많은 분께 특별히 감사한다. 그뿐만 아니라 '오픈 다이얼로그(Open Dialogue)'와 같이 '필요 기반치료(need-adapted treatments)'에 대해 알려주신 많은 분께도 마찬가지의 심정이다. 내 젊은 시절에 나의 의지와 포부를 억누르지 않고 기꺼이 존중해준 리사와 바브라에게 감사한 마음이다. 미처 이름을 언급하지 못한 내게 소중한 사람들에게도 사랑과 감사를 전한다.

통합과 인내의 모범이 되신 나의 부모님,
필리스 스타인가드Phyllis Steingard와
솔 스타인가드Sol Steingard께 드립니다.

집필진

Nicolas Badre, M.D.
미국 캘리포니아주 라호야 소재, 캘리포니아 대학교 샌디에이고 캠퍼스, 정신의
학 교실 Department of Psychiatry, University of California San Diego School
of Medicine, La Jolla, CA, USA
미국 캘리포니아주 샌디에이고 소재, 샌디에이고 대학교, 리더십 및 교육 단과
대학, 상담 치료학 교실 Department of Counseling and Therapy, School of
Leadership and Education, University of San Diego, San Diego, CA, USA

Shawn S. Barnes, M.D.
미국 캘리포니아주 라호야 소재, 캘리포니아 대학교 샌디에이고 캠퍼스, 정신의
학 교실 Department of Psychiatry, University of California San Diego School
of Medicine, La Jolla, CA, USA

Lisa Cosgrove, Ph.D.
미국 매사추세츠주 보스턴 소재, 매사추세츠 대학교 보스턴 캠퍼스, 상담 심리
학 교실 Department of Counseling Psychology, University of Massachusetts-
Boston, Boston, MA, USA

Emily Sheera Cutler
미국 플로리다주 탬파 소재, 사우스 플로리다 대학교, 행동 및 지역사회 과학 단
과대학 College of Behavioral and Community Sciences, University of South
Florida, Tampa, FL, USA

Swapnil Gupta, M.B.B.S., M.D.
미국 코네티컷주 뉴헤이븐 소재, 코네티컷 정신건강센터 Connecticut Mental
Health Center, New Haven, CT, USA
미국 코네티컷주 뉴헤이븐 소재, 예일 의과대학, 정신의학 교실 Department of
Psychiatry, Yale School of Medicine, New Haven, CT, USA

Sarah R. Kamens, Ph.D.
미국 코네티컷주 미들타운 소재, 웨슬리언 대학교 Wesleyan University, Middletown, CT, USA

Justin M. Karter, M.A.
미국 매사추세츠주 보스턴 소재, 매사추세츠 대학교 보스턴 캠퍼스, 상담 심리학 및 학교 심리학 교실 Department of Counseling and School Psychology, University of Massachusetts Boston, Boston, MA, USA

David Lehman, M.D.
미국 캘리포니아주 라호야 소재, 캘리포니아 대학교 샌디에이고 캠퍼스, 정신의학 교실 Department of Psychiatry, University of California San Diego School of Medicine, La Jolla, CA, USA

Rebecca Miller, Ph.D.
미국 코네티컷주 뉴헤이븐 소재, 예일 의과대학, 정신의학 교실 Department of Psychiatry, Yale School of Medicine, New Haven, CT, USA
미국 코네티컷주 뉴헤이븐 소재, 코네티컷 정신건강센터, 동료 지원 및 가족 이니셔티브 Peer Support & Family Initiatives, Connecticut Mental Health Center, New Haven, CT, USA

Joanna Moncrieff, M.B.B.S., M.D
영국 런던 소재, 유니버시티 칼리지 런던 University College London, London, UK

Sandra Steingard, M.D.
미국 버몬트주 벌링턴 소재, 하워드센터 Howard Center, Burlington, VT, USA
미국 버몬트주 벌링턴 소재, 버몬트 대학교, 라너 의과대학 University of Vermont Larner College of Medicine, Burlington, VT, USA

Akansha Vaswani, M.S.
미국 매사추세츠주 보스턴 소재, 매사추세츠 대학교 보스턴 캠퍼스, 상담 심리학 교실 Department of Counseling Psychology, University of Massachusetts-Boston, Boston, MA, USA

차례

1 | 비판정신의학이란 무엇인가?
What Is Critical Psychiatry?
_ 조아나 몬크리프(Joanna Moncrieff), 샌드라 스타인가드(Sandra Steingard)   **49**

2 | 정신과 진단 개념에 대한 이해 넓히기: DSM 비판을 위한 생태학적 모델

Toward Conceptual Competence in Psychiatric Diagnosis:
An Ecological Model for Critiques of the DSM
_ 저스틴 카터(Justin M. Karter), 사라 카멘즈(Sarah R. Kamens)   **73**

"정신질환은 신화 또는 은유다!"

신 영 전

한양대학교 의과대학/보건대학원 교수

"아마 언젠가는 정신 장애인이 동일 국가의 다른 시민들과
정확하게 동일한 권리를 가져야만 하고, 근본적으로 그들이
선택하고 결정한 삶을 살 권리를 가져야 함을 인정하게 될 것이다"

_주디 챔벌린(Judi Chamberlin)

정신보건의 소사小史와 반성

20여년 전, "만성 정신장애인을 지역사회로 복귀시키고 싶어도 보
낼 곳이 없다"는 사실 반, 변명 반의 주장이 몇 십 년째 지속되던 시
절, 그 소리 듣는 것이 싫어 경기도 2개 군과 서울시 1개 구의 지역사
회 정신보건 시범사업을 진행했다. 그후 경기도 정신보건기술지원단

과, 보건복지부 정신보건기술지원단도 조직해 참여했다. 이 활동에 참여한 덕분에 우리나라 모든 시·군·구에 1개 이상의 지역사회정신보건/복지센터가 설치되는 역사에 작은 힘이나마 보탤 수 있었다. 젊어서 용감했던 당시, '국가정신보건체계 모형구축'이라는 거창한 논문을 발표하기도 했고,[1] 오랫동안 번역되지 않고 있던 세계보건기구의 장애인 인권향상지침서를 번역 소개하기도 했다.[2] 그러나 이후 정신보건 정책영역의 발전은 너무 더디었다. 어렵게 만들어진 센터의 직원들은 열악하고 불안정한 근무조건에서 일해야 했고, 심지어 지역사회 정신보건/복지센터가 오히려 정신병원으로 들어가는 통로 역할을 한다는 비판도 들었다.

정신보건분야의 더딘 발전에 답답해하며 4-5년의 시간을 보내고 나서, 정신보건문제를 인권의 이슈로 끌어올려 봐야겠다는 생각을 했다. 마침 당시 국가인권위원회 안경환 위원장이 세계인권선언 60주년을 앞두고 무엇을 하면 좋겠냐는 말에 나는 기왕이면 우리나라에서 가장 낮은 인권수준으로 고통받고 있는 정신장애인의 인권을 다뤄보자고 제안했고 안 위원장은 흔쾌히 이를 수락했다. 이렇게 시작된 국가인권위원회의 정신장애인 인권 프로젝트는 많은 관련 연구보고서, 심포지엄, 해외전문가 초청세미나, 홍보활동 등으로 이어졌고 마침내 2009년, 『정신장애인 인권보호와 증진을 위한 국가보고

1. 신영전·남정현. (2001). 「국가정신보건체계 모형개발과 정책과제」 『사회정신의학』 6(1), 36-48
2. 세계보건기구. (2007). 「정신장애인의 인권 향상을 위한 지침」(신영전·최영은 역), 한울

서』가 완성되어 나왔다.³ 이와 함께 국가인권위원회, 국회의원, 몇 명의 의기투합한 전문가들과 함께 「정신보건법」(현재 「정신건강증진 및 정신질환자 복지서비스 지원에 관한 법률」) 개정작업도 진행했다. 당초 응급입원 기간을 넘어선 비자의입원 결정권한을 의료인이 아니라 법원이 맡도록 하는 안을 추진했으나 성공하지 못했다. 다만, 비자의입원 기준 강화, 정신보건시설종사자에 대한 인권교육 의무화 규정만이 살아남았다.

이후 법무병원 입원자의 인권보장관련 국가인권위원회 프로젝트 책임자를 맡아 진행하다 보수정권 하 국가인권위원회와의 불화로 그만두었다. 그 일이 계기가 되어 정신보건 영역에서 멀어졌다. 정신보건의 미래에 대한 비관적 인식도 한몫을 했다. 하지만 함께 일했고 여전히 힘든 현장을 지키는 동료들에게 고마움과 미안한 마음이 늘 마음 한 켠에 자리잡고 있었다.

이렇게 서두가 길어진 것은 반성하기 위해서다. 지금 와 다시 생각하니, 정신보건분야 전문가로서 정신보건의 미래를 비관적으로만 보았던 나의 판단은 틀린 것이었다. 그런 나의 성찰과 반성은 다음과 같은 사건에서 비롯됐다.

---

3. 정권이 바뀌고 국가인권위원회 위원장이 바뀌어 한때 출간이 무산될 뻔했으나 다행히 발간되었다. 하지만 역사적인 이 보고서 발간은 조출한 행사로 진행되었고 당시 대중적으로 큰 주목을 받지 못했다.

매드프라이드 행사에서 외치다 "우리는 지금 여기에 있다!"

2019년 10월 어느 날, 한 장의 행사 안내문이 눈에 들어왔다. "정신장애인의 당당한 행진 '매드프라이드', 광화문 광장에서 열린다"는 것이었다. 20여 년 전의 젊은 나도 감히 상상하지 못했던 행사였다. 2019년 10월 26일, 반가움과 미안함이 뒤섞인 심정으로 국내에서 열린 제1회 매드프라이드 행사에 참석했다. 거기서 오랜만에 이 책의 번역자인 장창현 선생을 만났다. 행진을 앞두고 장선생은 짓궂게 내게 팻말을 들게 했다. 그간의 게으름에 대한 후배의 질책이라 싶어 거절할 수 없었다. 그 팻말을 높이 들고 함께 행진하며 외쳤다. "우리는 지금 여기에 있다!" 정신장애를 가진 이들이 대낮에 광화문 차도를 점거하고 행진하며 "우리는 지금 여기에 있다"를 외치다니…. 그간 정신보건분야의 발전이 더디다고만 여겼던 내 생각은 핑계일 뿐, 내가 게으르게 머물렀던 동안 현장에서는 매일매일 새로운 역사가 만들어지고 있었다. 나는 깊이 반성했다.

내게는 정신보건영역에서 미루어 놓았던 일 또 하나가 있었다. 바로 『비판정신의학』을 한국사회에 소개하는 것이었다. 내가 번역해도 되었지만, 이 책만큼은 우리나라 정신의학분야 전문가가 번역해 주면 좋겠다는 마음에 미뤄왔던 터였다. 그래서 장창현 선생이 번역할 만한 좋은 책을 물어왔을 때, 나는 1초도 지체하지 않고 『비판정신의학』을 번역하는 것이 좋겠다고 했다. 처음에는 데이비드 잉글

비(David Ingleby)가 엮은 『비판정신의학: 정신보건의 정치학』(1980)을 제안했다. 장창현선생이 고민 끝에 선택한 책은 샌드라 스타인가드(Sandra Steingard)가 주도해 엮은 바로 이 책이었다. 번역본을 미리 받아 읽어보니 장선생의 선택이 탁월했다는 생각이 든다. 왜냐하면, 이 책은 최근의 이야기뿐만 아니라 매우 구체적인 실천 경험과 제안들까지 담고 있기 때문이다.

"정신질환은 신화 또는 은유다!"

이 책은 비판정신의학의 초기 역사를 이야기하면서 필립 피넬, 존 코널리, 오브리 루이스, 로널드 랭, 아돌프 마이어 등을 언급하고 있지만, 나는 뭐니뭐니해도 "정신질환의 개념은 신화 혹은 은유다"라고 외친 토마스 사스의 '천명闡明'을 빼놓고 비판정신의학의 역사를 이야기할 수 없다고 생각한다. 또한 사스의 그 천명을 현실에서 구현하고자 이탈리아 전역의 정신과 입원병동을 폐쇄하는 데 성공한 정신과의사이자 정치가 프랑코 바살리아도 빼놓을 수 없다.

이 책은 '고발告發'을 담고 있다. 그것은 내부로부터 고발인 까닭에 쉽지 않은 고발이다. 이 책은 현재 정신의학에서 사용하는 질병분류 기준인 DSM-5가 잘못된 '생물학적 환원주의'에 기반하며, 의료화를 통해 부적절하게 환자를 양산하고 취약한 인구집단에 대해 위험요인으로 작용할 수 있으며 이 기준은 타당성뿐만 아니라 진단자 사이

내적 신뢰도도 확보하지 못했다고 고발한다. 한때 노예상태의 흑인이 자꾸 탈출하는 것을 '드라페토매니아(drapetomania)'라는 질병으로 명명했던 것이 그 대표적인 예다. 당연히 이것은 제약회사의 과잉진단과 과대처방과 같은 영리마케팅과 미국 식품의약국FDA을 포함한 제도적 부패로 이어지고, 이는 다시 암묵적 편향, 가짜연구 양산, 경제적 이익편취 등 정신과의사들도 이 부패에서 자유롭지 못함을 고발한다.

비판정신의학에서 '비판'은 그것이 '열린' 사고 아래 구체적인 근거를 제시하고 건설적인 대안을 치열하게 모색한다는 점에서 '비난'과 구별된다. 더욱이 이 책은 비판만이 아니라 구체적인 '행동지침과 대안'을 제시한다. 이 책에서 대안으로 등장하는 '계층적 분류체계', '오픈 다이얼로그', '필요기반치료', '약물중심접근', '매드프라이드 운동', '신경다양성' 같은 개념은 비전문가들에게는 다소 낯설고 어렵게 느껴질 수 있다. 하지만 전문화한 현대정신의학을 비판하려면 종종 약간의 공부도 필요하다. 마지막 장에 나열된 좋은 치료의 원칙은 정신보건영역의 많은 현장 전문가들과 함께 나누고 싶다.

나는 이 책이 전문가만을 위해 쓰인 것만은 아니라고 생각한다. 무엇보다 저자들의 설명이 따뜻하고 친절하다. 그렇기에 조금의 인내심을 발휘한다면 이들 개념과 접근의 본질을 이해할 수 있으리라 믿는다. 그러기에 정신과의사, 임상심리사를 포함한 정신보건복지분야 모든 전문가와 학생, 정신질환을 앓는 사람과 그 가족, 누구도 예외 없이, 서로 '다른' 마음과 존재방식을 가지고 살아갈 수밖에 없는 모든 '우리'에게 자신 있게 일독을 권한다.

후기: '브롬덴 추장은 무사히 그 골짜기로 돌아갈 수 있었을까?'

어언 20년 전 나는 한 글의 후기에서 다음과 같이 브롬덴 추장을 언급했다.

1975년 다섯 개 부문의 아카데미상을 휩쓴 캔 캐이시 원작, 밀로스 포먼 감독의 「뻐꾸기 둥지 위로 날아간 새」에서 정신병을 가장하여 정신병원으로 들어온 맥머피(잭 니콜슨 분)는 근대 계급사회의 억압구조의 상징인 정신병원의 규칙들과 그 지배체계 하수인의 상징인 수간호사에게 맞선다. 그러나 그에게 돌아온 것은 교화와 치료라는 미명 아래 시행된 전기충격요법이었다. 끝내 정신병원은 현대 의학기술을 동원하여 그의 뇌(腦) 일부를 잘라낸다. 그 정신병원에서 십 년 동안 갇혀 지내온 아메리카 원주민 브롬덴 추장은 이젠 더 이상 과거의 그가 아닌 친구 맥머피의 얼굴에 베개를 덮어 숨을 끊는다. 그리고 그는 덧문을 부수고 정신병원을 탈출한다. 그의 부족이 살고 있을 골짜기를 찾아가기 위해서다. 그 영화를 다시 떠올릴 때마다 나는 늘 궁금하다. '브롬덴 추장은 무사히 그 골짜기로 돌

아갈 수 있었을까?'⁴

20년이나 시간이 지났으니, 이제 이 질문에 답할 시간이 되었다. 나는 극도로 비관적인 현실 속에서 '의지적' 낙관을 선택하고자 한다. 이것은 지난 날 정신보건의 미래에 대해 가졌던 비관적 전망에 대한 반성에서 나온 것이다. 그 낙관이 선택한 이야기의 끝은 이렇다.

브롬덴 추장은 그의 부족이 살고 있는 골짜기로 돌아가는 길에 정직하고, 따뜻하고 겸손하기까지 한 비판정신의학 전문가를 만났다. 브롬덴 추장은 그와 함께 무사히 그 골짜기에 도착해서 존재방식의 차이와 다양성을 존중받고 '인지 자유(cognitive liberty)'를 누리며 아주 오래오래 행복하게 살았다. "아마 언젠가는 정신장애인이 동일 국가의 다른 시민들과 정확하게 동일한 권리를 가져야만 하고, 근본적으로 그들이 선택하고 결정한 삶을 살 권리를 가져야 함을 인정하게 될 것이다"는 주디 챔벌린(Judi Chamberlin)의 예언이 실현된 것이다.

---

4. 신영전. (2001). 「브롬덴 추장은 무사히 그 골짜기로 돌아갈 수 있었을까?: 정신 질환자의 배제와 차별의 정치경제학」 『당대비평』(p.243-261), 생각의나무.

존엄을 위한 선택, 인간의 길을 묻다

이 정 하

(사)정신장애와인권 '파도손' 대표

한국에서 정신장애인으로 살았던 경험은 마치 야생 사냥터에서 쫓기는 토끼 신세 같았다면 과장된 것일까요? 어쩌면… 이보다 더한 표현도 부족합니다. 지난 20여 년 동안 경험했던 한국의 정신보건시스템이 당사자에게 가하는 가공할 폭력과 공포는 어쩌면 질환 그 자체보다 당사자의 삶에 더 큰 영향력을 미쳤습니다. 정신의료 생존자(psychiatric survivors)[1]인 저 역시 수많은 당사자들 중 한 명입니다. 또

---

1. 정신의료 생존자(psychiatric survivors)는 정신의료 생존자 운동에서 나온 표현이다. 정신의료 생존자 운동은 더욱 광범위하게 소비자/생존자/이전환자 운동(consumer/survivor/ex-petient movement)이라고 표현하기도 한다. 이는 현재 정신건강서비스를 이용하고 있거나 정신과적 개입의 생존자이거나 정신건강서비스를 이전에 이용했던 환자들의 다양성을 띤 연합체라 할 수 있다. 1960년대 후반과 1970년대 초반 시민권 운동이 일어나고, 과거 환자들의 정신과 입원 환경에서 경험한 학대 피해 사례가 대중에게 알려지면서 정신의료 생존자 운동은 시작되었다. 1978년, 미국의 정신질환 당사자 주디 챔벌린이 저술한 『우리 힘으로: 정신 보건 시스템에 대한 환자 스스로의 대안(On Our Own: Patient Controlled Alternatives to the Mental Health System)』은 생존자 운동의 지적 도약을 가져왔다. 미국에서는 주디 챔벌린 등이 조직한 '정신과 환자 해방 전선(Mental Patients' Liberation Front)'은 '국제지지 연대(Support Coalition International, SCI)'라는 조직으로 역사를 이어갔다. 이들이 펼친 첫 번째 대중 행동은 1990년 5

한 지금은 이 세상에 없는 앞서간 당사자들의 투명했던 삶과 죽음마저도 응어리가 되어 제 가슴속에 차곡차곡 맺혀 있습니다. 저는 그런 이유로 당사자운동을 하고 있는 한 사람일 것입니다.

2013년 한국의 정신장애인 200여 명은 "살려주세요!" 외침으로 토론회를 개최하고 절박한 목소리로 "문명의 이름으로 야만의 정신보건법 폐지를 선언한다"는 성명서를 발표하였습니다. 이듬해 「정신보건법」 제24조에 대하여 4명의 당사자가 청구인이 되어 헌법소원을 하였습니다. 당사자운동의 투쟁 과정에서 법이 바뀌기도 합니다. 그러나 2016년 개정되고 2017년 5월부터 시행중인 「정신건강복지법」조차 숱한 모순을 안고 여러 이해관계와 사회갈등 속에서 중심을 잡고 있지 못합니다.

사람으로 살고 싶다는 간절하고도 절박한 당사자들의 외침은 유령처럼 살다가 사건만 터지면 소환시키는 매스미디어의 편파보도로 '조현병포비아'라는 혐오와 낙인 뒤로 쉽게 잊히는 그 무엇이 되었습니다. 새벽 짙은 어둠 속 불안하게 지나온 수많은 청춘의 시간 속에서, 항정신병약물과 정신치료 사이 어딘가를 방황하며 영혼이 거세

월, 뉴욕에서 열린 미국정신의학회 연례 학술대회(American Psychiatric Association Annual Meeting)에 대항하는 자신들만의 학회를 열고 거리 시위를 한 것이다. SCI는 2005년에는 '마인드프리덤 인터내셔널(MindFreedom International)'로 조직의 명칭을 바꾸고 현재는 14개국 수천 명의 회원을 가진 국제 연대가 되었다. 우리나라에서는 2000년대 이후 정신질환 당사자 운동이 점차 활성화되고 있다. 이정하 대표가 속한 사단법인 '정신장애와 인권 파도손'도 2009년부터 현재까지 한국 정신질환 당사자 운동의 한 축으로 역할을 담당하고 있다. 2018년에는 국가인권위원회 협력사업의 일환으로 당사자의 삶과 고통을 그린 그림책 「나는 정신장애인이다」를 펴내기도 했다.

되는 그 느낌을 설명할 길이 없습니다. 그해 여름 강제치료의 결과로 늘 보이던 환영들이 사라졌을 때 감각도 함께 사라져버렸습니다. 그 무뎌짐이 과연 치료였는지 저는 알지 못합니다. 삶은 부유하며 땅에 딛지도 못하고, 지구별을 떠나지도 못한 채 언제나 정신과 영혼의 세계는 병원 바깥에 있어도 그곳 정신병원에 머물렀습니다.

어쩌면 언젠가는 가야 하는 곳, 처음 갔을 그때처럼 또다시 언제라도 내 의지와 상관없이 타자들에 의해 갇혀야 하는 깊게 새겨진 그곳은 견고한 성처럼 버티고 있는 실존 그 자체였습니다. 의학의 테제가 무엇이든지 사람에게 해서는 안 되는 행위라고 수도 없이 되뇌고 또 되뇌었습니다.

인간은 경험의 산물입니다. 당사자의 경험 속에서 읽어 내려간 『비판정신의학』의 챕터 하나하나를 넘기면서 동의가 되었습니다. 또한 의학의 테마라는 그 건조함에 정신의학이 왜 존재하는 걸까 의문이 교차되었습니다. 그 어떤 사람들에겐 직업이고 현장이었으나 어떤 당사자에겐 삶과 생명 그 모든 것이었고 사회도 국가도 무관심합니다.

나와 비슷한 당사자들의 생명이 사라져가는 것을 목도합니다[2]. 기

2. 『2016년도 장애와 건강통계(보건복지부, 국립재활원)』 및 『2017년 기준 보건의료 질 통계(보건복지부, 건강보험심사평가원)』를 토대로 우리나라 정신장애인의 사망원인과 고의적 자해(자살)로 인한 사망률을 분석한 내용에 의하면 정신장애인의 조사망률은 인구 10만 명 당 1,613명으로 전체인구 조사망률 549명보다 3배 가량 높으며, 정신장애인의 평균 사망연령은 59.3세로 전체 장애인 평균 사망연령 74.2세보다 14.9세 적다. 여기서 조사망률은 사망수준을 나타내는 가장 기본적인 지표다. 1년간 발생한 총 사망자 수를 해당연도의 추정된 연앙인구로 나누어 계산한다. 한편, 연앙인구는 출생률과 사망률을 산출할 때 한 해

이하게도 약물이 발전할수록 다른 OECD 국가의 현상과는 반대로 한국에서는 정신과 입원병상과 입원일수가 증가합니다. 정신의학, 정신병원, 약물들 용어 하나하나를 아프게 트라우마로 품은 당사자들이 있음에도 우리 사회는 쉽게 간과합니다. 정신건강이라는 용어와는 도무지 어울리지 않는 정신보건시스템은 식민지였고, 살아있는 쇠사슬이었습니다.

낙인은 생각보다 강렬했고, 정신의학의 사과는 없었습니다. 의료라는 이름의 학대에 대해, 정신보건종사자들이나 정신과의사들, 제약산업은 성찰하지 않는 것 같았습니다. 모두가 관리자가 되고, 사감이나 교도관처럼 당사자에게 오직 약, 약, 약만이 정답인 듯 맹신적으로 강요하였습니다. 진정으로 되물어야 하는 것은 이것 아닐까요. 모두가 적응한 정신보건의 매너리즘에 빠져버린 전문가들은 언제쯤 병식을 가지게 될까요. 집단병리의 증상에 대해 본 책에서도 언급하고 있습니다.

그렇게 강제치료는 사회복귀의 길을 전면으로 막았습니다. 돌아가고 싶던 나의 '창작 현장'과 '직업 기능'을 빼앗아 갔습니다. 당사자 운동을 하면서 생존 시간들을 하루씩 늘려가며 버티는 중에 조금씩 삶의 의지와 함께 생명력이 살아났습니다. 그러나 함께 병원에 있던 당사자들은 여전히 두터운 벽 안쪽에서 산 것도 아니고 죽은 것도

의 중간인 7월1일을 기준으로 하여 산출한 인구다「『NMHC 정신건강동향 vol.9』 참조].

아닌 상태입니다. 우린 연결된 채로 살아있습니다.

'당사자가 되어서 참으로 다행이다'라고 여기는 지점이 있다면 바로 그 '연결'입니다. 내가 만약 그런 경험을 하지 않았다면 나 역시 남들처럼 평범한 선입견을 가지고, 이 사회의 남들처럼 의식하지도 못한 채 정신장애인 당사자들을 배척하고 꺼리며 쓸모없다고 생각했을지 모르기 때문입니다. 알지 못하는 것이 죄악이 될 수 있음을 배웠습니다. 인간의 일생이 배움의 연속이니 나는 기꺼이 인간이 되는 길을 택할 것입니다. 비록 일생이 고통스럽고, 안락하지 않더라도 말입니다.

코로나19 사태로 정신장애인의 처참한 현실이 만천하에 드러났습니다. 청도대남병원, 제이미주병원, 배성병원과 같은 정신의료기관 내 폐쇄병동에 오랜 기간 머무르는 당사자들은 대다수 확진자가 되거나, 최악의 경우 사망에 이릅니다. 이 병원들을 지금보다 '인권친화적'으로 만든다고 정신장애인 삶의 질이 좋아질까요? 그저 정신장애인은 병원만 잘 다니고, 약만 잘 먹으면 모든 것이 해결될까요? 그렇지 않습니다. 정신장애인 또한 동등한 시민입니다. 질병모델은 이제 박물관에 갖다 놓아야 합니다. 우리 정신장애인은 20년, 30년 전부터 이러한 질병모델에 억눌린 채 숨죽여왔습니다.

치료, 입·퇴원, 재활절차 등 정신장애와 관련한 모든 과정에서 현재 당사자의 결정과 참여 정도는 매우 미약합니다. 가장 가까운 가족 사이에서부터 사회, 국가에 이르기까지 당사자의 의사결정권은 부정되고 박탈됩니다. 주체로서 당사자는 '무능한 존재'일 뿐입니다. 치료의 종류와 과정에서도, 어느 것 하나 당사자가 선택할 수 있는 것은 질적, 양적 측면 모두에서 부족합니다.

당사자가 무엇을 원하는지는 무시됩니다. 이것이 반복되면 당사자는 점점 무력해집니다. 특히 장기간의 폐쇄 환경 격리와 사회와의 단절은 자기 문제를 스스로 해결하지 못하는 무능한 존재로 만듭니다. 그러나 투병도 학습도 인생의 복구도 무엇 하나 누가 대신해 줄 수 있는 것은 없습니다. 주변부의 직업인과 가족들이 참여해 도울 수 있는 유일한 혹은 필수적인 부분은 기회 제공입니다. 그러나. 과연 당사자에 대한 이해 없이 그 기회가 '기회다운 기회로서 작용'할 것인지 근본 질문이 필요합니다. 그리고 전문가들은 그 질문에 답할 수 있어야 합니다. 당사자에 대한 관점은 당사자중심에서 외곽으로 이해되어야 합니다.

정신의학의 존재 이유는 무엇일까요. 정신건강서비스는 왜 존재하는 것일까요. 정신의학의 변천사나 역사적 맥락을 알지 못하더라도, 너무나도 괴이하고 비가역적이고 탈인간적 대우를 받는 당사자들에 집중해야 합니다. 의학의 기본 그리고 정신건강서비스의 의미와 맥락이 일치하지 않는 현장의 현실을 경험하는 당사자들의 삶에 집중해야 합니다. 비정상의 정신건강서비스를 정상화하는 데 집중해야 합니다. 언제나 당사자에겐 전지적 관찰자 시점이면서, 관찰자들은 언제나 자기 자신을 쏙 뺍니다. 당사자 문제를 지적하면서 정작 어떻게 상호작용했는지는 침묵합니다.

본문에서처럼 정신과의사들이 비판적 시각을 가져야 함에 동의합니다. 건강한 정신과 마음이라면 사회를 개혁하는 것이 더 빠를 것입니다. 어느 당사자는 "정신과의사들이여 혁명가가 되라"고 기고한 적도 있습니다. 증상을 단지 치료해야 하고 사라지게 해야 할 나쁜 무엇으로 만든 것은 정신의학의 오만함이 가져온 산물임을 전문가집단도 인정해야 하며 각성해야 합니다. 모든 것은 연결되어 있고, 원인과 과정이 가져오는 인과법칙에서 자유로울 사람은 없습니다. 당사자의 증상 경험은 복잡 미묘한 삶의 시그널입니다. 이 증상을 승화시켜낸 당사자들에게서 배워야 합니다.

증상을 극복해야 하는 것은 비단 당사자뿐 만이 아닙니다. 의사선생님들도, 정신보건종사자들 역시 지독한 매너리즘을 깨고 나와야 합니다. 정신보건시스템의 직접적인 관련자였음을 마음에 손을 얹고 각성해야 합니다. 양심의 소리가 살아있을 때 정신의 건강성을 논할 수 있습니다. 대중언론의 가혹한 편견 조장을 비판하기 이전에 그 출발선은 정신보건시스템 내부였음을 인정해야 합니다. 정신보건 내부에서 당사자들을 범죄자보다 더욱 가혹하게 대했음은 부정할 수 없는 진실입니다. 이를 인정하고 출발해야 합니다.

당사자에게 필요한 것은 개인적 삶, 사회적 삶이다!

당사자의 목소리를 살려내는 것이 성장의 길이며, 회복의 길입니다. 기회가 없는 사회는 무능한 사회입니다. 약물도 정신과치료도 당사자의 인생에서 일부분이어야 합니다. 당사자들은 정신의료 산업의 에너지원도 먹이도 아닙니다. 적어도 그러한 현실은 변해야 하며, 강제입원이나 강제치료가 쟁점이 아니라 비인간적이고 폐쇄적인 치료환경이 가장 큰 문제입니다.

『비판정신의학』에서 약물중심접근, 필요기반치료, 함께하는의사결정, 매드프라이드, 오픈 다이얼로그 등 다양한 영역의 치유와 접근에 대해 서사하고 있어 반가운 마음으로 마지막까지 읽을 수 있었습니다. 경험에서 볼 때 치료접근보다 회복접근이 더욱 효과적이며, 치료와 재활은 분리된 개념이 아닙니다.

2년 전 어느 의사선생님이 정신과의사도 또 다른 당사자란 말씀을 하셨습니다. 당사자에게 의사는 일평생을 동행하는 동반자이기도 합니다. 부정할 수 없는 진실은 어쨌든 관계를 맺으며 동행하는 가장 가깝고도 어쩌면 멀기도 한 숙명처럼 만난 인연입니다. 정신건강의 실천 현장이 존엄한 인간의 길이기를 바랍니다. 당사자가 치유 중심에 서는 것, 그것이 당사자중심주의의 실천입니다. 협치와 거버넌스를 논하는 시대, 그 물결의 흐름을 당사자중심으로 가져다 놓는 것입니다.

이를 위해 현장에서는 당사자중심주의의 이념과 철학 그리고 그 마음의 토대를 당사자의 감수성으로 녹아들게 해야 합니다. 병원에 입원한 환자들(당사자들)이 교육 기회를 갖도록 해야 합니다. 동료지원가의 교육 시간에 대화와 소통을 하고 각성하는 동안 당사자는 스스로 자신의 증상과 정서·심리적 어려움들을 내면의 힘으로 마주하고 증상의 소유권을 되찾을 수 있습니다. 진정한 회복이란 무엇인지 질문을 던질 때입니다. 당사자주의 실현은 정신보건 생태계뿐만 아니라 연결된 수많은 낡은 구조를 혁신하여 새로운 활력과 생명력을 가지게 할 키워드이며 복원시켜야 할 공동체 가치입니다.

증상을 승화시킨 사람들은 예외 없이 거듭남을 경험하게 됩니다. 증상이 가진 에너지는 실로 놀라운 기적과도 같은 힘을 가졌음을 경험자들은 알고 있습니다. 자기 스스로를 재건시킨 동료지원가들은 정신장애인의 순수성으로 공동체의 인간성을 회복하는 사회 공헌자가 될 것입니다. 지성과 인성을 고양시켜야 하는 시대에 우리 모두가 서 있습니다. 당사자의 가능성은 기회를 제공받고 그 길을 선택함으로써만 명확해질 것입니다.

『비판정신의학』은 체계적이고도 광범위한 영역을 정리하면서 정신의학이 나아갈 길을 제시하며 '개혁'하라고 주문하고 있습니다. 이 책을 정신과의사선생님들과 정신건강분야의 전문가들, 당사자, 가족들 모두 읽으시면 좋겠습니다. 『비판정신의학』을 번역해 주신 장창현 선생님께 감사드립니다.

비판이 있는 곳에 담론이 피어난다

이 영 문

국립정신건강센터장

이 책에 대한 추천사를 부탁받고도 한참을 뒤적거렸다. 오래된 습관이 발동했기 때문이다. 어떤 내용에 대해 개념이 서지 않으면 글을 전혀 쓰지 못한다. 소위 말하는 '개념이 있어야 그 실체를 알 수 있다'고 믿는 '사고의 강박'이 늘 남아 있다. 또한 개념과 범주에 대한 오래된 습관이 내 마음속 역사성(시간의 재배열에 따른 회상 정도로 정의하자)을 들먹였기 때문이기도 하다.

이 책 원고를 보면서, 한 세대가 훌쩍 지난 시절, 반정신의학(anti-psychiatry)을 추구하는 로널드 랭을 미셸 푸코 같은 철학자로 오인하던 일도 생각났고, 1992년 「정신보건법」을 제정해보겠다고 매주 월요일 모여서 공부하던 '정신보건연구회'의 결정적인 순간들도 시간 흐름을 거슬러 무의식에서 의식 표면으로 올라왔다. 지나간 것은 모두 아름답고, 새로움은 옛 것을 먹고 사는 법. 우선 책 제목의 '비판'에 대한 정의부터 시작해보자.

1. 비판

우리는 어떤 사물 혹은 사람에 대해 비판할 때 굳이 이를 비난과 구분하면서 장점과 단점을 함께 이야기하는 자세를 취한다. 그래서 '비판정신의학'으로 용어를 번역할 때 드는 생각은 '정신의학의 현상을 여러 가지로 비교하면서 장단점을 논하는 것' 정도로 생각하기 쉽다. 그러나 비판 철학자인 칸트를 생각해본다면, 이 책의 제목이 뜻하는 '크리틱, Kritik, Critique'의 의미를 먼저 곱씹어봐야 할 것이다.

제목에 대한 이해는 아마도 이 책의 논지를 통달하는 지름길이 될 것이며, 『표준국어대사전』에 쓰인 '현상이나 사물의 옳고 그름을 판단하여 밝히거나 잘못된 점을 지적함' 정도의 지식을 가지고 소위 '비판정신의학'을 접하는 것이 좋을 듯하다. 비판의 대상이 되는 정신의학의 속성을 알아보는 것은 비판의 범주와 적절성을 평가할 수 있는 올바른 방법이 될 것이다.

2. 정신의학의 불완전성에 대하여

의학이라는 응용학문이 갖는 성급한 포괄성은 순수학문의 속성을 철저하게 무시하면서 시작된다. 단순한 실증자료가 여러 개 모였을 때, 의학자들은 공통분모를 예리하게 뽑아내고 금세 치료에 접목시키는 신기술을 선보인다. 이 과정에서 신기술(새로운 약물치료)의 대상자는 인간 그 자체다. 코로나 시대를 살아가는 우리에게 백신이 개발된다는 가정은 이미 우리들 누군가에게 백신이 실험적으로 쓰임을 의미한다. 결국 불완전성을 전제로 백신은 인간에게 쓰일 것이다. 또한 최소한의 위해를 가하지 않는다는 선의를 우리는 받아들여야 한다.

비판은 바로 이 지점에서 시작될 수 있다. 의학, 그 불완전성에 대한 인간의 두려움은 공포로 바뀌고 비판이 제기될 수밖에 없다. 이런 점에서 비판은 새로운 대안을 창조할 수 있는 매트릭스로 작용될 것이다.

정신의학이 지닌 불완전성은 이미 진단분류체계의 오류를 둘러싼 논쟁에서 쉽게 접할 수 있다. 이것은 생물학적 지표만으로 불확실한 정신내적 장치를 객관적으로 측정해보려는 근원적 오류이다.

3. 정신의학의 치료에 대한 문제

'무엇을 치료로 정의할 것인가?' 이것은 의철학과 의료문화사의 오랜 담론이다. 의학의 역사는 생리학, 해부학, 병리학, 약리학의 역사와 궤적을 같이 한다. 여기서 생명과학 개념을 분리하자면, 의학적

합리성이 존재해야 한다. 일반적인 과학의 역사에서 치료의 개념은 중요하지 않다. 달리 말하자면, 어떤 과학적 발견(혹은 패러다임)은 이전의 이론체계를 포괄적으로 흡수하면서 이루어진다. 예를 들면, 아인슈타인의 상대성 원리는 이전 뉴튼의 물리학 원칙들을 모두 흡수한다. 대체로 연속선상에서 과학의 발전은 이루어져 왔다.

그러나 의학의 치료는 불연속적이다. 미신이나 주술에 의해 치료되던 것이 어떤 과학의 발견에 의해 변화되면 이전의 방법론은 허구와 신화에 지나지 않는다. 정신의학의 역사는 이러한 의학의 불연속성을 설명할 수 있는 가장 대표적인 것이다.

4. 정신질환의 사회 변인

1950년대 우연히 발견된 클로르프로마진의 효과는 기존 정신의학의 치료 범주를 확실하게 뛰어넘었다. 한 세대가 지나가기도 전에 꾸준하게 진행되던 사회 맥락의 치료 담론은 자리를 잃게 되었다. 그러나 맥스웰 존스(Maxwell Jones)의 치료공동체는 지역사회 정신보건의 현장으로 새롭게 조정되었고, 로널드 랭의 킹슬리 홀(Kingsley Hall)은 기념비적 실험 결과로 남았다.

당사자의 권리를 옹호하는 노력들은 생물학적 기전과 거대 제약회사의 자본이 모든 것을 삼키는 중에도 여전히 유효하다. 예를 들어, 핀란드를 중심으로 전개된 오픈 다이얼로그의 치료 성과는 매우 뛰어나며 치료공동체 철학을 당사자 중심에 맞추고 가족단위의 현대성을 치료단위로 설정한 것은 획기적인 접근이다.

또한 비강압적 치료, 인권중심 치료(Quality Rights), 외래지원제도 등의 변화는 비판정신의학의 치료 내용을 풍성하게 발전시킨다.

5. 한국 정신의학의 현재

문제는 정신의학의 현주소다. 여전히 수용위주의 폐쇄병실 운영이 주를 이루는 한국사회는 첨단 의학(주로 약물치료의 세계적 흐름)이 부분적으로 존재하지만, 당사자 인권이 보장되지 않는 현실을 보여준다. 지나치게 낮게 책정된 건강보험 수가와 40년째 일정액에 묶인 의료급여 입원비 등은 정신보건서비스의 개선을 방해하는 요인으로 작용한다.

더 큰 문제는 약물중심 진료체계에 익숙한 정신의학 분위기다. 커뮤니티 케어의 건강한 네트워크에 뛰어드는 정신과의사 수는 손에 꼽을 정도이며(장창현 선생이 다행히도 그 중 한 명이다), 그나마 기본을 지켜주던 정신건강센터들도 실적위주 행정에 밀려 점차 관료적으로 변하고 있다. 그러나 치료 과정의 공정성과 인권을 주장하는 당사자들은 더 많아지고 있으며 회복 패러다임의 가족활동가도 증가하고 있다. 어떻게 할 것인가?

6. 무엇을 할 것인가: 패러다임의 전환

결론은 이미 결정되어 있다. 인권이 증대되는 방향으로 사람이 움직여 가야 한다. 사람이 시스템이다. 여전히 사람의 힘이 중요하다. 서구 이론체계와 경험을 한국의 현실에 맞추어 조정하는 사람이 있어야 한다.

그러나 결국은 사람이 진화하는 것이 아니라, 시간 혹은 역사가 진화하는 것이다. 시간은 모든 것을 파괴하지만 스스로의 진화를 거쳐 오늘과 맞닿아 있다.

이제 정신보건에 대한 가치를 근원적 측면에서 다시 공부할 때다. 변화를 거부하는 것이 '보수'라고 규정한다면, 분명히 학문적 관점은 보수적이다. 왜냐하면 학문이라는 것은 가변적인 것에서 불변적인 어떤 것을 끄집어내는 데서 출발하기 때문이다. 정신보건개혁이라는 주제는 이런 점에서 학문적 보수성을 뒤집어 보려는 시도로서는 성공했다. 그러나 진정한 학문적 사유는 우연에서 필연 법칙을 발견할 수 있는 '진보'적인 것이어야 한다. 1990년대 일어난 정신보건개혁은 이 관점에서 새로운 패러다임을 제시하는 데 실패했다.

그러나 다행히도 성과는 있다. 기존 정신보건체계가 모두 부정되는 것이 아니기 때문이다. 1990년대 이후 30년 간 형성된 정신보건 흐름은 그 자체로 의미가 있다. 치료공동체가 다시 거론되고 비판정신의학 담론이 형성되고 있다.

또한 새로운 사람들이 오고 있다. 아마도 장창현 선생은 그 무리들의 가장 앞에서 달려오고 있다. 시대에 대한 담론이 필요하다. 더욱 거대해진 자본주의 물결 속에서 비판정신의학은 치료공동체와 더불어 섬으로 남을 것이다. 그러나 작은 섬들이 모여 군도(群島)를 형성하듯 건강한 개인들이 모여 건강한 공동체를 만들고 이를 통해 정신보건의 또 다른 흐름이 이어질 것이다.

비판이 있는 곳에 담론이 피어난다.
우리 모두의 공동체를 위해 축배를 들자.

　　우리는 장창현 선생님께서 『비판정신의학 – 논쟁 그리고 임상적
용』을 한국어로 번역해주신 데 감사의 말씀을 전합니다. 이 책은 정
신과가 직면한 주요 논쟁의 일부를 요약하고, 우리가 강조하는 비판
의 일부 또는 전부를 받아들이는 정신과의사를 위한 지침을 제공합
니다. 이 책은 서구사회 관점의 저술입니다. 한국의 정신과의사 분들
이 우리 작업에 얼마나 관심을 가져 주실지 기대하는 마음이 큽니다.

　　이 책은 지난 수십 년 동안 정신과적 중재의 초점이 되어온 정신
과 약물에 강조점을 두고 있습니다. 약물 작용을 고려할 개념의 틀을
검토하고, 약물의 효능과 해악에 대한 경험적 데이터를 반영하는 약
물 사용 지침을 제공합니다. 또한 약물의 가치에 대한 이해를 왜곡시

킨 몇몇 상업적 영향을 검토합니다. 그리고 진단, 강압치료 및 정신과 치료를 받는 당사자의 가치 있는 관점과 공헌에 대해 논의합니다. 필요기반치료에 대해, 그리고 어떻게 이 접근법이 논쟁과 불확실성을 넘어 정신과 진료에 대한 새로운 앎으로 이어지는지에 대한 고찰로 마무리합니다. 전체를 아우르는 주제는, 현재 지식 상태를 감안할 때 우리 정신과의사들은 깊은 겸손함으로 진료할 의무가 있다는 것입니다.

이 번역서는 전 세계의 큰 혼란과 도전의 시대에 출간됩니다. 우리는 세계적 대유행에 맞닥뜨리고 있습니다. 팬데믹에서 야기되는 의료·사회·경제적 부담은 의심할 여지 없이 상당한 스트레스를 불러일으킵니다. 이 책의 메시지는 시의적절하며 정신보건 개혁의 기회를 제공합니다. 코로나바이러스감염증-19(Covid-19)로 발생하는 인간 고통의 본질을 우리는 어떻게 특징지어야 할까요? 이를 팬데믹으로 인한 정신질환의 증가로 개념화하면 될까요? 아니면 우리 중 많은 이들이 극한의 상황에서 극단적인 감정 반응을 경험한다는 이해로 나아가게 될까요? 일부는 이러한 시도가 인위적 이분법이라고 하겠으나, 우리는 이 문제에 대해 고민하는 방식이 중요하다고 주장합니다. 전자는 인간의 경험을 질병으로 받아들이고 분투하는 사람들에게 오히려 결핍의 감각을 촉진할 수 있습니다. 반면, 후자는 고통과 고뇌가 인간됨의 일부임을 이해하여 공동체 의식을 확장하는 데 도움이 될 수 있습니다. 전자는 각각의 개인에게 변화의 부담을 전가합니다. 하지만 후자는 마음 건강 문제에 대한 사회 영향력의 반영을 요구합니다.

주지한 바와 같이 이 책은 서구사회 관점의 저술입니다. 우리 필자들은 정신의학의 상당 부분이 서구권 영향을 크게 받았음을 알고 있습니다. 하여 이런 접근이 동서양을 아우른 전 세계 사람들의 정신 건강에 최선의 도움이 될지 의문입니다. 이 책에는 비판정신의학의 대안적 접근과 한계가 동시에 담겨 있습니다. 부디 한국의 동료 정신과의사 분들이 이 점들을 잘 헤아리시길 바랍니다. 아마도 이 번역 작업을 통해 다른 문화를 바탕에 둔 여러분과 우리가 함께 열린 대화(open dialogue)를 해나갈 수 있을 겁니다. 우리는 여러분들의 목소리를 꼭 듣고 싶습니다.

감사합니다.

2020년 9월 2일
샌드라 스타인가드 드림

Preface for Korean translation of

Critical Psychiatry; Controversies and Clinical Implications

We are honored that Dr. Jang ChangHyun has undertaken the task of translating *Critical Psychiatry; Controversies and Clinical Implications* into Korean. This book summarizes some of the major controversies that confront psychiatry and offers a guide for psychiatrists who embrace some or all of the critiques we highlight. It is written from a Western perspective; we will be eager to learn the extent to which Korean psychiatrists find our work of interest.

A major emphasis of the book is on the pharmaceutical agents that have become the focus of psychiatric interventions over the past several decades. We review conceptual frameworks in which to consider drug action and we offer guidelines for using them in a way that we believe comports with empiric data on both their efficacy and harms. We also discuss some of the commercial influences that have distorted our understanding of their worth. We also discuss diagnosis, coercion, and the valuable perspectives and contributions of recipients of psychiatric care. The book concludes with a discussion of need-adapted treatment and how this approach allows for controversies and uncertainties to inform clinical care. An overarching theme is that, given our state of knowledge, it is incumbent upon psychiatrists to practice with a deep sense of humility.

This book is published in a time of great turmoil and challenge for the world; we are confronting a global pandemic. The medical, social, and economic burdens of the pandemic undoubtedly cause significant stress. The message of this book is relevant and offers an opportunity for reform. How will we choose to characterize the nature of human distress and suffering that arises from Covid-19? Will it be conceptualized as an increase in mental illness caused by the pandemic or will we help people to understand that extreme situations produce extreme emotional reactions in many of us? Some might say this is an artificial dichotomy but we argue that the way we talk about these problems matters. The former can serve to pathologize the human experience and promote a sense of deficiency among those who struggle; the latter can help to promote a sense of community with the understanding that pain and torment is not infrequently a part of what it means to be human. The former places the burden of change within the individual; the latter demands reflection on the social contributions to the problem.

As noted, this book is written from a Western perspective. We are aware that much of psychiatry has been heavily influenced by the global West and we wonder whether this has been in the best interest of people around the world. We hope that our Korean colleagues understand the book's contributors approach their work with an awareness of their own limitations. Perhaps with this translation we can to open a dialogue among people from different cultures. We are eager to hear from you.

With gratitude,

Sandra Steingard, M.D.

Clinical Associate Professor of Psychiatry,
University of Vermont Larner College of Medicine
sandysteingard@gmail.com

1

비판정신의학이란 무엇인가?

What Is Critical Psychiatry?

필자 조아나 몬크리프(Joanna Moncrieff)[1], 샌드라 스타인가드(Sandra Steingard)[2, 3]

소속
(1) University College London, London, UK
(2) Howard Center, Burlington, VT, USA
(3) University of Vermont Larner College of Medicine, Burlington, VT, USA

키워드 비판정신의학(Critical psychiatry) - 정신의학의 역사(History of psychiatry) - 반정신의학(Antipsychiatry) - 포스트모더니즘(Postmodernism)

도입

어떤 측면에서 정신보건전문가에 대한 비판은 그들의 존재 역사 만큼 오래되었다. 많은 세월 동안, 새로운 이론이나 치료는 - 전임자 들에 대한 비판을 포함하기도 하면서 - 그 이전 시대에 받아들여졌 던 진료의 형태를 대체했다. 빅토리아 수용시설(Victorian asylums)[1]은 정신질환에 대한 새롭고 급진적인 치료의 형태를 제공했다. 이는 정 신질환자들을 고요하고 질서 있는 환경에 머물게 하여 그들의 온전 한 정신을 회복하도록 한 것이다[22]. 빅토리아 수용소 중 몇몇 기관

---

1. 영국 역사에서 빅토리아 시대는 19세기 초부터 20세기 초까지 빅토리아 여왕의 통치 기간을 일컫는다. 이 시대에 정신건강의 문제가 있던 사람들의 구금이 시작되었던 것은 아니다. 하지만 빅토리아 시대에는 산업화가 급격히 진행되었고, 노동능력이 없다고 분류된 정신질환자들의 수용시설 입소가 폭발적으로 늘 어났던 시기이다. 19세기 초에는 수천 개의 정신질환자 수용시설이 있었는데, 20세기 초에는 그 수가 10 만 개 정도로 증가했다. 1845년에는 정신장애법(Lunatic Act)이 통과되었다. 이후 모든 수용소에는 서면으 로 된 규정과 자격증을 가진 의사가 배치되었고, 법률가와 의사로 이루어진 위원회를 조직하여 수용시설 의 현황을 살펴볼 수 있게 하였다. 영국의 정신장애법은 1890년 개정되면서 환자가 정신병원에 강제입원 명령을 통해 입원하도록 필요한 법적 기준을 마련하였다.(이후 '필자 주'를 제외한 모든 각주는 역자 주)

에서 시행되었던 도덕치료[2]는 광기야말로 바뀔 수 없는 동물적이고 비합리적인 성향이라는 이전의 사상에 대한 반작용에서 나왔다[21]. 수용소가 점점 더 구금시설로 되고 권위주의화하던 때에 프랑스의 필립 피넬과 영국의 존 코널리처럼 계몽된 정신과의사들은 잠긴 문을 열고 수용자들의 쇠사슬을 풀어주는 더욱 진보적인 접근을 주장했다. 비록 프로이트가 비엔나 의학계의 주류 내에서 활동하긴 했지만, 그의 견해는 다수에게 혁명이자 충격이었다. 하지만 정신분석[3]이 곧 일반 정신과 진료 형태 안에 정신치료의 형태로 편입되었다. 생물학적 이론과 치료가 주류로 부상했지만, 사회정신의학[4] 또한 20세기의 정신의학에 영향을 미쳤다. 20세기 초에 활동했던 선구적인 미국 정신과의사인 아돌프 마이어(Adolph Myer)는 개인 생애 경험과

---

2. 도덕치료(moral treatment)는 18세기에 등장하여 19세기에 주목을 받게 된 인간적인 정신사회적 치료 혹은 도덕 규범에 기초한 정신질환에 대한 접근법이다. 정신의학에 주요 기반을 두고 있지만 동시에 종교적 또는 도덕적 고려에서 영향을 받기도 했다. 프랑스의 장 바티스트 퓌생(Jean-Baptiste Pussin), 필립 피넬(Philippe Pinel)과 영국의 윌리엄 튜크(William Tuke), 존 코널리(John Connolly) 등이 도덕치료를 실천한 대표적 인물이다.

3. 정신분석(psychoanalysis)은 오스트리아 출신의 의사 지그문트 프로이트(Sigmund Freud)에 의해 1890년대에 시작된 정신과 영역의 한 치료법으로 인간의 무의식이 어떻게 작동하는지 이해하는 이론이다. 분석가는 대화를 통하여 내담자의 마음을 이해하고, 이러한 이해를 내담자에게 되돌려 줌으로써 내담자가 자신의 문제점을 해결하는 데 도움을 준다. 정신분석에서는 두 가지의 가정을 한다. 첫 번째 가정은 현재의 어떤 사람의 행동 및 사고, 감정 등이 현상태에서 우연히 일어나는 것이기보다는 과거에 그 사람이 겪었던 여러 가지 사건에 의하여 결정된다는 것이다(정신결정론, psychic determinism). 두 번째 가정은 이러한 과거의 사건과 현재의 행동 및 사고, 감정 등의 연결이 우리가 의식하고 있는 마음(의식, Conscious)으로는 잘 설명이 되지 않지만, 우리가 잘 모르고 있는 우리 자신의 어떤 마음의 부분(무의식, Unconscious)을 이해하게 되면 훨씬 설명하기가 쉬워진다는 것이다. 현대 정신의료에서는 정통 정신분석은 비용, 형식의 엄격성 등으로 시행되기 어려운 면이 있다. 하지만 정신분석을 통해 축적된 사람의 마음에 대한 지식은 정신분석적 정신치료(psychoanalytic psychotherapy)에서도 활용되고 있다.

4. 사회정신의학(social psychiatry)은 정신질환과 정신건강의 대인관계적 및 문화적 맥락에 초점을 둔 정신의학의 한 분야이다. 인접 분야인 사회 인류학, 사회 심리학, 문화 심리학, 사회학 등과 소통하고 결합하기도 한다. 사회 정신의학은 유전, 뇌 신경화학 및 약물에 초점을 둔 생물 정신의학(biopsychiatry)과 대비된다. 사회 정신의학은 전반적으로 생물 정신의학에 비해서 덜 주목받아 왔다. 하지만 생물 정신의학의 한계가 부각되는 요즈음 다시금 사회 정신의학에 대한 관심이 높아지고 있다.

스트레스에 대한 반응으로 정신질환이 나타나고, 직업 활동을 치료 행위에 포함 시켜야 한다고 주장했다[9]. 영국에서는 정신과의사 오브리 루이스(Aubrey Lewis)로부터 사회정신의학의 유구한 전통이 시작되었다; 많은 정신과의사들이 정신질환의 사회 및 관계 선행 요인을 인식하고 지지 커뮤니티에 참여함으로써 사람들을 돕고자 하는 치료 공동체 운동에 참여했다. 이러한 면에서, 치료 현장에서 받아들여지는 정설은 바뀌어 간다는 점을 고려할 때 정신의학의 '주류'라는 것은 정의하기 어려울 수 있다.

비판의 시선으로 볼 때 '정신의학(psychiatry)'의 단일한 개념이 아직 없다고 주장할 수도 있지만, 우세한 시각은 존재한다. 이는 미국정신의학회(American Psychiatric Association, APA)와 같은 전문가 단체와 미국의 국립정신건강연구소(National Institute of Mental Health)와 같은 연구 기금 기관이 주장하는 정신의학적 견해와 정책이다. 이러한 조직이 추구하는 패러다임에는 다음과 같은 전제가 포함된다. - 의사에게는 정신질환으로 특징지어진 상태로 고통받는 개인의 필요에 주목할 역할이 있다. 이러한 상태는 질병(illnesses)이나 질환(disorders)으로 여겨진다. 개인과 개인 사이에 질병으로서의 일관성이 충분하기에 정신질환은 사회 맥락 및 개인의 경험과 분리하여 연구될 수 있다. 뇌는 이러한 상태에 대한 중요한 신체 기관이다. 유전자 서열과 뇌 해부학, 화학 및 생리학은 정신질환을 근본적으로 이해하는 데 있어 중요한 학문이 된다. - 이러한 신념은 주요 연구 기금 기관이 수십억 달러를 지원하는 생물학적 원인 분석 연구에 막대한 영향을 미친다. 반면 사회적 접근을 하고자 하는 연구들은 기금의 한계로 인해 시도조차 어렵다. 우리는 근거기반 진료(evidence-based practice)의 시대에 살고 있다. 어떠한 관점이 연구비 지원을 받지 못한다면, 절대로 근거 있는 연구 결과를 얻지 못할 것이다. 이는 폐쇄된 고리를 만든다. 경제적 가치가 있을 것으로 기대되는 연구들만이 지원을 받을 수 있다. 충분히 연구되지 않은 치료 접근법은 근거 기반이 없다는 이유로 경시될 수 있다.

이러한 주류의 패러다임은 에밀 크레펠린(Emil Kraepelin)의 연구로 거슬러 올라간다. 그는 독일 정신병원에서 관찰한 정신과 환자들에게서 보이는 문제의 병리 가설 기반을 검증하고자 했다. 이를 위해 19세기 말 현대 의학에서 탄생한 원리를 적용했다. 병리학자로서 그는 정신질환의 증상, 징후 및 경과를 신중하게 분류함으로써 각각의 상태에 대한 근원 뇌 병리를 발견하고자 했다. 그는 피할 수 없는 기능 저하를 동반한 정신증을 설명하기 위해 '조발성 치매(dementia praecox)'라는 표현을 사용했다. 이 증후군은 종종 기분의 극심한 변화를 동반하면서 증상의 재발과 완화를 경험하는 조울정신병(manic-depressive insanity)과 대조되었다[18]. 이 연구를 통해 20세기 후반 미국과 세계의 정신의학을 지배하게 된 소위 신크레펠린주의자들(neo-Kraepelinians)이 영감을 얻었다. 그들은 정신질환의 진단 및 통계 편람, 제3판(third edition of Diagnostic and Statistical Manual of Mental Disorders, 이하 DSM-III)의 발간을 통해 자신들의 주도권을 획득했다. DSM-III는 정신의 고통이 특정 기저 병리 상태를 반영하여 범주화될 수 있다는 견해를 반영했다[1]. DSM-III가 미국정신의학회의 출판물이긴 했지만, DSM-III는 전 세계의 정신과 진료와 연구에 영향을 미쳤으며,

차후에 세계 질병 분류(International Classification of Disease, ICD) 새 판의 뼈대 역할을 하기도 했다.

DSM-III의 편집진은 DSM-III가 병인(etiology)이나 병의 치료는 제시하고 있지 않다고 이야기한다. 그들은 임상과 연구 영역 모두의 발전을 위해서, 그리고 정신의료가 평범한 인간의 일상에서의 불행을 병으로 만든다는 비난으로부터 DSM-III의 가치를 보호하기 위해서 일관성 있게 정신의학적 상태를 규정하는 것은 중요하다고 주장했다[20]. DSM-III는 일반화할 수 있는 정신병리 실재가 존재하기에 경계를 지을 수 있고 같은 진단으로 분류된 개인들은 상당히 많은 공통 특징을 가진다는 것을 전제한다. DSM-III는 정신질환이 병적 상태와 관계없는 개인 특성과는 독립적으로 특징지어질 수 있다고 여긴다. 이것은 DSM-III가 나올 당시의 가정이었고 현재 주류 정신의학의 가정이기도 하다. 하지만 DSM-III의 출간 이후, DSM-III와 이후의 후속판(版)에 실린 진단 분류는 수많은 정신과의사들과 대중들의 내면에 구체화되었다. 전문가와 일반인 모두의 정신의학에 대한 담론 중 상당수는 본질주의적인 방식으로 정신질환의 범주를 언급한다. "그 사람의 증상과 경과는 현재 조현병의 정의와 일치한다"는 말보다는 "그 사람에게는 조현병이 있다" 또는 "그는 조현병 환자다"라는 표현을 더 많이 듣는다. 미묘한 차이로 보일 수도 있지만, 이를 통해 정신질환 당사자와 정신질환 비당사자들이 그들의 경험에 대해 어떻게 생각할지에 대한 중요한 시사점을 준다.

DSM-III 진단체계의 우세에 발맞추어 정신의학의 1차 치료양식으로서 약물치료의 주도권이 점차 확대되어갔다. 이 책에서 더 자세히 살펴볼 이유도 있지만, DSM은 이러한 상황에서 막대한 이익을 얻는 집단(주로 제약 회사)의 이익을 증진하는 데 도움이 되었다. 약물 치료 보급의 증가는 의학의 한 갈래로서 정신의학의 정통성을 강화했다. 왜냐하면, 약물치료를 통해 정신의학이라는 분야가 분명하게 질병 상태를 구분할 수 있고, 다른 많은 의학의 영역과 마찬가지로 각 질병에 맞는, 정교한 치료를 통해 효과적으로 치료될 수 있다는 인상을 주었기 때문이다.

비판정신의학은 여러 관점과 다양한 영향력을 지니며 포괄하는 분야(broad tent)라 할 수 있다. 다시 말해 비판정신의학은 현재의 지배적인 전제 일부 혹은 전체에 예외적인 시각을 제공하는 영역이라고 할 수 있고, 주류 정신의학의 실제 임상진료와 정신건강서비스의 특징과 모양에 대한 다양한 비판의 함의를 탐색하고자 하는 노력이라고 할 수 있다.

정신의학의 비판 Critiques of Psychiatry

반정신의학 Antipsychiatry

정신의학에 대한 최근의 학문적, 이론적 비판은 1960년대와 1970년대의 반정신의학 운동에서 시작되었다. 반정신의학은 몇몇 철학자, 사회학자, 그리고 정신과의사들에 의해 시작되어 1960·1970년대에 전면으로 나왔던 사상을 지칭한다. 비록 이전에도 정신의학에 대한 비판이 있었으나, 반정신의학의 사상은 철학과 정치의 관점에서 정신의학에 대한 근본 비판을 시도했다는 데에서 이전과는 다른, 새로운 것이었다[5]. 반정신의학은 인기를 얻었고 영향력을 발휘했다. 1960년대에 일어났던 사회적 태도와 운동의 수많은 폭넓은 변화들과 결합했다.

비록 본인 스스로는 '반정신의학'이라는 용어의 사용을 거부했지만, 반정신의학 운동의 선구자는 정신과의사인 토마스 사스(Thomas Szasz)였다. 그의 수많은 저작에서 사스는 "정신질환의 개념은 신화 혹은 은유다"라고 주장한다. 그는 질환과 질병은 신체에 기원을 둔 개념이고, 마음은 오직 은유의 감각으로만 "아프다"는 의견을 견지했다. 신체질환에는 특징적으로 질병의 소견 혹은 객관적인 징후가 있다. 반면에, 정신질환은 사회 기준에서 벗어나는 행동을 기반으로 정의된다. 고로 정신질환의 진단은 어쩔 수 없이 주관적 과정이 된다. 특정 사회적 맥락과 문화적 맥락에 따라 달라질 수 있는 기준에 따른 판단을 수반하기 때문이다. 사스의 첫 번째 책은 히스테리아 진단의 사례집이었다[23]. 하지만 그는 한때 '기능적(functional)'이라고 불렸던 광범위한 정신질환에 자신의 아이디어를 적용했다[25]. 몇몇 질환의 공통되는 생물학적 소견에도 불구하고(예를 들어 조현병으로 진단된 환자들에게서 관찰되는 확장된 뇌실, 뇌용적의 감소 등[5]), 조현병과 같은 주요 정신질환은 여전히 행동과 관련된 진단 기준을 바탕으로 진단된다. 따라서 정신질환은 여전히 사회, 윤리 기준으로부터의 이탈로 정의

---

5. 최근의 연구는 이 차이가 전적으로는 아니지만 대부분 항정신병약물 치료에 의해 발생한다고 주장한다 [8, 12].(필자 주)

된다. 사스는 만약 일관된 특정 신경병리가 밝혀진다면, 정신과적 상태는 '정신질환(mental illness)'으로 여겨지는 대신에 신경학적 상태로 진단될 것이라고 주장했다.

사스는 오랫동안 비자의적 정신과 입원치료 제도 폐지의 열정적 지지자였다. 사스에게 정신질환은 우려의 중심에 있는 개인과 그 개인을 둘러싼 사회 혹은 사회망의 요구 사이의 갈등에서 기인하는 상황이었다. 정신의학은 고로 '인간의 행동문제'를 다루는 도덕적, 사회적 조치이다[24]. 이러한 상황을 의료로 간주하는 것은 구금과 개입으로부터의 자유권을 부정하는 것이며, 이때 정신의료는 사회 통제의 한 형태로 기능한다.

스코틀랜드의 정신과의사인 로널드 랭(Ronald David Laing)은 반정신의학 운동의 또 다른 핵심 인물이다. 랭의 주된 관심사는 정신질환과 관련된 증상과 행동을 단지 병적인 과정의 산물로만 보는 것이 아니라 의미 있는 경험으로 보는 데에 있었다. 그의 첫 번째 저작인 『분열된 자기(*The Divided Self*)』는 장기간 시설에서 생활한 환자의 '증상'이 어떻게 그들의 개인사와 상황을 참조하여 이해될 수 있는지에 대한 상세한 연구이다[13]. 그의 후기 저작은 정신증(psychosis)[6] 경험을 축복하고, 의식을 확장하며, 일상의 소외를 초월하는 내용을 다루었다[14]. 랭의 사상은 1960년대와 1970년대의 반문화운동(countercultural movement)의 맥락 속에서 사람들의 주목을 받았으며,

---

6. 정신증(psychosis)은 신경증(neurosis)과 대비되는 개념이다. 정신증은 현실검증력이 떨어지고 망상이나 환청과 같은 정신병적 증상을 가지는 마음의 병이다. 대표적인 예로 조현병(schizophrenia)이 있다. 신경증은 현실검증력은 떨어지지 않으나 우울, 불안과 같은 마음의 증상을 주로 띤다. 우울증, 불안장애가 그 예다.

반정신의학의 반체제 및 반권위 성향은 같은 기간 동안 시민권 운동 (civil rights movement)의 목표와도 일치했다.

반정신의학자들은 많은 여러 관점으로부터 비판을 받았다. 그리고 그들의 인기와 영향력은 1960년대와 1970년대의 전성기 이후에 점차 감소하였다. 철학자와 정신의학자들은, 때로 신체질환을 정의하는 데 있어서의 어려움을 지적함으로써 정신질환의 개념을 옹호했다. 다른 진영에서는 반정신의학의 움직임이 정신건강 관련 예산을 삭감하고자 하는 우익의 정치 과제에 힘을 실어주는 것이라고 비판하기도 했다. 하지만 반정신의학 사상은 정신의학을 넘어서 미디어, 예술, 정치, 사회과학 영역에 방대한 영향을 미쳤다[5]. 정신의학계 안에서 반정신의학의 영향과 인지도는 정신의학의 권위에 대한 도전으로 나타났다. 1980년대 이후의 생물정신의학의 발흥은 이러한 도전에 대한 전략 반응이라는 견해가 있다[26].

대안 서비스 Alternative Services

그들의 지적 비판에 더하여, 반정신의학자들과 지지자들은 정신질환자의 돌봄을 위한 대안 형태의 서비스를 제공하는 사업을 만들었다. 1965년 랭과 그의 동료들은 여러 치료 공동체를 운영한 공익단체인 필라델피아 협회(Philadelphia Association)를 창립했다. 최초의 치료 공동체는 런던의 킹슬리 홀(Kingsley Hall)이었다. 이 공동체의 원리는 다음과 같다. 정신증 환자들은 그들의 정신병적 삽화를 통해 각성된 회복으로 나아가리라는 희망으로 격려를 받으며 살아야 한다는 것이다. 또한 공동체 소속 직원과 환자의 구별을 없애는 데 중점을 두기도 했다.

이탈리아에서는 정신과의사 프랑코 바잘리아(Franco Basaglia)가 민주정신의학회(*Psichiatria Democratica*)라고 불리는 조직을 설립했다. 이 단체는 이탈리아 전역에 있는 정신과 입원병동을 폐쇄하는 법의 통과를 위한 조직 활동을 성공적으로 수행한다. 미국의 정신과의사, 로렌 모셔(Loren Mosher)는 1970년대에 소규모의 치료 환경 내에서 정신과 약물(psychotropic drug)을 아예 사용 않거나 최소량만 사용하여 심한 정신증 환자들을 치료하도록 고안된 소테리아 프로젝트(Soteria project)를 설립했다. 그는 입원 병동 통상 치료와 이 프로젝트 치료를 비교하는 무작위대조군연구(randomized controlled trial)를 수행했다 [17]. 소테리아 프로젝트가 중단된 이후 미국과 다른 나라에서 비슷한 프로젝트가 개발되기도 하였다.

포스트모더니즘 Postmodernism

포스트모더니즘과 특히 미셸 푸코(Michel Foucault)의 저작 또한 정신의학, 그리고 정신의학과 광기의 관계에 대한 비판을 제공했다. 푸코는 계몽주의 발흥, 개신교 등장, 그리고 자본주의 시작에 대한 반응으로 17, 18세기 동안 광기에 대한 태도가 어떻게 변화했는지를 추적했다. 산업사회가 출현함에 따라, 합리주의가 다른 어떤 것들보다도 가치 있게 여겨지고, 근면함과 규율이 경제적으로 필수불가결하게 되었다. 이전 시대에는 광기가 사회적 또는 영적 중요성을 가진다고 여겨지기도 했다. 하지만 이성의 중요성이 강조됨으로써 광기의 의미는 주목받지 못하고 광인들은 감금되고 교정된다. 19세기에는 이러한 시스템이 과학이라는 가치로 덧씌워지고, 밑바탕에 깔린 도덕적, 정치적 속성은 감추어진다[10].

푸코의 광기와 정신의학에 대한 저술은 현대 사회의 통제와 권위를 위한 수단의 변천사를 밝히고자 한 그의 방대한 시도의 한 부분이다. 지난 두 세기에 걸쳐, 전문가를 통한 해결책을 적용하여 사회 문제와 갈등이 효과적으로 처리될 수 있다는 믿음이 생겨난다. 이러한 문제들을 전문가 집단에 넘겨주어 현대 정부가 일부 다루기 어려운 문제들에서 벗어나 더욱 진보한 사회처럼 보일 수 있게 하였다. 20세기 영국에서 정신과의 감금을 둘러싼 법적 절차를 의료화(medicalize)하는 데 주도 역할을 한 것은 정신과의사 집단이 아닌 정부였다[16].

영국의 정신과의사 팻 브래켄(Pat Bracken)과 필 토마스(Phil Thomas)는 전문가 중심의 비인간성을 강조하기 위해 푸코의 통찰을 현대 정신의학에 적용했다. 그들은 정신건강 문제의 속성을 밝히고 어떠한 대처가 도움이 될지를 결정하는 데 있어서 정신질환 당사자들이 더 많이 참여해야 한다고 주장했다[2].

마르크스주의 이론 Marxist Theory

마르크스주의 이론 또한 정신의학에 대한 비판에 영감을 주었다. '반정신의학'이라는 용어를 만든 남아프리카 공화국의 정신의학자 데이비드 쿠퍼(David Cooper)와 같은 몇몇 반정신의학을 대표하는 인물들은 자신을 마르크스주의자로 여기곤 했다. 마르크스 이론은 정신의학계와 같은 지식인 집단이 의학이라는 수단을 통해 사회경제 불의를 개인 문제로 치환하여 사회 통제의 위장된 한 형태를 제공하여 어떻게 사회 질서를 유지하는지 밝히고자 했다[4]. 이 학자들은 '신자유주의(neoliberalism)'로 지칭되는 시장 자유주의와 사회 불평등을 향하는 현시대의 경향을 지지하는 제약회사와 정신의학의 동맹을 드러내려 했다. 정신과적 진단의 확장과 항우울제 같은 정신과 약물 처방의 증가는 심적 불만에 대한 소비지상주의 태도를 촉진하여 사람들의 심리 고통의 원인이 되는 격심한 사회, 정치 변화의 관심을 다른 데로 돌린다는 것이다[4, 6].

서비스이용자운동 The Service User Movement

시민권 운동이 추진력을 얻음으로써, 이전에 정신과 환자이던 사람들은 자신의 권리를 되찾기 위해 투쟁했다. 그리고 그들 중 다수는 자신들에게 강제입원과 강제투약을 한 정신과의사 집단에 대한 거침없는 비판을 쏟아낸다. 영국에서는 정신과환자연합협회(the Federation of Mental Patients Union)와 같은 단체들이 강압치료와 지나친 정신과 약물 사용에 반대하는 시위를 펼쳤다. 미국에서는 마인드 프리덤(Mind Freedom)과 같은 단체들이 비슷한 의제를 잇달아 제기했다.

그 외 영국의 마인드(MIND), 미국의 전국정신질환연맹(National

Alliance on Mental Illness), 전국정신건강협회(National Mental Health Association)와 같은 의학 모델에 대해 비판의 수위가 상대적으로 낮은 단체들은 정신건강 문제를 가진 사람들에 대한 서비스 질 향상을 위한 캠페인을 벌인 바 있다. 최근 몇 년 동안 서비스 이용자 단체들은 현대 정신의학의 핵심 의제에 이의를 제기하면서 치료와 서비스의 본질에 초점을 둔다. 회복운동(recovery movement)은 조현병을 본질적으로 만성의 경과를 가지며 쇠약해질 수밖에 없는 상태로 보는 정신과 영역의 개념화에 대한 직접적인 도전으로 발생했다. 서비스이용자운동이라는 개념은 코트니 하딩(Courtenay Harding) 등의 연구를 통해 뒷받침되었는데, 이는 가장 중증이면서 장애가 심하다고 여겨지는 환자의 장기간 경과가 크레펠린 모델(Kraepelinian model)이 제시한 것보다 훨씬 양호할 수 있다는 결과를 보여주었다[11]. 개인 정신건강 문제의 주도권을 갖는 것은 치료 철학의 핵심 부분이다. 자기 스스로 정신건강 문제를 경험한 작가들이 이 운동의 선두에 섰다. 이들은 함께하는의사결정(shared decision making)의 중요성을 강조하였다. 그리고 치료자가 중시하는 가치와 완전히 일치하지 않더라도 치료를 받는 개인의 치료에 대한 신념을 존중해야 한다고 말했다[7].

정신질환 당사자(those with lived experience)[7]는 점차 다른 당사자들을 회복으로 온전히 이끄는 동료지원 역할을 할 수 있음을 강조

---

7. 정신질환 당사자(those with lived experience)는 영어로 people with lived experience 혹은 lived experience로 표현된다. 이들은 정신질환을 앓았거나 앓고 있고 정신건강서비스를 과거에 경험했거나 현재 경험하고 있는 사람들을 말한다. 우리나라에서는 '당사자'라고 불리기도 한다. '당사자'라는 표현은 정신질환이 삶의 중심에서 주변이 되어가는 여정, 당사자 각자의 꿈과 희망, 삶의 가치를 추구해 나가는 여정을 존중하는 회복(recovery) 관점에서 특히 무게를 갖는다. 동료지원(peer support), 권익옹호(advocacy)는 당사자로서의 삶에 대한 존중과 그들의 연대를 바탕으로 하는 영역이다.

해왔다. '회복'은 애초에 정신질환 당사자들이 정신질환으로 무기력하게 고통받는 데 이의를 제기하기 위해 만들어진 개념이다. 최근에는 심리 고통의 의료화에 대한 암묵적 수용을 암시할 수 있기에 '회복'이라는 개념 자체가 검증 대상이 되고 있다. 이에 대한 접근은 기존의 치료 체계와 관련하여 고안되기도 했고, 기존의 체계와는 독립적이기도 하다. 목소리듣기운동(The Hearing Voices Movement)은 정신과의사와 그의 환자 중 한 사람 사이의 협력 관계에서 출발하여 점차 확장된 국제기구이다. 목소리듣기운동은 정신보건서비스 이용자들이 서로 만날 수 있는 공간을 제공하고, 다른 당사자의 경험을 알고, 이를 상호 이해의 기반으로 삼고자 한다[19]. 의식적동료지원(Intentional Peer Support, IPS)이라는 단체도 있다. IPS는 정신질환 당사자 스스로 고안한 당사자 동료를 돕기 위한 또 다른 접근 방식이다[15]. 이 단체는 상호존중의 태도로 함께 작업하는 것을 강조한다. 그리고 한 개인의 경험에 대해 터놓고 소통하여 사람들이 서로 더욱 민주적인 방식으로 만날 수 있다고 믿는다.

비판정신의학 운동 The Critical Psychiatry Movement

지난 수십 년 동안, 다양한 비판의 시각을 가진 정신과의사들이 점진적으로 모여서 새로운 학문적 비판을 만들어낸다. 그리고 정신과 임상 진료와 관련된 여러 쟁점을 함께 고찰하기 시작한다. 영국에서는 1998년에 비판정신의학네트워크(the Critical Psychiatry Network)가 조직되었다. 이 단체는 점차 커져서 학회를 개최하고 정부 차원과 시민 조직 차원에서 국가 정치적 발의에 참여한다. 많은 회원이 논문을 쓰고 대중을 대상으로 하는 글을 쓰기도 한다.

비판정신의학은 반정신의학과는 다르다. 비판정신의학을 추구하는 임상가들은 정신건강 문제가 있는 사람들을 지원하기 위한 서비스의 필요성을 대체로 받아들인다. 아울러 이들은 지적인 비판과 서비스사용자운동으로부터의 문제 제기를 반영하기 위해서 정신과 진료가 앞으로 어떻게 변화해 나아가야 할지에 대한 더 폭넓은 대화에 참여한 경험이 있다.

결론

정신과의사는 현대 정신의학의 주류 패러다임과 이에 대한 비판적 반성이 첨예하게 대립하는 현재 상황에서 과연 어떤 태도여야 하는가? 정신과를 전공하려는 의과대학 학생들이 정신과 수련의 현장으로 들어올 때 이러한 비판에 노출된 정도는 다양하다. 그들 중 일부는 비판 사상에 대한 정교한 파악으로 시작할 수도 있다. 아마도 이러한 익숙함 때문에 그들이 정신과의사의 길로 들어섰을 것이다. 다른 경우는 의과대학에서의 경험을 바탕으로 호기심을 갖고 정신의학의 길로 들어서서 상대적으로 논쟁 지점에서 순진한 관점을 갖고 있을 수도 있다. 또 다른 경우, 그들 자신 혹은 가족들이 정신과와 관련된 어려움을 경험했기에 이 분야로 오게 되었을지도 모른다. 이러한 경험은 그들이 정신의학을 긍정적으로 생각하는지, 부정적으로 생각하는지에 영향을 줄 수 있다. 어떤 이들은 변화의 발걸음에 동참할 수도 있지만 다른 이들은 그들 자신 혹은 가족들에게 제공된 치료의 수준을 모방하고자 할 수도 있다. 하지만 전문 학회에서 시위자들을 보는 것은 다른 의료 분과에서는 드문 일이지만 정신과에서는 드물지 않다[8]. 어떤 시점에서 정신과의사는 정신의학에 대한 비판을 접하게 될 것이고, 그에 대한 개인적인 견해를 만들어갈 것이다.

반정신의학, 마르크스주의, 서비스이용자운동 중에서 정신의학에 대한 가장 강한 비판을 드러내는 사람들은 정신의학 폐지론자들(abolitionists)이다 − 이들은 자신들이 생각하는 정신의학적 해악이 종결되기를 바란다. 이들은 때로 정신의학이 갖는다고 알려진 문제들에 대해 이의제기를 하며 정신의학을 비난한다. 몇몇은 현재 '정신질환'이라고 칭하는 현상에 초점을 둔 어떠한 개입의 필요성도 부정한다[3]. 또 다른 비판가들은 정신의학이 실제 사회 문제와 관련된다고 보면서, 정신의학을 의학적 질환으로만 치부하는 현대 사회는 모순되고 위험하다고 여긴다. 그러나 이 책의 일차적 목표 독자들은 '마음이 아픈(mentally ill)' 사람들에게 의학적 진료를 포함한 정신과적 개입이 필요하다고 생각하면서도, 현재의 정신의학 체계에 심각한 결함이 있다고 여기는 정신과의사 집단이다. 이들은 비판적인 관점을 이해하면서 정신의학을 잘 활용할 진료 방식을 찾고자 한다.

만약 정신의학에 대해 현존하는 비판 부분을 받아들인다고 할 때,

---

8. 실제로 역자가 2013년에 미국 샌프란시스코에서 있었던 미국정신의학회 연례 학술대회(American Psychiatric Association Annual Meeting)에 참가했을 때 학회장 밖에서 피켓을 들고 시위하던 정신질환 당사자 및 가족들의 모습을 볼 수 있었다. 그들은 정신과 약 부작용으로 인해 고통받거나 사망한 사례에 대해 알리며 정신의료에서 신중한 약 사용의 필요성에 대해 목소리를 높이고 있었다.

양심적인 정신과의사들은 심각한 혼란을 경험할 수 있다. 정신과의사들은 사람들의 삶에서 막대한 영향을 미칠 수 있는 결정들을 내린다. 정신과의사들은 누가 강제적으로 입원치료를 받아야 할지, 자유를 박탈하면서까지 치료를 해야 할지, 자신의 의지에 반하여 약물이나 다른 의료적 처치(예를 들어 전기경련요법)로 몸과 마음의 변화를 경험하게 할지를 결정한다. 권한이 확대됨으로써, 외래치료명령제(outpatient commitment) 또는 지역사회치료명령(community treatment orders)[9]을 통해 정신과의사들은 어떤 한 개인이 독립적으로 살아갈 능력이 있을지라도 그가 자신의 의지에 반하여 약을 투여받도록 강제할 권한을 부여받는다. 정신과의사들은 재판에 출석하여 범죄행위의 책임을 결정할 능력이 있는 법적 영역의 전문가로 여겨진다. 정신과 진료의 근본적인 측면에 대한 의문이 제기될 때, 비판정신과의사는 누가 강제적으로 치료를 받아야 한다고 결정할 때, 그리고 누가 범죄의 책임이 있다고 결정할 때 정신과의사로서의 권위를 사용하는 것이 과연 윤리적인지 스스로에게 물을 수 있어야 한다. 사람들이 자발적으로 정신과 진료를 청하는 것과 같은 덜 당혹스러운 상황에서도, 비판정신과의사(혹은 비판정신의학자, critical psychiatrist)들은 그들이 처한 어려움의 성격을 어떻게 규정할지, 정신과 약물 사용과 여타

---

9. 외래치료명령제(outpatient commitment) 또는 지역사회치료명령(community treatment orders)은 탈시설화 이후 잦은 재발과 재입원으로 인한 회전문 현상을 막고, 치료순응도가 떨어지는 정신질환자에게 지역사회에서 지속적인 치료를 보장하기 위해 강제로 치료받을 것을 법적으로 명령하는 제도다. 강제입원보다 자율성을 덜 침해하고 지역사회 내 치료 자원과의 연결을 도와 회복을 촉진하는 대안으로 여겨지기도 한다. 하지만 온정주의적 개입과 정신질환자의 자율성 제한이라는 양면성을 동시에 가지고 있기에 시행과정에서 대상자의 알 권리, 치료 참여권, 법적 보호권 등 인권 보호를 고려해야 하고 단순한 약물치료뿐 아니라 지역사회서비스까지 아울러야 한다. 뉴질랜드, 호주, 영국뿐 아니라 미국의 40여 개 이상의 주에서 이 제도를 활용하고 있다.

의 의료적 개입 중에 어떤 가능한 해결책을 제시할지에 대해 질문할 줄 알아야 한다. 다음 장부터 필자들은 이러한 딜레마를 다루어 갈 것이다.

요약

2장에서는 현재의 정신질환 진단체계인 DSM의 한계를 다룬다. 그뿐 아니라 진단체계의 다양한 비판에 대한 개념 이해 넓히기(conceptual competence)의 필요성에 대해 역설하고 '생태접근(ecological approach)'이라는 개념을 제시한다. 이는 진단체계 비판의 불협화음에 대한 의미 있는 대안이 될 수 있다. 필자들은 이러한 사고의 틀(framework)이 '정신의학의 개혁에 대한 논의를 촉진할 것'이라고 강력하게 주장한다.

3장에서는 정신의학의 근간이 되는 지식에 대한 제약회사의 영향력을 조망한다. 이 영역에서 방대한 연구를 수행했던 필자들은 수많은 이해관계 충돌(conflict of interest)에 대해 논의하고, 제약회사들이 어떻게 치료 약물의 효과에 대한 우리의 이해를 왜곡했는지 설명한다. 필자들은 '제도적 부패(institutional corruption)' 관점에서 이에 대해 논한다. 그리고 전문가들이 이런 영향으로부터 자신을 잘 지켜내기 위해 어떠한 노력을 할 수 있는지 설명한다.

4, 5, 6, 7장에서는 정신과의사가 정신의학에 대한 비판을 받아들일 때 어떻게 진실성을 갖고 계속 진료를 해나갈 수 있을지에 대한

방법을 제시한다. 4장에서는 몬크리프(Dr. Moncrieff)가 약물치료에 대한 방안으로서 약물중심접근(drug-centered approach)과 질병중심접근(disease-centered approach)에 대해 상세하게 설명한다. 그는 각각의 접근법을 적용하는 것과 각 용어의 의미를 설명한다. 그리고 약물중심접근이 진료를 하는 정신과의사에게도 그리고 가장 중요한 것은, 환자에게도 많은 이득이 있을 수 있다고 주장한다.

5장에서는 스타인가드(Dr. Steingard)가 정신과 약물의 사용에 대한 좀 더 실질적인 방법을 제안하기 위해 몬크리프의 이론을 확장한다.

6장에서는 최적 처방을 위한 진료에 대한 논의가 '약덜기(deprescribing)'의 개념에 대한 검토로 이어진다. 노인의학에서 시작된 '약덜기'라는 개념은 다약제 처방(polypharmacy)이 위험을 수반하고, 많은 사람이 누적된 위험이 이익보다 중요한지 적절한 고려 없이 다약제 처방을 이어가고 있음을 환기한다. 굽타와 밀러(Drs. Gupta and Miller)는 정신과 진료에 있어서 약덜기 가이드라인을 제시한다.

7장에서는 정신의학의 강압치료에 대한 주요 관심사를 다룬다. 또한 정신과 치료의 잠재 해악을 고려할 때, 사람들에게 강압치료를 적용하는 것이 과연 윤리적인 것인지에 대한 질문을 던진다. 이 장은 정신병적 상태와 관련되는 행동의 위험을 매일 마주하는 임상 정신과의사의 관점에서 기술되었다. 이 장의 필자는 몇몇 추천된 치료법뿐 아니라 강제적 조치와 연관된 위험과 피해에 대한 염려에 어떻게 균형을 맞출지 논의한다. 그 위험과 피해는 우리의 동료에 의해, 표준 진료 지침에서 때때로 축소된다.

8장은 정신과 치료 경험이 있고 시스템을 개혁하려는 사람들의 관점을 제시한다. 필자는 매드프라이드 운동(Mad Pride movement)과 신경다양성(neurodiversity)을 인간 마음의 고통을 병적인 것으로 보려는 사고 체계의 틀에 대한 대안적 관점의 사례로 사용한다. 정신의료에서 낙인과 치료의 대상이 되어온 정신질환 당사자의 관점을 인정하고 그들의 처지에서 생각하는 것은 정신의학에 대한 비판을 받아들이는 데 있어서 가장 중요한 측면 중 하나다.

이 책은 끝부분에서 이러한 여러 견해를 어떻게 통합할지를 제안한다. 전통적인 전문가 중심 의료 접근과 달리 의사의 권위를 내려놓고, 사회 맥락의 중요성이 강조되며, 정신질환자의 목소리가 존중되는 '오픈 다이얼로그(Open Dialogue)'와 같은 접근법이 소개된다. 우리는 이러한 진료 방식을 통해 정신과의사들이 직업적으로 요구되는 겸손과 회복 중심의 치료 원칙을 구현할 수 있다고 생각한다.

정신의학 분야가 변화해야 한다면, 비판정신과의사들은 정신의학의 미래를 구체화하는 데 도움을 줄 수 있다. 이 책은 급진적이고 근본적인 개혁이 필수적이라고 생각하며, 변화 전략을 자신의 임상 진료 현장으로 통합시키고자 애쓰는 정신과의사들을 위한 안내서다.

참고문헌

1. American Psychiatric Association. Diagnostic and statistical manual of mental disorders, III. Washington, DC: American Psychiatric Publishing; 1980
2. Bracken P, Thomas P. Post psychiatry: mental health in a postmodern world. Oxford: Oxford University Press; 2005
3. Burstow B. Psychiatry and the business of madness: an ethical and epistemological accounting. New York: Palgrave Macmillan; 2015
4. Cohen BMZ. Psychiatric hegemony: a Marxist theory of mental illness. London: Palgrave Macmillan; 2016
5. Crossley N. R.D. Laing and the British anti-psychiatry movement: a socio-historical analysis. Soc Sci Med. 1998;47: 877–89
6. Davies J. Political pills: psychopharmaceuticals and neoliberalism as mutually supporting. In: Davies J, editor. The sedated society. London: Palgrave Macmillan; 2017. p.189–226
7. Deegan P, Drake R. Shared decision making and medication management in the recovery process. Psychiatr Serv. 2006;57(11): 1636–9
8. Dorph-Petersen KA, Pierri JN, Perel JM, Sun Z, Sampson AR, Lewis DA. The influence of chronic exposure to antipsychotic medications on brain size before and after tissue fixation: a comparison of haloperidol and olanzapine in macaque monkeys. Neuropsychopharmacology. 2005;30: 1649–61
9. Double D. The biopsychological approach in psychiatry: the Meyerian legacy. In: Double D, editor. Critical psychiatry: the limits of madness. London: Palgrave Macmillan; 2006. p.165–89
10. Foucault M. Madness and civilisation. New York: Random House; 1965
11. Harding C, Brooks GW, Ashikaga T, Strauss JS, Breier A. The Vermont longitudinal study of persons with severe mental illness, II: long-term outcomes of subjects who retrospectively met DSM-III criteria for schizophrenia. Am J Psychiatr. 1987;144(6): 727–35
12. Ho BC, Andreasen NC, Ziebell S, Pierson R, Magnotta V. Long-term antipsychotic treatment and brain volumes: a longitudinal study of first-episode schizophrenia. Arch Gen Psychiatry. 2011;68: 128–37
13. Laing RD. The divided self. London: Pelican Books; 1960
14. Laing RD. The politics of experience and the bird of paradise. London: Penguin Books; 1967
15. Mead S. Intentional peer support: an alternative approach. West Chesterfield: Intentional Peer Support; 2014
16. Moncrieff J. The politics of a new mental health act. Br J Psychiatry. 2003;183: 8–9
17. Mosher LR, Vallone R, Menn A. The treatment of acute psychosis without neuroleptics: six-week psychopathology outcome data from the Soteria project. Int J Soc Psychiatry. 1995;41: 157–73
18. Noll R. The rise and fall of American madness. Cambridge, MA: Harvard University Press; 2011
19. Romme M, Escher S. Making sense of voices: a guide for professionals who

work with voice hearers. London: MIND Publications; 2000

20. Rosenhan DL. On being sane in insane places. Science. 1973;179: 250–8

21. Scull A. Madness in civilization: a cultural history of insanity, from the Bible to Freud, from the madhouse to modern medicine. Princeton: Princeton University Press; 2015. p.160–1

22. Shorter E. A history of psychiatry. From the era of the asylum to the age of Prozac. New York: John Wiley & Sons; 1997

23. Szasz T. The myth of mental illness. Am Psychol. 1960;15: 113–8

24. Szasz T. Ideology and insanity; essays on the psychiatric dehumanization of man. New York: Anchor Books; 1970

25. Szasz T. Schizophrenia. The sacred symbol of psychiatry. Syracuse: Syracuse University Press; 1988

26. Wilson M. DSM-III and the transformation of American psychiatry: a history. Am J Psychiatr. 1993;150: 399–410

2

정신과 진단 개념에 대한 이해 넓히기: DSM 비판을 위한 생태학적 모델

Toward Conceptual Competence in Psychiatric Diagnosis:
An Ecological Model for Critiques of the DSM

필자 저스틴 카터(Justin M. Karter)[1], 사라 카멘즈(Sarah R. Kamens)[2]
소속
(1) Department of Counseling and School Psychology, University of Massachusetts Boston, Boston, MA, USA
(2) Wesleyan University, Middletown, CT, USA

제한이 없고, 그 자체로서 전적으로 인간의 손으로 발명된 세계에 대한 현실적 측정과 수를 통한 세상의 끝임 없는 위조 없이는 사람들은 살 수 없었다.
－프레드리히 니체,『선악의 저편』, p.7

우리의 마음이 상상하는 순서는 무언가를 얻기 위해 만들어진 그물이나 사다리와 같다. 하지만 후에는 그 사다리를 버려야 한다. 왜냐하면 당신은 그것이 쓸모는 있었을지라도 의미가 없다는 것을 알게 될 것이기 때문이다.
－움베르토 에코,『장미의 이름』, p.492

키워드 정신과 진단(Psychiatric diagnosis) - 정신과적 철학(Philosophy of psychiatry) - 정신과 질병분류(Psychiatric nosology) - DSM-5 - 제도적 부패 (Institutional corruption) - 진단의 대안(Alternatives to diagnosis)

도입

주류 임상 문헌 중에서 예외로 여겨졌던 『정신질환의 진단 및 통계 편람(*the Diagnostic and Statistical Manual of Mental Disorders, DSM*)』에 대한 불만족은 최근 십수 년간 새로운 표준으로 인식될 정도로 확대되었다. 지금의 5판에 이르러서는 정신과의사들, 심리학자들, 그리고 인간과 과학을 연구하는 학자들뿐 아니라 서비스이용자, 가족, 다양한 이해 관계자 집단에 이르러 비판의 목소리가 커지고 있다. 여러 이론적 지향의 연구자들과 학자들은 DSM의 분류법에 의문을 제기했다. 이는 개인과 사회 체계에 대한 진단분류체계의 잠재적 영향과 실제 영향 및 결함이 있는 과학적, 방법론적 가정, 그리고 임상 진료와 연구 의제에 대한 함의 등 다양한 영역에 걸친 것이었다. 다른 사람들은 '정신질환'의 분류와 사회적 과정에서의 낙인의 역할에 대한 철학적이고 경험적인 질문을 던지기도 했다. 여기서 DSM-5가 비판받은 다양한 지점을 이해하기 위해, 우리는 생태학적 체계 모델을 적용하고 다양한 관점의 통합을 시도하려 한다. 마지막으로, 우리는 생태학적 모델이 미래의 진단 패러다임에 적용하기 위한 방안 및 DSM-5에 대한 비판을 통해 새로운 진단 분류체계(예를 들어, 미국 국립정신건강연구소 National institute of Mental Health의 Research Domain Criteria(RDoC)[1] 프로젝트)를 촉진하는 방안에 대해 고려하고자 한다.

DSM-5 비판의 경과 요약
Brief History of the Response to the DSM-5

이 장에서는 DSM-5의 개발, 발표 및 적용 이슈에 대해 상당한 분량을 할애한다. 실제로 이 장의 필자 두 명은 모두 학위 과정과 전문가로서의 경력을 쌓아가는 주요 지점에서 DSM-5에 대한 논쟁으로부터 큰 영향을 받았다. 결과적으로 이 시점에서 DSM-5 논란의 흐름을 요약하여 제시할 필요가 있다[91].

DSM-5에 대한 비판과 개혁의 움직임에는 여러 조류가 있다. 1) 크게 앨런 프랜시스(Allen Frances)와 로버트 스핏쳐(Robert Spitzer)가 이끄는 '반대 의견을 가진 정신과의사들(dissenting psychiatrists)', 2) 영국심리학회(the British Psychological Society, BPS), 3) 미국심리학회(American Psychological Association)의 하위 조직인 인본주의심리학회(the Society

---

1. DSM-5 진단체계는 증상과 징후에만 초점을 두고, 현재까지 연구된 신경생물학, 유전학, 인지·행동과학 정보들은 적절히 반영하지 못한다는 비판을 받기도 한다. 이에 미국 국립정신건강연구소(the National institute of Mental Health, NIMH)에서는 연구를 목적으로 정신질환을 증상·징후와 신경생물학적 차원에 근거하여 분류하는 Research Domain Criteria(RDoC)라는 대안적인 분류체계를 개발했다.

for Humanistic Psychology, SHP)에 속한 심리학자, 사회복지사, 기타 정신보건전문가, 이렇게 세 집단으로 나누어 볼 수 있다. 몇몇 사람들이 심리학자 집단과 정신과의사 집단의 갈등으로 프레임을 만들고자 했지만, DSM-5에 대한 논쟁을 이렇게 단순하게 보는 데는 한계가 있다[131]. 29명이 넘는 정신과의사가 『영국정신의학회지(the British Journal of Psychiatry)』 2012년 12월 호에 DSM-5에 대한 우려를 표명하는 논문을 공동 집필했다[14]. 심지어 DSM-5를 가장 목소리 높여 비판하는 두 명, 앨런 프랜시스와 로버트 스핏쳐는 각각 DSM-IV[2]와 DSM-III의 탄생을 이끌었던 저명한 정신과의사들이기도 하다.

2011년 영국심리학회에서는 APA[3]가 만든 DSM-5의 진단기준 초안에 대한 성명서를 발표했다. 당시 SHP의 회장인 데이비드 엘킨스(David Elkins)는 BPS 성명서에 영감을 받아 '항의서한' 위원회("Open Letter" Committee)를 조직했다. 이 위원회는 향후 국제 DSM-5 대응위원회(the International DSM-5 Response Committee)가 된다. 당시 SHP의 사무총장이던 브렌트 딘 로빈스(Brent Dean Robbins)가 속해 있던 위원회에서는 「DSM-5에 대한 항의서한(Open Letter to DSM-5)」의 초안을

---

2. DSM-5 이전의 DSM은 DSM-III, DSM-IV와 같이 로마자로 그 버전을 표기하였다. DSM-III(DSM 제3판)의 개정판은 DSM-III-R(Revised)이었고, DSM-IV(DSM 제4판)의 개정판은 DSM-IV-TR(Text Revision)이었다. DSM-5의 공식 홈페이지인 dsm5.org에 따르면 DSM-5부터는 DSM-5.1, DSM-5.2와 같이 여러 차례 개정 가능성을 염두에 두어 아라비아 숫자로 버전을 표기한다고 하였지만 2023년 3월 16일 출간된 DSM-5 개정판의 이름은 DSM-5-TR이다.
3. APA는 American Psychiatric Association의 약어로 '미국정신의학회'라고 번역할 수 있다. 미국의 정신과전문의와 정신과수련의, 그리고 일부 국제 명예 회원들로 구성된 학회로 세계에서 가장 규모가 큰 정신과 학회이다. 회원 수는 3만7천여 명이다. 세계적으로 정신질환의 진단에 활용되는 정신질환의 진단 및 통계 편람(Diagnostic and Statistical Manual of Mental Disorders, DSM)을 발간하는 단체이기도 하다. 흥미로운 것은 미국심리학회(American Psychological Association)도 자신들의 단체에 대한 약어로 APA를 사용한다는 점이다.

작성했다[93]. 이 서한은 DSM-5의 제안을 비판하고, 다른 전문가들의 서명을 통해 그들의 염려를 표시하도록 했다. 이는 온라인 청원서에 게시되었고, 15,000명 이상 서한에 동의했다. 그들 중 대부분은 정신보건전문가들(mental health professionals)이었다. 또한 미국심리학회의 16개 하위 조직을 포함하여 50개가 넘는 정신보건협회가 지지했다. 이 서한은 DSM-5가 진단 역치를 낮추었고[4], 취약한 인구집단에 대해 위험요소로 작용할 수 있으며[5], 사회문화적 변이를 반영하지 못했고[6], 신크레펠린이론[7]을 노골적으로 강조해서 이론적 '불가

---

4. DSM-5에 대한 항의서한은 DSM-5가 진단역치를 낮추어서 사람들이 정신과 약물에 대해 과도하게 노출될 수 있고, 그들의 정상 스트레스 상황조차도 정신질환이라는 낙인으로서 경험할 수 있음을 지적한다. 또한 역학 연구에서 위양성의 우려도 표시한다. 진단역치를 낮춘 예로는 일반 인구에서 정신증(psychosis)의 위험인구 집단이라 할 수 있는 '약화된 정신증 증후군(attenuated psychosis syndrome)'이 흔하게 경험된다는 기술, 애도기간 동안 주요우울장애(major depressive disorder, MDD)로 진단할 수 없다는 DSM-IV의 배제기준 삭제, 주의력결핍 과잉행동장애(attention-deficit/hyperactivity disorder, ADHD)에서 필수 진단기준 항목의 수 줄이기 등이 있다.

5. 항의서한에서는 취약한 인구집단의 우려도 표명한다. 노인 집단에서 기억력 저하로 쉽게 진단될 수 있는 '경도 신경인지장애(mild neurocognitive disorder)', 소아·청소년 집단에서 진단될 수 있는 '파괴적 기분조절부전장애(disruptive mood dysregulation disorder)'나 '약화된 정신증 증후군'이 그 예다. 취약 인구집단에 대한 위의 새로운 진단기준들은 이론의 근거가 희박하고, 정신과 약물에 그들이 쉽게 노출될 수 있다는 염려를 언급한다. 소아·청소년과 노인 집단은 일반 성인 인구보다 더 심하게 부작용을 경험할 가능성도 고려해야 한다.

6. 항의서한에는 DSM-5에서는 DSM-IV의 정신질환에 대한 기본적인 정의를 축소해서 정치적, 종교적, 혹은 성적으로 치우친 행동이나 개인과 사회 간의 일차적 갈등으로 생기는 행동의 변화로 인한 것은 정신질환에 포함되지 않는다는 내용을 명시적으로 드러내는 데 실패했다는 언급이 있다. 이 때문에 사회정치적 비뚤림(sociopolitical bias) 또한 정신질환으로 진단 내려질 수 있다는 염려를 표한다.

7. 신크레펠린이론(neo-Kraepelinian theory)은 관찰을 통해 정신질환을 분류하고자 한 에밀 크레펠린(Emil Kraepelin)의 기술 정신의학의 전통을 계승한 이론이다. 신크레펠린주의자들은 DSM-III의 개정을 통해 정신질환에 대한 전문가의 소통을 원활히 하려 했고, 진단 신뢰도를 높이려 했다. 제럴드 클러만(Gerald Klerman)은 신크레펠린주의자들의 신조를 다음 9가지로 제시했다. 1) 정신의학은 의학의 한 갈래이다. 2) 정신의학은 현대의 과학 방법론을 활용해야 하고 과학 지식에 근거하여 진료해야 한다. 3) 정신의학은 치료가 필요한 정신질환자를 치료한다. 4) 정상과 정신적으로 아픈 상태 사이에는 경계선이 있다. 5) 명백하게 정신의학은 존재한다. 정신질환은 신화가 아니다. 정신질환에는 다양한 종류가 있다. 원인, 진단, 치료 규명은 과학적 정신의학의 책무다. 6) 정신과의사는 정신질환의 과학적 측면에 초점을 두어야 한다. 7) 진단과 분류에는 명백한 관심사가 존재한다. 8) 진단기준은 체계화되어야 한다. 또한 정신의학 연구는 다양한 기술을 통해 진단기준의 타당도를 검증할 수 있어야 한다. 9) 정신의학 연구에서는 진단과 분류의 신뢰도와 타당도를 높이기 위해 통계적 기술이 반드시 활용되어야 한다.

지론'의 이탈에 초점을 둔 점에 주목했다. 또한 BPS 서한의 몇몇 성명에 대해 동의하고 다음과 같은 우려로 끝맺는다.

> …내담자와 일반 대중은 지속적인 의료화로 인해 그들의 경험에 대한 자연스러운 정상 반응에 부정적 영향을 받는다. 여기서 말하는 반응은 분명히 도움을 요하는 고통스런 결과지만, 이는 질병이 아닌 개개인의 정상 변이로서다[93].

저명한 정신과의사이자 DSM-IV 태스크포스 의장 앨런 프랜시스는 이러한 DSM-5에 대한 청원을 다음과 같이 요약하며 지지했다. "DSM-5 개정 작업을 하는 사람들을 제외하고 다른 모두에게 명백하게 DSM-5의 중대한 위험이 존재한다" [56, para. 2]

DSM-5에 대한 반대서한은 SHP와 APA 두 단체 사이의 논쟁으로 이어졌다. SHP는 APA의 DSM-5 태스크포스 팀에게 두 개의 서한을 더 보내서 다시금 우려를 표명했으며 DSM-5에 대한 독립적 검토를 요구했다. 이 대화는 현재 아래의 웹페이지에 보관되어 있으며 (https://www.ipetitions.com/petition/dsm5/), 로빈스, 카멘스(Sarah Kamens), 엘킨스가 함께 작성한 반대서한에 요약되어 있다[93]. 2013년 DSM-5 출간과 발표에 대해 영향력 있는 학술지인 『란셋(*The Lancet*)』과 『영국의학회지(*British Medical Journal*)』에서는 사설에서 이 논쟁을 다루었다. DSM-5의 출간에 뒤이어 BPS에서는 DSM-5가 제시한 정신질환의 질병 모델에서 벗어나자는 '패러다임의 전환'을 제안했다[16]. 또한 2013년 SHP는 진단 대안에 대한 세계 회담(Global Summit on

Diagnostic Alternatives, GSDA)을 설립했다. GSDA는 DSM-5 및 이에 대한 대안 관련 인터넷 기반 토론회로 시작되었고, 2014년 워싱턴DC에서 있던 미국심리학회 연례회의에서의 실제 모임으로 이어졌다. SHP의 회장 브렌트 딘 로빈스와 세계 DSM-5 대응위원회는 모임의 초점을 DSM/ICD 모델의 대안을 포함하는 데까지 확장했다. 2015년 GSDA의 결과물은 dxsummit.org에서도 확인할 수 있다.

구조적 역량과 개념적 역량
Structural and Conceptual Competence

이러한 논쟁의 영향으로 정신보건전문가가 DSM-5를 활용하여 확장된 정신과 진단을 내릴 때 책임감 있고, 사려 깊으며, 윤리적인 태도를 갖추는 훈련이 필요하다는 데 더 많은 관심이 집중되었다. 정신과에서 **구조적 역량(structural competency)**을 요구하는 새로운 수련 모델은 목표와 표준을 만들려는 하나의 시도이다. 구조적 역량에는 사회, 제도, 정치 격차가 임상적 상호 작용(진단을 포함), 의료 서비스 접근성 및 건강 증진 자원을 형성하는 방식에 대한 심층 탐구 인식의 개발이 포함된다[78]. 예를 들어, 관행화한 인종차별주의와 사회 억압의 역사는 아프리카계 미국 남성의 높은 '조현병' 진단율의 기반이 되는 두 가지 구조 요인이다[124]. 50여 개국의 데이터를 이용한 대규모 역학 연구[87]는 1인당 소득, 정치체제 유형, 몇 해 동안이나 민주화를 경험했는지에 대한 보정 후에도 정신증과 경제적 불평등 사이에 강한 상관관계를 시사했다. 메츨(Metzl)과 한센(Hansen)은 DSM을 책임 있게 사용하도록 정신과의사들과 연구자들을 준비시키는 데 표준으로 적용할 수 있는 4가지 기술을 제시했다[123]. 여기에는 "임상적 상호작용을 형성하는 여러 구조의 인식", "구조적 용어로 '문화적' 표현을 재구성하기", "구조적 개입의 관찰 및 시행", "구조적 겸허함 개발하기"가 있다[8].

연구자, 정신건강 종사자, 심리학자 및 정신과의사가 정신과 진단명 분류에 윤리적으로 참여하려면 '비판 의식'이 필수다[105]. 구조적 역량은 '비판 의식'의 발전을 향한 먼 길을 향해 가고 있다. 하지만 우리는 이것으로 충분하지 않다고 생각한다. 그 길을 가는 데 있어서 **개념적 역량(conceptual competency)** 또한 필요하다고 본다. 이와 관련하여 마라섹(Marecek)과 가비(Gavey)는 다음과 같이 기술했다[120].

정신과 진단을 가르칠 때, 우리는 정신과 진단분류와 심리학 지식의 역사성에 대해서도 전반적으로 가르칠 수 있습니다. 우리는 또한 임상 실습생과 정신보건전문가들의 일상 언어 관행이 … 암

---

8. '구조적 역량(*structural competency*)'은 정신과의사로 하여금 사회·경제·정치적 상태가 건강 불평등을 어떻게 만들어내는지 무엇보다 먼저 인식하도록 촉진한다. 이 모델의 전 단계라고 할 수 있는 문화적 역량 (cultural competency)은 진료 현장에서 정신과의사가 할 수 있는 판단의 오류를 인지하고 환자와의 의사소통을 촉진하는 데 초점을 둔다. 구조적 역량은 보건전문가가 제도, 지역사회, 시장의 압력, 공공정책, 의료전달체계가 증상과 질환을 형성할 수 있음을 인식하고, 의사-환자 상호작용과 진료실 문턱 너머에서 나타나는 의료 불평등을 바로잡도록 호소한다. "임상적 상호작용을 형성하는 여러 구조의 인식(recognizing the structures that shape clinical interactions)"은 환자가 보이는 증상을 환자의 신념과 행동의 관점에서만 해석하지 않고 사회 조건과 제도 또한 환자의 상태에 영향을 주지 않는지 확인하는 것이다. "구조적 용어로 '문화적' 형태를 재구성하기(rearticulating 'cultural' formulations in structural terms)"란 정신과의사의 진단과 치료 계획을 세울 때 지역, 제도 요소도 고려해야 한다는 말이다. "구조적 개입의 관찰 및 시행 (observing and enacting structural interventions)"은 정신과의사들이 환자 집단의 시스템적 필요에 부응하는 지역사회 기반, 서비스기관 기반, 또는 정책 옹호 기반 프로젝트를 수행함을 뜻한다. "구조적 겸허함 개발하기(developing structural humility)"는 정신과의사가 시스템을 변화시키는 것은 때때로 느리게 진행될 수 있고 장기간의 투자가 필요하다는 것을 염두에 두고, 여러 분야와 지역사회 구성원과 협력함을 일컫는다[123].

묵적으로 환자의 종속을 공고하게 하고 제도적인 힘을 유지하는
지 토론할 수 있습니다. (p.7)

책임감 있게 DSM-5를 활용하려면(또는 활용하지 않기로 한다면), 연구
자나 임상가는 진단이 내담자나 환자에게 미치는 잠재적 영향, 진단
구조를 평가하는 기술적 이슈, 질환의 정의와 매뉴얼의 체계화에 이해
관계를 가진 주요 제도 내의 주도권을 가진 이들을 고려할 수 있어야
한다. 그리고 특정 진단이 어떤 집단에는 불이익으로 작용할 수도 있
다는 더 넓은 사회·정치적 관심도 필요하다. 또한 인간의 뇌와 개인의
경험·사고·행동 사이의 관계와 관련된 현시대의 논쟁과 같은 잠재적
영향을 고려할 준비가 되어야 한다. 다음에 제시된 DSM-5를 비판하
기 위한 생태학적 접근(ecological approach)은 정신과 진단에서 '개념적
역량'을 가르치고 발전시키기 위한 개념틀(framework)을 제공한다.

DSM-5 비판을 위한 생태학적 접근
Ecological Approach to Critiques

우리가 제시하는 생태학적 접근[9]([표 2.1] 참조)은 거시단위비판
(macro-level critiques) – 진단의 경험적, 개념적 상태와 같은 인식론

---

9. 여기에서 언급하는 생태학적 접근은 유리에 브론펜브레너(Urie Bronfenbrenner)의 생태체계이론
(ecological systems model)을 기반으로 한다. 지역사회 심리학자가 공동체 안에서와 더 넓은 사회에서의
개인의 관계를 들여다볼 개념의 틀을 제공한다.

의 문제 - 에서 시작하여 외부단위비판(exo-level critiques) - 신식민주의와 신자유주의 체계 안에서의 DSM-5의 역할과 같은 광범위한 구조 · 사회문화적 관심 - 과 중간단위비판(meso-level critiques) - 제약회사가 진단과 치료에 미치는 영향과 같은 구체적인 제도 · 사회적 논쟁 - 및 미시단위비판(microlevel critiques) - 진단편람의 개정 과정의 기술적 결함과 같은 특정 역사 및 과학적 사건 - 을 거쳐, 최종적으로 개인단위비판(individual-level critiques) - 노시보 효과(nocebo effect)와 같은 개인에 대한 잠재적인 의인성 효과(iatrogenic effects) - 에 이른다. 이 생태학적 메타분류(meta-classification)는 여러 수준에서의 비판을 고려한다. 그리고 이를 통해 DSM-5를 구성하고 적용하는 데 특정 사안에 초점을 둔 잠재적인 정신과 진단의 개혁강화 방법을 명확히 할 수 있다.

이 장에서는 진단체계로서의 DSM에 대한 중요한 비판을 다룬다. 이것은 DSM이 포함하는 개별 진단들에 대한 것은 아니다. 자폐스펙트럼장애(autism spectrum disorder), 불면증(insomnia), 이식증(pica) 및 외상후스트레스장애(post-traumatic stress disorder, PTSD)와 같은 다양한 진단에 특정한 하나의 주장이 똑같이 적용되는 것이 아님을 고려해야 한다[9]. 비록 이 장의 내용을 벗어나긴 하지만, 개별 진단 범주에 대한 비판을 다룬 내용은 다른 학술 문헌에서도 풍부하게 다루고 있다[112, 159, 178].

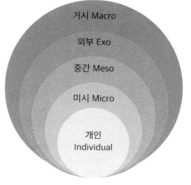

[표 2.1] 생태학적 모델(An echological model)

거시단위비판 Macro-level Critiques

일반적으로 정신과 진단에 대한, 특히 DSM에서의 거시단위비판은 정신과 분류학 작업에서 존재론적, 인식론적 토대에 의문을 제기한다. **존재론(ontology)**은 존재 혹은 존재의 본질을 말한다. 여기에서는 정신과 분류를 구성하는 진단 실체 또는 스펙트럼이 생물학적, 사회적, 문화적 그리고/혹은 또 다른 이론으로 존재하는지 여부 그리고 어떠한 방식으로 존재하는지에 관한 것이 포함된다. 인식론(epistemology)은 지식이론(theory of knowledge)을 말한다. 여기에는 정신질환이라는 것이 실제로 **존재한다면(exist)** 연구자, 임상가 및 기타 관련된 사람들이 정신질환에 대해 어떻게 **인지하는가(know)** 하는 논쟁이 포함된다. 그러므로 거시단위비판은 뇌와 정신과의 관계, 인간 경험을 반영하려는 범주의 타당성과[43. 137], 정신질환이 개개인 안에서 존재한다고 이해될 수 있는지에 대한 것이다. 또한 거시단위비판은 정상과 병적 상태 사이의 개념상 및 명명법상 경계를 어떻게 지을지에 대한 것이다. 그뿐 아니라 우리의 정신의학 분야에 대한 이해에 역사, 문화, 사회적 진보의 역할을 고려한 인식론의 질문을 던지는 것이다.

존재론: 생물학적 환원주의 및 설명 간극
Ontology: Biological Reductionism and the Explanatory Gap

아마도 가장 흔한 DSM에 대한 거시단위비판은 진단 매뉴얼에 내재된 생물학적 환원주의(biological reductionism)일 것이다. 비록 DSM Ⅲ와 Ⅳ(각각 1980년과 1994년에 발표)가 병인에는 잠정적으로 '비이론적인(atheoretical)' 접근을 했지만, 그들의 진단기준에 근거한 신크레펠린주의자들의 이념은 서술적 분류법이 결국 생물학적 표지자(biomarkers), 또는 독립된 질병과 질병 사이의 명확한 경계로 이어질 것이라는 가정으로 특징지어진다[25, 147]. 생물학적 환원주의는 정신과 진단 범주와 관련된 주관적 경험이 기저의 생물학·신경학적 기전과 일대일 관계가 있으며, 더 나아가 이러한 메커니즘을 밝혀내는 것이 정신질환의 치료에 필수라는 견해를 일컫는다[98, 163]. 생물학적 해석 쪽으로 치우치면 심리·사회적 단계에서 가장 잘 이해되는 문제를 무시할 위험성을 지니게 된다. 더 큰 정신건강 담론이 주요우울장애와 같은 진단을 '뇌의 병(brain disorders)'으로 빈번하게 설명하게 될 때[134, 152, 191], 우리는 이러한 정신질환들이 심리·사회적 요인들과 강한 상관관계가 있음을 시사하는 상당한 증거를 무시하게 될 위험이 있다[3, 24].

신경과학과 분자생물학의 발전을 염두에 두고, 정신과 영역의 리더들은 DSM 진단과 기저의 신경생물학적 표지자들을 연결 짓는 연구를 요청했다. 예를 들어, DSM-5의 서문에서는 '유전학, 신경영상학 최신 연구에서 얻은 과학적 발견의 통합'을 통해 진단 매뉴얼이 개정되었으며, '임상가들이 일반적 신경회로, 유전적 취약성, 환경적 노출에 기반을 둔 질환 스펙트럼에서 진단을 식별하는 능력을 높이기 위한' 목적을 가진다고 설명한다[4, p.xlii]. 그러나 고통의 주관적 경험이 병리학적으로 측정 및 관찰 가능한 신경생물학적 현상과 연결될 수 있다는 주장은 상당한 논쟁과 비판의 대상이었다. 정신의학, 심리학, 마음에 대한 철학을 연구하는 학자들은 다양한 관점에서 이러한 질문에 지속해서 참여하고 있지만[68, 168, 169], 우리는 여기에서 질병분류학(nosology)에 대한, 환원주의자들이 시도하는 생물정신의학적 접근(정신질환의 근본 원인은 뇌 기능장애라는)이 불안정한 존재 기반을 가진다는 최소한의 요점만을 밝히고자 한다.

DSM-5에서 포착된 정신질환을 신경생물학에 연결하려는 시도는 필연적으로 철학자들이 말하는 '의식과 관련된 어려운 문제(the hard problem of conciousness)'와 '설명 간극(explanatory gap)'[22, 115]과 반대된다. 이 '간극'은 (실질, 뇌 등의) 신체적 작용(physical processes)과 의식적 혹은 (감각질(qualia)로 칭하는) 주관적 경험의 차이를 말한다. DSM 진단은 주로 정신영역에서 종종 **현상적(phenomenal)**이라고 표현되는[97] '기분, 지각, 인지와 같은 일인칭의 주관적 경험'을 설명하는 자기보고와 행동관찰에 대부분 기반을 둔다[135]. 그러므로 그러한 진단의 명시적인 신경생물학적 근거를 찾는 시도를 한다면 반드시 신체적 작용과 현상적, 의식적, 주관적 경험 사이의 – 뇌와 마음 사이의 – 연결을 고려한 철학적 질문과 씨름해야 한다.

일반적으로 '뇌/몸'과 '마음'은 별개의 실체라는 데카르트 이원론(Cartesian dualism)으로 지칭되는 관점은 그 자체가 이 장의 범위를 벗어난 다양한 반응의 집합을 가질 수 있는 중대한 논쟁거리다. 하지만 우리의 목적상, 데카르트 이원론과 신경생물학적 프로세스와 의식 경험 사이에의 일대일의 대응 관계(역사적으로 DSM이 지지하기 위해 기능했던)가 잘못되었다는 입장을 취한다면 다음과 같은 지적으로 충분할 수 있다. "특정 정신질환이 생물학적이라는 선언은 동어반복이고, '이 원은 둥글다'라는 수준의 정보 제공에 불과하다"[97, p434]. 아마도 이것은 모든 긍정적이거나 건강한 경험 또한 특정 신경생물학적 과정의 산물이기도 하다는 것을 나타낸다. 다시 말해서, 모든 정신 과정이 뇌의 생물학적 과정과 불가분의 관계에 있다는 주장이 특정 환경 내에서의 행동·정신경험의 편향을 생물학 수준에서 가장 잘 설명함을 뜻하는 건 아니다. 실제로, 뇌의 프로세스에 대한 환경과 주관적 경험, 이 둘 모두의 영향(예를 들어, 정신적 외상)에 대한 실질적인 증거가 있다(정신적 사건의 인과적 역할에 대한 철학적 논의는 [11]을 참조할 것).

여기에서 알 수 있듯이, 주관적 상태에 대한 설명과 뇌 사이의 연결은 실질적인 철학 논쟁 거리다. 그러나 정신과 진단은 주관적 경험 묘사를 조작적으로 정의하고, 일반적 증상을 기반으로 각각의 정신 질환들로 조직화한다는 사실 때문에 더욱 복잡해진다. 위원회(APA)를 통해 만들어진, 맥락을 배제한 증상들의 체크리스트(DSM)를 기반으로 하는 범주가 개별적 뇌 작용에 대응(mapping)될 것이라는 추측은 모호하기까지 하다. 달리 말하면, 자연이 사람들이 만든 분류와 일치하고 정상과 정신건강에 관한 사회문화-역사적 가치를 반영한다고 말할 수는 없다(이러한 인식론적 문제의 내용은 아래를 참조). 실제로, 이 문제는 전임 소장 톰 인셀(Tom Insel)의 리더십 아래 미국 국립정신건강연구소의 연구에서 DSM 분류를 사용하지 않기로 한 결정의 중심에 있다. 인셀은 DSM 진단이 임상 증상의 군집에 대한 합의에 기반을 두고, 객관적 실험실 수치에 기초를 두고 있지 않기 때문에 DSM이 '타당성 부족'이라는 한계를 가지며, '현재의 DSM 분류에 제한되어 있으면' 정신의학의 생물학적 탐구는 성공할 수 없다[86]. 하지만 인셀의 연구 영역 기준(Research Domain Criteria) 계획[10]은 정신의학 연구에 대한 대안적 패러다임을 제시하고, 생물학적 환원주의를 절반으로 줄였지만, 설명 간극을 다루지 못한 데 대한 비판과 마주해오기도 했다(예를 들어 [101, 136]).

여기에서 우리는 정신과 진단의 존재론적 및 인식론적 비판의 한 교차점에 다다른다. 즉, 정신질환이 실제로 뇌의 병(brain disease)으로 실재한다는 존재론적 입장을 지지하는 사람들 사이에서도, DSM-5의 분류 접근법이 그러한 기저의 질병을 적절히 포착할 수 있는지 의견이 일치하지 않는다. 이 문제는 DSM-5의 논쟁 중에 종종 제기되는, 이 매뉴얼이 '자연스러운 마디에 따른 나눔(carving nature at its joints)¹⁰'이 가능한지에 대한 질문에서 명백히 드러난다[129, p.68].

인식론: 광기 측정하기 Epistemology: Measuring Madness

정신과 진단에서 존재론과 인식론의 문제는 구분되면서도 서로 얽혀 있다. 예를 들어, 정신질환이 우리의 관찰·해석과는 별개로 세상에 실재하지 않는다는 존재론적 가정에서 출발한다면, 그러한 질환이 완전히 식별되고 구분되며 의생물학 검사에 의해 경험으로 측정될 수 있다고 주장하는 인식론 접근을 받아들이기는 어려울 것

---

10. '자연스러운 마디에 따른 나눔(carving nature at its joints)'은 철학자 플라톤이 사용했던 비유로 사물의 차이를 올바르게 구분 짓는 것은 종과 자연에 따른 것이라는 뜻을 지닌다. 본문에서는 DSM의 진단분류체계가 과연 과학적이고 합당한가에 대한 질문의 차원에서 '자연스러운 마디에 따른 나눔'이라는 표현을 가져왔다.

이다. 반대로, 정신과 질환이 실제로는 신경생물학적 질환으로 존재한다는 존재론 가정에서 시작하더라도, 다른 사람들은 신경생물학 작용의 측정과 관찰만으로 지식 형성에 있어 의식과 주관성의 역할에 의해 제시된 인식론 문제를 피해갈 수 있는지 여전히 의문을 제기한다. 예를 들면, '과학 연구의 단순화: 신경과학 연구의 한 예(Simplification in Scientific Work: An Example from Neuroscience Research)'에서 스타(Star)[162]는 과학자의 인식 기관(예: 뇌의 영역과 작용을 설명하는 데 사용되는 지도와 이름)을 통해 뇌의 복잡성을 우선하여 필터링하는 방법에서 시작해서 다양한 실용적인, 기술적인 제약을 통해나간다. 이런 방식으로 복잡한 체계에 대한 과학 지식은 그것이 만들어지는 사회 맥락을 반영하여 단순화 과정을 거친다[162]. 요컨대, 당신이 정신질환을 어떻게 생각하느냐에 따라 그것이 이해되고 측정되는 방법은 자연스레 영향을 받는다[128].

DSM-IV 태스크포스 의장이자 DSM-5에 대해 자주 비판의 목소리를 낸 앨런 프랜시스는 정신과 진단과 관련하여 취한 다양한 존재론·인식론적 입장을 설명하는 유용한 도구를 제공했다. DSM-5 비판의 한가운데서, 프랜시스는 새 DSM에 대한 비판가들의 토론과 옹호의 노력을 체계화하고자 '인식론의 다섯 야구심판'이라는 비유를 제시했다. DSM 진단을 사회구조로 취급해야 하는지 또는 의학적 질병으로 다루어야 하는지에 대한 의문을 다루기 위해, 프랜시스는 응답자들에게 5가지 다른 지점 중에서 어디에 속하는지 묻는다. "**심판 1)** 볼이 있고 스트라이크가 있고, 나는 그것을 있는 그대로 판정한다. **심판 2)** 볼이 있고 스트라이크가 있고, 나는 그것을 내가 본 대로 판정한다. **심판 3)** 볼도 스트라이크도, 내가 판정할 때만 있다. **심판 4)** 볼이 있고 스트라이크가 있고, 내가 사용하는 대로 나는 그것들을 판정한다. **심판 5)** 볼도 스트라이크도 선언하지 않겠다. 애초에 불공평한 게임이기 때문이다." [140].

각 심판은 정신질환의 본질과 측정에 대한 특정 이해의 영역에 해당한다. [표 2.2]는 각 심판의 존재론 및 인식론적 지점을 풀어서 설명한다. 첫 번째 심판("볼이 있고 스트라이크가 있고, 나는 그것을 있는 그대로 판정한다")은 정신질환이 실제로 존재하고, 그들의 주관 경험과는 독립하여 존재하며, 경험 연구를 통해 정확하게 발견될 수 있다는 생물정신의학(biological psychiatry)의 관점을 대변한다. 신경과학의 진보에도 불구하고, 프랜시스는 이 견해가 "진실과는 거리가 있고, 환원론적 단순화로 널리 인식된다"고 인정했다[63, p.112].

프랜시스 자신은 두 번째 심판을 지지한다("볼이 있고 스트라이크가 있고, 나는 그것을 내가 본 대로 판정한다", [62]). 두 번째 심판은 첫 번째 심판과 비슷하게 정신질환이 '어딘가에' 존재하는 신경생물학적 작용의 결과라고 생각하지만 그러면서도 첫 번째 심판의 인식론을 의심한다. 반면, 두 번째 심판은 진단 구조가 '자연스러운 마디에 따라 나누는' 능력을 의심하고, 진단이라는 것을 시간이 지남에 따라 '실제' 정신병리학의 경계를 더욱 정확하게 추측하는 유용한 추정법(heuristics)으로 간주한다. 프랜시스가 '유명론자(nominalist)'의 시선으로 지칭한 이 관점은 아마도 '가장 진지한 정신질환 연구자들의 합의'일 수 있다 [63, p.113]. 이는 '어디에서 왔는지 모른다는 관점(view from nowhere) [130]'에 기반을 두며, '마음'을 정신질환으로부터 효과적으로 분리한다. 실제로 '정신질환의 본질'에 관한 논문[96]에서 켄들러(Kendler)는 정신질환이 우리의 명명법(naming)과 동떨어지고, 정신질환의 관찰은 '마음-독립적 공간(mind-independent space)'에 의존한다는 관점을 설명한다[96, p.5]. 유명론자 입장은 정신과의사에 대한 1인칭의 관점과 정신질환에 대한 3인칭의 관점을 인정하는 '설명적 이원론(explanatory dualism)'이라 할 수 있다[95].

[표 2.2] 앨런 프랜시스가 소개한 다섯 야구심판의 비유를 기반으로 정리

다섯 심판의 비유		철학적 입장
존재론(Ontology) 존재(existence/being) "정신질환이란 무엇인가?"	인식론 (Epistemology) 지식(knowledge) "정신질환이 존재한다면 우리는 그것들을 어떻게 인식하나?"	"정신 장애가 무엇인지에 대한 견해는 정신 장애가 사람들에게 어떻게 인지되는지 생각하는 방식에 영향을 미친다."
1) 볼이 있고 스트라이크가 있다(실재론자)	1) 나는 그것들을 있는 그대로 판정한다(실재론자	**강한 실재론자**(strong realist) 정신질환은 추상적 실체로 존재하며 우리는 그것을 정확하게 판정할 수 있다.
2) 볼이 있고 스트라이크가 있다(실재론자)	2) 나는 그것들을 내가 본 대로 판정한다(약한 구성주의자)	**유명론자**(nominalist) 정신질환은 존재한다. 하지만 진단이 그것들을 정확히 분류하는지는 확실치 않다. (cf. 유명론 - 형이상학에서 보편과 추상적인 대상을 거부하고 단지 일반적 혹은 추상적인 용어들의 존재만을 인정하고 단정하는 철학적 견해)
3) 볼과 스트라이크는 없다(반실재론자)	3) 내가 그것들을 판정하지 않는 한 말이다(강한 구성주의자)	**구성주의자**(constructivist) 정신질환은 구조물과 같다. 그것을 나타내는 사람들과 동떨어져서 불확실한 실체를 가진다
4) 볼도 있고, 스트라이크도 있다(실재론자)	4) 내가 사용하는 대로 나는 그것들을 판정한다(실용주의자)	**실용주의자**(pragmatist) 정신질환은 자연적으로 존재한다. 우리는 최선의 그리고 최소한의 위해를 목적으로 진단을 사용한다.
5) 이 경기는 불공평하다. 나는 이 경기를 하지 않겠다.(사스주의자)		**사스주의자**(Szazian) 정신질환은 사회 통제의 수단이고 그것에 대해 이야기 하는 것은 그들의 권위를 정당화 시키는 것이다

세 번째 심판("볼도 스트라이크도, 내가 판정할 때만 있다.")은 정신과 진단이 사회 구성물이라는 두 번째 심판의 의견에 동의하지만, 좀 더 나아가 정신질환이 그러한 진단을 만들어낸 사람들과 동떨어져서 존재할 수 있다는 의견에 반대한다. 많은 페미니스트 심리학자[105, 122, 170, 171, 174, 175]를 포함한 비판 사회과학자는 DSM으로 포장된 신크레펠린주의자들의 존재론적 가정에 대해 비판을 제기했다. 정신과 진단은 대부분 역사와 문화와는 동떨어져서 존재하는 신경생물학 현상에 불과하다는 것이 그 내용이다. 반대로 이런 사회이론가들은 DSM-5에 포함된 정신질환을 이해하려는 접근은 반드시 그들이 자신들의 배경이 된 사회·문화·역사·정치적 맥락을 포함하여 시도되어야 하고, 이는 정신과 진료에 적용된다고 주장한다. 또한 구성주의 인식론 입장의 세 번째 심판은 진단 범주를 만드는 행위가 사회적 상호작용 안에서 두드러지는 것에 영향을 줄 수 있다고 말한다. 달리 말하면 그것이 정의 내리고자 하는 '질병'을 만들어낼 수도 있다는 것이다. 예를 들어 철학자 이안 해킹(Ian Hacking)은 "정신과적 진단분류를 만들어내는 것, 사회적 담론에서 진단이 가지는 힘, 그리고 진단받은 사람들의 자기서사 안에서 반복하게 되는 그들의 역할은 그들의 고통 경험과 표현을 약화시킨다"고 주장한다[74-76]. 따라서 공통된 언어로 정신질환을 구체화하는 것은 사람들의 각자 경험과 자기 경험에 대한 이해를 조정하여 정신질환을 효과적으로 실재하게 한다.

네 번째 심판("볼이 있고 스트라이크가 있고, 내가 사용하는 대로 나는 그것들을 판정한다.")은 심판 1, 2와 같이 정신질환의 존재론적 접근을 취하면서도 실용주의 인식론적 관점이 더하여진 것이다. 이 관점에서 정신 질환은 '거기에' 존재하지만, 그 유용성을 극대화하기 위해 재구성되어야 하는 불완전한 구성물이다. 두 번째 심판과 마찬가지로 실용주의자인 네 번째 심판은 진단 구조가 효과적으로 '자연스러운 마디에 따라 나눌 수 있다고' 신뢰하진 않는다. 이 진단 구조물을 찾기 힘든 기저 정신병리에 짝을 짓기보다는, 이 네 번째 심판이 유용하게 사용될 목적을 향해 정의되고 적용되어야 한다고 주장한다. 하지만 이 접근법은 모든 정신과 환자 또는 사회 일반적으로 가장 최선이 무엇인지, 개별 환자에게 가장 큰 관심이 가는 것은 무엇인지에 대해 다양한 의견이 있을 수 있기에 적용하기 어렵다고 알려져 있다. 실제로 DSM 진단기준은 '누가 진단을 받는지, 어떻게 치료를 받는지, 누가 치료 비용을 지불할지, 장애판정이 적합한지, 누군가 비자의적으로 치료를 받아야 하는지 말아야 하는지, 법적 책임으로부터 자유로워질 수 있는지, 혹은 손상을 입힌 것에 대해 법적인 심판을 받아야 하는지'에 대해 중대한 영향력을 행사한다[63]. 하지만 네 번째 심판은 서비스이용자들 스스로가 아닌 믿을만한 권위자들[11]이 수행하는 실용주의적 위험-이익 분석(utilitarian risk-benefit analysis)에 이러한 질문을 맡길 수 있다. 과거에는, 그러한 접근이 진단 매뉴얼에 동성애를 포함시키는 것을 정당화시켰을 수 있다. 하지만 이러한 관점이 지배적인 문화적 편견에 기초한 그런 실수가 현재나 미래에 다시 발생하는 것을 어떻게 예방할 수 있는지 분명하지 않다. 물론 이 입장이

---

11. 서비스이용자들이 믿을만한 권위자는 바로 비판정신과의사라고 할 수 있다.

더욱 미묘한 형태를 띠는 것은 가능하다. 예를 들어, 심리학자 피터 자카(Peter Zachar)는 그의 저서 『정신병리의 형이상학(*A Metaphysics of Psychopathology*)』[194]에서 급진적 경험주의자(radical empiricist) 및 도구주의적 유명론자(instrumental nominalist)의 관점을 가진 과학적 실용주의(scientifically inspired pragmatism)를 제시한다. 이 입장은 우리가 관찰한 것만 알고 있고(급진적 경험주의), 완벽한 설명을 하진 않더라도 도움이 되는 개념은 존재할 수 있으며(도구주의적 유명론), 우리가 수행해야 할 과제를 수행하기 위해 그것들을 사용할 수 있음(과학적 실용주의)을 상정한다.

마지막으로 다섯 번째 심판("애초에 불공평한 게임이기 때문에 경기에 참여하지 않겠다.")은 시작부터 조작되었기 때문에 공을 가지고 자신의 집에 가버리며, 경기 참여 자체를 거부한다. 다섯 번째 심판은 사스주의자(the Szaszian)를 설명하기 위한 것이다. 이들은 정신질환이 존재하지 않으며, 이것들이 사회적 규약과 정상 기준을 강화하고, 때로는 낙인이 찍힌 사람들의 법적 권리와 개인의 자율성을 상실시키기 위해 만들어졌다고 주장한다[167]. 이 관점은 의료 모델을 인간의 투쟁과 생활의 어려움을 이해하는 데 부적절한 도구로 본다. 다섯 번째 심판은 또한 정신의료 생존자(psychiatric survivor), 이전환자(ex-patient), 신경다양성(nerodiversity), 그리고 매드프라이드 운동(Mad Pride movements)을 포함하여 주류 정신 건강 모델을 벗어난, 정신적 고통에 대한 대안적이고 풀뿌리적인 관점을 나타낸다[1. 51. 153].

다섯 번째 심판은 DSM-5에 대한 거시단위비판을 뒷받침하는 다양한 철학적 견해를 소개하는 데 유용한 추정방법을 제시한다. 프랜시스의 은유에 딱 들어맞지 않는 존재론·인식론적 접근법이 있긴 하다. 하지만 우리는 이 장에서 실용적인 접근을 취하면서 예외적 사항을 자세히 검토하지는 않을 것이다. 위에 제시된 정신과 진단의 거시단위비판은 생태학적 모델 안에서 하위 단위의 모든 비판에 대한 정보를 제공해준다. 우리가 살펴보았듯이, 개별 진단과 적절한 치료에 대한 의견 불일치는 종종 정신질환의 존재론과 인식론에 대한 근본적으로 다른 철학 가정에서 시작된다. 이러한 논쟁을 생태학적 모델 안에 놓고 봄으로써 이에 참여하는 서비스이용자, 학생 및 전문가들이 그들의 불일치 수준을 좀 더 쉽게 찾아서 토론을 촉진하고 실제 의견 차이를 명확하게 하는 데 도움이 되길 바란다.

외부단위비판 Exo-level Critiques

첫 번째 심판으로 표현된 실재론자들의 인식론적 입장이 기각된다면, 프랜시스의 주장이 대다수 전문가에 의해 입증된 것처럼 과학과 정치의 경계는 무너지게 된다. 실제로 진단 범주가 기저의 생물학적 실재의 근사치에 가깝지 않다면, 사회적으로 제도적 편견을 만들어내거나 재생산하는 데 취약할 수 있다. 켄들러는 DSM 진단의 역사적 특성을 다음과 같이 분명한 어조로 설명한다.

현재의 정신과 질병분류는 다르게 진행될 수도 있었던 일련의 역사적 인물과 사건에서 비롯되었습니다. 만약 우리가 역사적 기록 테이프를 반복해서 재생할 수 있다면, DSM과 ICD는 반복될 때마다 다른 범주를 만들어 낼 것입니다. 그러므로 우리는 잠정적일 수 있는 현재의 진단 범주 대신 정신질환의 더 넓은 실체에 대해 더욱 대담하게 논쟁해야 합니다. [96, p.5]

DSM-5에 열거된 정신질환이 역사적으로 불확정적이고 사회적, 정치적 영향에 취약하다는 것은 어떤 의미일까? 켄들러를 비롯하여 정신질환의 실재론적 존재론에 헌신한 정신의학자들에게 이것은 '자연스러운 마디에 따라 나누기를 탐구하는 데 사회적 요인이 논쟁의 지점을 만들어내고 '순전한' 과학적 과정이 되는 것을 방해한다는 것을 의미한다[96]. 따라서 외부단위비판의 대부분은 진단적 구성을 통해 정신질환의 실제를 정확하게 포착할 수 없으며, 그에 따라 이에 대한 사회·역사·문화·정치적 함의를 고려해야 한다는 가정에서 시작된다. 하지만 이 단위의 비판은 상당히 다양하게 정신질환의 존재론적 지위를 가정할 수 있긴 하다. 분리된 단위로의 접근은 상당히 비현실적일 수 있으나 인식론에 가깝게 다가가는 작업이다. 예를 들어, 사회학자 앨런 호로비츠(Allan Horwitz)는 그의 영향력 있는 저서인 『정신질환 만들기(Creating Mental Illness)』[82]에서 DSM이 부정적 환경에 대한 정상적인 반응을 병적인 것으로 여김을 비판적으로 본다. 하지만 그러면서도 일부 정신질환은 유효한 질환이며 기저의 기능장애에서 비롯되는 것이라고 주장하기도 한다. 이러한 방식으로 호로비츠의 비판은 정신질환에 대한 온건한 존재론과 정신질환이 사회적으로 구성되었다는 인식론이 짝을 이룬 것으로 이해할 수 있다.

DSM-5의 외부단위비판은 정신질환의 '존재' 자체 혹은 질병이 적절하게 측정되거나 설명될 수 있는지에 초점을 두기보다는 DSM-5 분류가 더욱 넓은 문화적, 사회적, 정치적 작용 안에서 작동되는 방식에 초점을 둔다. 한편, 정신과 진단이 사회역사·문화적 단계에서 작동하는 방식을 명시적으로 대상화한다는 데서 다음 단계인 중간단위비판과 구분된다. 중간단위비판은 정신과 학회가 존재하는 역사적, 이념적 맥락을 다루지 않고 학회 내에서 진단의 기능을 향한다. 외부단위 수준의 비판은 크게 두 가지 범주로 나뉜다. (1) 정신질환이 개념적으로 구분되고, 정의되고, 적용되는 방식에 대한 사회적, 문화적, 역사적 요인의 영향 탐구하기, 그리고 (2) 이러한 요소들이 '정신적 고통(mental distress)'의 경험과 표현에 어떤 영향을 미치는지 조사하기.

사회적 산물로서의 정신질환 The Social Production of Disorders

DSM에 대한 첫 번째 유형의 외부단위비판은 지배적인 사회 · 역사 · 문화 · 정치적 작용이 진단편람 내에 설명된 질환의 발생과 적용에 어떤 영향을 미치는지에 대한 질문에서 시작된다. 이러한 비판은 '비정상'으로 간주 되고, 심리적 그리고/또는 정신과적 개입이 필요하다고 바라보는 것들에 대해 문제의식을 지닌다. 또한 어떻게 DSM 진단이 미국 인구 그리고 전 세계 인구에 적용되는지를 비판적으로 바라본다.

사회과학 및 인문학 내의 다양한 분야의 학자들은 특정 사고와 행동이 주어진 문화·역사적 맥락 안에서 사회적으로 일탈적이거나 비정상적인 것으로 여겨지는 과정을 이론화하고 탐구했다[82]. 이 주제는 풍성하고 다양하지만, 이 장의 목적을 위해 견지해야 할 한 가지는, 사고와 행동은 객관적으로 그 자체가 '병적이다(disordered)'라고 판단할 수 있는 것이 아니라, 그에 앞서 사회적 상호작용의 과정을 통해 이해되고 병으로 분류된다는 점이다. 그러나 사회 체계는 종종 범죄화 또는 배척과 같은 인지된 일탈을 해석하고 이에 대응하기 위한 여러 대안적인 시스템을 가진다. 그렇기에 사회적으로 편향되었다고 분류된 사람들에게 항상 정신질환이 있다고 이해되지는 않는다.

특정 사고와 행동이 정신과 진단체계의 범위 안에서 인식되는 과정을 우리는 종종 **의료화(medicalization)**라고 일컫는다[84, 85]. 의료화는 두 가지 주장을 포함한다. 첫째, 일탈 행동은 현대 산업 사회에서는 더욱 자주 의료적 문제(medical issues)로 개념화된다는 것[26]이다. 둘째, 일탈 행동은 인간 고통의 일반적 양상과는 달리 비정상적 행동으로 판단되며 개입 필요성의 경계가 확장되고 있다는 것[83]이다. 더 나아가서, 사회적으로 달갑지 않게 여겨지는 사고와 행동 개념화하는 것은 그것을 사회적 체계의 산물이나 실패로 보지 않고 자연 현상 안에서 일탈의 원인을 찾음에 따라 문화적 또는 사회적 체계가 변화하는 것을 방해할 수도 있다[146].

이 마지막 요점은 더 큰 사회적 패턴이 의료화를 조장할 수 있음에 대한 의문을 제기한다. 사회이론가들(social theorists) 사이에서의 지배적인 견해는 "의료화의 과정은 범죄화(criminalization)와 마찬가지로 사회 통제의 한 형태이며, 인구 내에서 정상성의 기준을 강요하는 역할을 한다"는 것이다[53, 54]. 이 우세한 관점으로부터 학자들은 DSM의 개발과 사용에서 드러난 명백한 의료화와 다른/동시에 존재하는 사회 · 정치적 이슈 사이의 연관성을 탐구한다. 예를 들어, 조애나 몬크리프(Joanna Moncrieff)는 의료화가 시장의 영향력 아래 경제정책과 사회생활을 통제하려 한다고 주장하는 이데올로기인 '신자유주의(neoliberalism)'와 밀접하게 결합이 되어 있다고 주장한다[127]. 신자유주의는 정책을 사회적 투자에서 민영화로 옮기고, 개인이 그 자신을 시장 합리성에 종속된 상품으로 바라보도록 독려한다[33, 38]. DSM의 의학 담론은 한 개인이 자신의 기분과 마음의 병을 뇌 화학물질의 기능적 측면에서의 '신경화학적 자아(neurochemical selves)'로 바라보도록 한다[150, p.28]. 이로써 이들 개인은 신자유주의 정책이 그들이 속한 공동체와 그들의 삶의 질에 미치는 영향에 대해 비판적 시각을 갖기 어려워진다. 의료화와 신자유주의 관점에서 볼 때, DSM-5는 어떤 것이 시장에서 성공적인지 혹은 생산적인지의 가정에 기반을 두어, 무엇이 건강한지 또는 기능적인지에 대한 가치 판단을 포함하는 것으로 이해할 수 있다[45].

정신과 진단에서 사회 · 정치적 작용의 영향에 대한 증거는 DSM 범주가 적용되는 방식에서도 찾을 수 있다. 정신과 진단에 대한 많은 외부단위비판은 인종, 민족, 성별, 성적 취향, 장애 상태 및 사회경제적 상태에 근거하여 소외, 억압 및 불이익을 증가시키는 방식으로 질환의 범주가 종종 사용된다고 주장한다[16, 19, 28, 183, 185]. 많은 비판가는 1978년 DSM에 포함되기 시작하여 1987년까지 성적 정체성 장애(sexual identity disturbance) 범주에 포함된 '동성애(homosexuality)'와 '자아이질적 동성애(ego-dystonic homosexuality)' 진단을 예로 들어 지적한다[40]. 유사하게, LGBTQ+ 활동가 집단은 현재 호르몬 치료와 수술적 치료에 접근하기 위한 DSM-IV의 성정체성장애(gender identity disorder)와 DSM-5의 성별불쾌감(gender dysphoria) 진단에 이의를 제기한다. 활동가들은 이러한 진단이 인간 경험의 정상적 변이를 병리화하고 진단을 붙여 사회적 차별로 인해 고통을 경험하게 한다고 주장했다[40, 94, 154]. 비판가들은 DSM-5가 월경전불쾌감장애(premenstrual dysphoric disorder, PMDD) 진단을 포함하여 성차별과 성별 관련 비뚤림(bias)의 체계화에 영향을 미쳤고[29, 79, 111], 경도 신경인지장애(minor neurocognitive disorder) 진단을 추가하여 정상 노화를 병리화하고 치매를 경험하지 않는 사람들의 기억장애를 식별하는 것 이상의 진단적 가치가 있음을 시사하기에 데이터가 충분하지 않다는 사회·정치적 비뚤림에 이의를 제기했다[138, 180].

의학 사회학자(medical sociologist) 조나단 메츨(Jonathan Metzl)은 2009년 저술한 자신의 책 『정신증에 항의하기: 어떻게 조현병은 흑인들의 질병이 되었는가(The Protest Psychosis: How Schizophrenia Became a Black Disease)』에서 정신과 진단이 특정 역사적 순간에서 체계 내 사회적 압제를 강화한 방식을 설명한다. 특히 그는 미국에서의 인종과 정신의학의 관계를 탐구하고, 노예에서 벗어나게 해주는 광기의 한 형태인 드라페토매니아[12] 같은 정신과 분류에 대한 인종주의자들

---

12. 1851년 미국의 의사 사무엘 A. 카트라이트(Samuel A. Cartwright)는 노예가 된 아프리카인들이 자꾸만 탈출하려는 경향을 드라페토매니아(drapetomania)라는 정신증으로 설명하려 했다. 이 가상의 병명은 '도

의 생각이 어떻게 1960년대 흑인 민권 운동(civil rights movement)에 뒤이어 조현병의 진단적 정의로 재생산되었는지에 대해 기술한다. 메츨은 흑인 민권 운동 이전에는 백인 여성들이 조현병으로 지나치게 많이 진단되었다고 말한다. 하지만 1970년대 즈음에는 미국 흑인 남성들이 비정상적으로 많이 진단되기 시작된다 – 이는 마치 의료 광고와 문화적 수사 속에서 흑인 민권 운동을 항정신병약물로 진압되는 '호전성(belligerence)'과 '공격성(aggression)'으로 묘사되는 것과 비슷하다. 이러한 부당성을 반성하면서, 어떤 이들은 이러한 과거들을 역사의 불행한 순간으로 치부하고 현대과학이 객관적으로 수행된다는 것을 믿으려 할지도 모른다. 하지만 그렇게 하는 것은 우리 시대에 만연해 있는 진단 관행 안에서의 인종차별과 성차별이라는, 역사에 기록된 문제에 직면하게 한다. 또한 이러한 비판을 과거의 것으로 격하시키려는 움직임은 현재의 정신과의사들이 역사적인 순간을 면밀하게 관찰하는 것을 방해할 수 있다.

오늘날 드라페토매니아는 많은 사람에게 별 감흥을 주지 못한다. 하지만 적어도 19세기 미국에서는 그렇지 않았다. 그 후 정통 서양의학은 노예가 주인으로부터 도망치려는 경향을 일컫는 드라페토매니아를 흑인들을 괴롭히는 질병으로 인식했다. 문명화된 현실 속에서 객관적 과학에 기반을 둔 현대 의학과 정신의학이 오

망 노예'를 뜻하는 그리스어 'drapete'와 광기를 뜻하는 'mania'의 조합에서 나왔다. 그는 이 기괴한 의견을 루이지애나 의사협회에 제출하는 논문에 싣기도 했다. 놀랍게도 그는 이 병에 가장 잘 듣는 치료가 호된 채찍질이라고 주장했다.

래된 오해와 미신을 뛰어넘었기 때문에, 당신은 이러한 종류의 기괴함이 우리의 문화에서 더 이상 디딜 발판이 없다고 느낄지도 모른다 … 세월이 지났기에 드라페토매니아는 거짓 질병의 해로운 날조로 쉽게 무시된다. 하지만 우리 시대의 해로운 거짓을 인식하기는 쉽지 않다[176, p.29].

실제로 메츨은 흑인 남성의 조현병 과잉진단이 놀라운 속도로 계속되고 있다고 지적한다. 인종과 진단의 상관성에 관한 기존 연구의 포괄적인 검토에 따르면 아프리카계 미국인과 흑인 환자는 백인 환자보다 정신병적 장애로 진단 될 가능성이 3~4배 더 높다[15]. 마찬가지로, 라틴아메리카계 및 히스패닉 환자들이 정신병적 장애로 진단을 받을 가능성은 3배가 더 높다[155]. 그리고 연구자들은 광범위한 다른 이민자 집단에 대한 위험이 특히 그들이 소수 인종의 일부가 되는 나라로 이주할 때에 증가한다는 것을 발견했다[13]. 영국의 연구에서는 아프로 카리브해 이민자들과 그들의 자손들 사이에서 정신증 진단율이 높다고 보고하였다[100]. 반면 그들이 이주하기 전에 살았던 나라에서의 임상 및 역학 연구에서는 정신증 진단율이 높지 않았다[172]. 이러한 불일치는 관련된 집단의 다양성과 결합하여 생물학적 또는 유전적 원인이 단독으로 작용하는 데 대해 반대 근거를 제시한다[177]. 정신과의사의 인종 편견, 구조적 인종주의, 이주 후의 사회경제적 격차, 문화와 관련된 적응적 스트레스(예를 들어, 인지된 위험에 대한 반응[49, 156]으로 '소수자 환자들(minority patients)'의 '피해망상(paranoia)' 또는 경찰을 두려워함[182, 184])와 같은 진단 불균형에 대한 많은 잠재적 설명이 있다. 이러한 경향이 오랫동안 세계적으로 나타나는 것은 현대 정신과 진단이 "오랜 오해와 미신을 뛰어넘지 못했다"는 설득력 있는 증거를 나타낸다[176, p.29].

DSM 진단은 지역에 따라 다르게 나타나는가? Do DSM Diagnoses Travel?

우리의 모델에서 DSM에 대한 두 번째 형태의 외부단위비판은 정신적 고통의 경험과 표현 그 자체가 문화로 매개되거나, 다른 사람들이 주장했듯이 문화적으로 생산되는 방식을 목표로 한다. 실제로 급진 정신의학자 프란츠 파농[13]의 저술 이후, 서양의 정신의학에 도전하는 사람들은 임상 진단에서 문화적인 고려가 되지 않는 점을 비판하면서 정신적 고통의 경험이 배경이 되는 문화와 연관된 방식을 강조해왔다[6, 46]. 역사적으로 학자들은 근본적이고 보편적인 병리들이 문화적 요인에 의해 다르게 표현되는지의 여부 또는 문화 · 역사적 요인 자체가 그들이 경험하는 정신적 고통의 유형에 영향을 미치거나 심지어 생성되는지에 대해 동의하지 않았다. 일부 연구자들은 서구의 진단적 담론 – 그리고 더욱 넓게는 정신의학 이론 – 그 자

---

13. 프란츠 파농(Franz Fanon)은 1925년 서인도 제도의 한 섬인 마르티니크에서 태어났다. 청년시절 프랑스에서 의학, 심리학, 정신분석학에 입문했으며 철학을 비롯한 다양한 학문영역에 지적 관심을 보였다. 후에 프랑스에 대한 알제리 독립운동이 무르익을 무렵에는 알제리로 건너가 정신분석가로 활동하기도 한다. 그가 식민지인들의 다양한 심리양상을 체계적으로 분석할 수 있었던 것은 이 시기의 경험 때문이다. 1952년 27세의 나이에 그는 자신의 첫 저서 『검은 피부 하얀 가면(Peau Noire, Masques Blancs)』을 세상에 내놓았다. 이 책을 계기로 '식민주의 심리학'이라는 용어가 등장한다. 그는 자신이 바라던 알제리의 독립을 몇 해 앞둔 1961년 12월 서른여섯의 나이에 미국 매릴랜드 주의 한 병원에서 백혈병으로 숨을 거둔다.

체가 추정 증상의 경험과 표현에 영향을 미치는 문화적 현상이라고 제안했다[166]. 이러한 가설에 대한 증거는 보편적인 것으로 추정되는 경험(정신병적 경험을 포함하여, 예시는 [118] 참조), 새로운 지역에서 서구 진단적 담론의 보급에 따른(예시는 [181] 참조) 그리고 특정 증후군과 증상의 역사적 출현과 소멸에 따른(예시는 [75] 참조) 역학 변화의 문화기술(ethnographic) 및 저널리즘 기록(journalistic documentation)과 같은 유형의 방대한 문화적 변이를 시사하는 현상학적 연구로부터 나온다.

DSM-5는 개발 과정에서부터 문화적 차이에 대한 비판에 대응하도록 개정되었다[116]. DSM-5는 한 증상의 임상적 의의가 문화적 기준에 따라 다양할 수 있으며, "문화의 중요성에 대한 인식은 정신병리학의 잘못된 해석을 바로잡을 수 있다…"고 덧붙인다[4, p.14]. 이전에 사용된 개념인 '문화 특유 증후군(culture-bound syndromes)'은 이제 사용되지 않고, '문화 증후군(culture syndromes)', '고통의 문화적 표현(cultural idioms of distress)', 그리고 '문화적으로 설명되는/인식되는 고통(cultural explanation/perceived distress)'의 범주로 대체되었다. 이 새로운 용어는 고통의 표현을 매개하고 고통의 경험을 형성하는 요인으로서의 문화를 인정한다. 하지만 DSM-5의 문화에 대한 접근은 이에 대한 비판을 만족시키지는 못했다[41, 139]. DSM은 UFO 목격이나 비이성적 종교적 활동 같은 서구에서의 이상한 믿음의 전염병을 과학적으로 설득력 있는 증거 없이 외국이나 비서구사회에서 '정상적인' 것으로 여겨지는 행동을 질병으로 구체화하는 것과 동등하게 고려하지 않았다는 비판을 받는다[7]. 또한 가장 흔한 DSM 진단

중 다수가 그 자체로 문화 증후군을 나타내는 것인지에 대한 의문이 제기될 수 있다. 이러한 관점에서, 이 진단들은 현재의 역사적 시기에 서구 사회의 문화·물질적 조건과 불가분의 관계에 있다.

이전의 문화정신의학(cultural psychiatry) 모델은 문화를 사회 체계 안에서 비슷한 위치를 가지는 개인들 사이에서 주로 공유되는, 다소 자급자족적이고 폐쇄적인 행동 패턴으로 보았다. 이러한 관점에서 정신과의사는 환자의 사회 위치와 문화 집단을 고려할 수 있다. 그리고 진단에 영향을 줄 것으로 예측되는 '표준' 환자와의 차이에 대한 설명을 시도할 수 있다. 정신의학에서 문화에 대한 어떤 대안적 치료는 개인의 인식과 생활 경험이 사회적 맥락 안에서 담론과 복잡한 관계를 형성하는 방식을 강조한다[17]. 이러한 설득력 있는 관점에서 DSM의 비판가들은 심리적 괴로움이 반드시 우연한 이야기의 매듭에 얽힌 것으로 본다. 그리고 DSM에 제시된 정신질환의 특정 구조와 개인의 자기 이해와의 상호작용의 연관성을 고려한다[102]. 이러한 방식으로 이해하면 정신적 고통은 그 자체로만 발생하는 것이 아니라 사회문화 경험이기도 하다. 따라서 DSM 진단분류는 사회문화 현상의 설명이라 할 수 있다.

DSM 진단 구조는 특히 세계화의 맥락에서 문제가 된다. 왜냐하면 DSM은 역사적으로 서구 인구에서 발전되어왔고 유럽인 중심이기 때문이다. 그럼에도 불구하고 세계보건기구(WHO)와 다른 국제단체들은 정신과 진단에 대한 접근법을 표준화하여 치료 및 예방 계획에 대한 표준 진료를 규정하려고 시도해왔다. 이러한 결정적인 서구 중심의 진단 구조가 마음의 본질과 괴로움의 의미에 대해서는 근본적으로 다른 가정을 가질지 모르는 문화들로 수출되고 있다. 토착 심리학자들과 대중문화 학자들은 고소득 국가에서 진행되는 전례 없는 정신건강 담론의 세계화가 마음의 고통을 표현하고 경험하는 그 문화 고유의 방법뿐 아니라 현지의 치유 전통을 빠르게 잠식한다고 지적했다[73]. 저널리스트 에단 워터스(Ethan Watters)[181]는 그의 저서『우리처럼 미친: 미국 정신의 세계화(Crazy Like us: The Globalization of the American Psyche)』를 통해 이러한 내용을 주류 비판 속으로 끌어왔다. 이 책에서 그는 DSM의 정신질환이 이전에는 DSM에 그다지 노출되지 않았던 인구집단에 소개된 4가지 사례를 자세하게 기술했다. 이 4가지 사례는 홍콩 언론의 신경성 식욕부진증(anorexia nervosa) 보도, 쓰나미(tsunami)이후 외상후스트레스장애를 경험하는 스리랑카에 대한 소개, 탄자니아 연합 공화국의 섬 잔지바르(Zanzibar)에서의 조현병 경험, 일본에서 있었던 제약회사 주도의 우울증 마케팅이다. 워터스는 이러한 각각의 예를 통해 DSM 분류가 어떻게 인간 본성, 이기심, 시간, 기억, 그리고 몸과 마음의 관계에 대해 비서구 환경에서 문화적으로 적용되기 힘든지, 더 나아가 해악을 끼칠 수 있는지를 보여준다. 예를 들어, 커메이어(Kirmayer)[104]는 심리 갈등이 신체로 표현되는 경향인 신체화(somatization)라는 정신과적 개념이 일본에서의 몸과 마음의 상호연결성에 대한 문화적 이해와 어떻게 양립할 수 없는지를 탐색했다.

실제로 문화정신의학자인 데릭 서머필드(Derek Summerfield)는 미국의 정신진단체계인 DSM과 이에 대응되는 유럽의 진단체계인 국제질병분류(the International Classification of Disease, ICD)를 '어떤 것이 실제 질환을 구성하는 당대의 개념인지, 무엇이 과학적인 증거로 간주되는지, 어떻게 연구가 수행되어야 하는지'를 정리한 '탁월한 서구의 문화적 문서'로 묘사한다[165, p.992]. 서구의 인구집단에서 개발된 심리적 진단과 그에 수반되는 측정도구들을 비서구사회의 인구집단에 적용하기로 한 결정은 수십 년 동안 이루어진, 전 세계에 걸친 고통, 감정, 질병을 이해하는 데 많은 변이를 설명하는 인류학(anthropology) 안에서의 문화기술 연구(ethnographic work)를 무시하는 것이다[103, 106]. 서머필드는 정신건강에 관한 다양한 문화를 '교육'하고 서구의 개념과 치료를 강요하려는 충동에서 '식민지 시대의 토착 지식 체계 몰아내기와 유사한 의료 제국주의(medical imperialism)'에 대한 욕구를 본다[165, p.993]. 이와 비슷하게, 차이나 밀스(China Mills)[125]는 남반구의 정신보건의료에 대한 접근을 높이고자 하는 노력이 북반구의 정신적 고통에 대한 이론을 구체화 및 일반화하는 데 영향을 미쳤다고 지적했다. 밀스는 다음과 같이 기술한다.

북반구에서 시작된 정신의학의 여행은 여러 언어로 번역되어 지리적 경계를 넘을 수 있게 됨으로써 DSM과 ICD와 같은 진단 및 분류 도구를 기준으로 삼도록 만들었다. 이 '진단의 점진적 변화(diagnostic creep)'는 정신의료 프레임 안에 넣는 경험의 수를 확장하는 정신의료화(psychiatrization)의 한 형태로 작동한다(p.9).

더욱이, 무작위대조연구(randomized controlled trials)와 같은 받아들일 수 있는 형태의 증거를 이루는 표준은, 앎에 있어 대안적 방식을 가지면서 이러한 연구를 수행할 수단이 없는 문화적 집단이 정신질환 분류를 만드는 데 정보를 제공하는 서구의 정신의학적 증거 기반 기여에 실제적 장벽으로 작용한다[164]. 이 점에 대해 서머필드[165]는 정신질환 분류는 본질적으로 위원회의 결정에서 나오는 개념적 장치일 뿐이라고 지적한다(p.992). 이러한 위원회에 대한 압력, 위원회가 형성되는 방식, 그리고 위원회가 수행하는 복수의 이해관계가 중간단위비판의 초점이 된다.

중간단위비판 Meso-level Critiques

중간단위비판은 DSM-5 자체를 만드는 데 관한 특정한 정치·경제적 압박의 역할을 목표로 한다. 그들은 더 큰 사회·문화·역사적 운동에서 정신질환의 존재나 적절한 측정 도구 혹은 DSM-5 진단 범주의 역할에 대한 질문을 명시적으로 다루지 않는다. 그러나 DSM 개발에서 협회와 기업의 이해관계를 조사할 때 이러한 중간단위비판은 정신질환에 대한 실재론적 인식론(거시단위비판에서 언급된 내용으로 정신질환은 추상적 실체로 존재하며 우리는 그것을 정확하게 판정할 수 있다는 것)을 인정하지 않는 데서 시작하며 특정 형태의 사회적 구성 또는 사회 구성주의에 근거를 둔다. 일차적으로 신경생물학적 조건으로서의 정신질환의 실체에 대한 존재론적 가정은 같은 중간단위비판의 수준에서도 비판가들 사이에서 큰 차이가 있을 수 있다. 중간수준 비판도 의료화, 신식민주의, 신자유주의와 같은 외부단위비판의 이슈에 대한 우려를 표명할 수 있지만, 우리는 비판의 일차 대상이 DSM 개발에 바로 영향을 주거나 DSM 분류가 임상진료에 적용되는 방식에 직접 작용하는, 더욱 밀접한 관련이 있는 체계에 중간단위비판의 초점을 두었다.

　다수의 선구적인 연구자는 제약산업과 특수 이익 집단이 의학연구와 진료에 미치는 영향에 대해 우려를 표명했다[5, 72, 108]. 정신의학 분야는 그 영역 안에서의 진단이 이론의 여지 때문에 의학 내 다른 분야보다 지적 및 임상적 위기에 더 많이 직면한다[48, p.220]. 리사 코스그로브(Lisa Cosgrove)와 로버트 휘태커(Robert Whitaker)는 그들의 2015년 저서 『영향력 아래에 있는 정신과(*Psychiatry Under the Influence*)』에서 정신의학 분야에 '제도적 부패(institutional corruption)' 모델을 적용했다. 법학 교수 래리 레시그(Larry Lessig)가 처음 만든 개념인 제도적 부패는 '인센티브 시스템 또는 영향력의 경제가 어떻게 집단 목표를 발전시키거나 억제할 수 있는지'를 이해할 수 있는 개념 틀을 제공한다[114, p.2]. 이 모델은 대가를 주고받는 부패 또는 개인의 비리를 설명하지는 않는다. 그 대신 이는 집단적 부패 또는 전체적인 틀의 부패로 이어지게 되는 체계적인 관행을 바라본다[34]. 제도적 부패의 틀을 사용하여 DSM 개발을 조사함으로써, 코스그로브와 휘태커는 제약산업의 재정적 이익과 정신의학 전문가들의 집단 이익이 DSM-5의 정신과 진단의 확대에 과도한 영향을 끼쳤음을 발견한다[186, p.112-115]. DSM-IV의 경우와 마찬가지로 DSM-5 태스크포스에 배정된 이들 중 대다수는 제약업계와 어느 정도 재정적 관계가 있었다. 좀 더 자세히 살펴보면 정신과 약물로 치료될 가능성이 많은 정신질환의 정의와 진단기준에 관여하는 태스크포스 회원은 더 많은 비율의 이해관계 충돌[14]이 있었다([30], 자세한 내용은 이 책의 3장 참조).

한 약품이 미국 식품의약국(US Food and Drug Administration, FDA)의 승인을 받으려면 제약회사는 해당 약품에 대한 적응증을 제출해야 하는데, 이는 이 약품이 치료할 수 있는 질병이 '존재한다'는 뜻이다. 따라서 새로운 정신질환의 구축 또는 DSM에서의 기존 범주의 확장을 통해 제약산업은 그러한 적응증에 대한 새로운 특허를 받을 기회를 만들 수 있다. 2011년, DSM-III의 주요 설계자인 로버트 스핏쳐는 이에 대해 정신의학 진단편람의 제작은 제약회사에게 '황금광시대'를 안겨다 주었다고 말한 바 있다[149, p.45]. DSM-5가 발표된 후, 월스트리저널의 마켓워치(*The Wall Street Journal's MarketWatch*)는 매뉴얼의 15가지 새로운 정신질환 범주로 인해 제약회사들이 신약을 개발하고 판매할 기회를 창출했다고 보고했다[189]. 이러한 맥락에서 휘태커와 코스그로브는 약물 사용 승인의 새로운 조건에 대한 임상실험 주요 연구원이 같은 적응증에 대한 진단 개발의 '의사결정 권한을 가진' DSM-5 실무진이었던 3가지 사례를 보고했다[32, 186]. 흥미롭게도, 정신질환으로 진단될 수 있는 인구비율을 증가시킴으로써 제

---

14. 이해관계 충돌(conflict of interest)은 어떤 사람이나 기관이 학술적 이해관계 이외에 다른 재정 혹은 권리에 관한 이해관계가 있을 때 한쪽의 이익이 다른 쪽의 손해를 발생시킬 수 있는 상황을 말한다. 이런 이해관계 충돌을 가진 연구자는 연구에 있어서 잠재적인 편견을 가질 수 있고 객관성이 결여될 수 있으므로 이에 따라 비뚤린 연구결과를 제시할 수도 있다. ICMJE(International Committee of Medical Journal Editors)에서는 이해관계가 발생하는 유형으로 재정 관계(특정 단체로부터의 재정적 지원, 연구비 수혜, 자문, 주식보유 등), 사적인 관계(겸직 또는 지적재산권 등), 연구경쟁(경쟁 관계의 저자와 전문가, 심사자의 관계 등), 지적인 관심사 등을 든다. 이러한 이해관계 충돌은 연구의 타당성과 진실성이 생명인 학술논문의 출판과 관련된 판단을 왜곡할 수 있으므로 특히 경계해야 한다.

약회사의 시장 규모를 확대한 DSM 진단 경계가 넓어진 것이 정신과 영역에서 여러 임상실험이 실패한 원인으로 지목되고 있다. 예를 들어, 주요우울장애의 진단기준을 충족하면서 항우울제 임상시험에 포함되는 인구가 너무 방대하고 이질적일 경우, 약물에 대한 반응은 매우 다양할 수 있으며, 결국 평균 효과성은 감소 될 수 있다[65].

제약산업의 영향력 외에도, 협회로서의 정신의학 분야는 지난 한 세기 동안 지속적인 비판을 직면해온 한 의학 분과의 신뢰성 문제를 제기 받는다는 점에서 새로운 진단 매뉴얼을 개발하는 데 많은 책임이 있다[190]. 또한 미국정신의학회(APA)는 협회로서 새로운 진단 매뉴얼의 발행과 관련된 수익에 의존한다. 예산 경색은 실행하기 어려운 진단의 스펙트럼 접근[188]을 포기하고 DSM-5의 출판을 서두르는 데 기여했을 수도 있다[57].

월경전불쾌감장애는 이러한 영향력의 경제가 DSM 안에서의 진단 구조에 영향을 미치는 방식을 보여주는 하나의 예이다. DSM-IV에서는 월경전불쾌감장애(premenstrual dysphoric disorder, PMDD)는 '달리 분류되지 않는 우울장애(depressive disorder not otherwise specified)'로서 부록에 한정되었으나, DSM-5에서는 기분장애의 아형으로 개념화하여 매뉴얼의 본문에 추가되었다[195]. 4명 중 3명이 재정적 이해관계 충돌에 해당되었던 기분장애 실무진(the mood disorders working group)은 월경전불쾌감장애를 DSM-5에 포함시키기로 결정하였다. APA 위원회는 "몇 가지 약물이 월경전불쾌감장애의 적응증을 받았으며", 월경전불쾌감장애의 DSM-5 포함이 "치료제 개발을 촉진할 수 있다…"는 근거를 참고하여 이러한 결정을 정당화한다[31]. 여기서 참조한 약물은 푸로작이 재상품화된 버전인 제약회사 엘라이 릴리의 사라펨을 포함한다[15]. 사라펨은 푸로작이라는 블록버스터 약물의 특허가 만료되기 전에 FDA의 새로운 적응증을 얻기 위한 시도였다[18, 31]. 이런 식으로 우리는 거대 제약회사의 요구가 DSM에서 정신질환으로 여기는 데 어떻게 영향을 미치는지 알 수 있다.

그러나 DSM에 포함되어 정의되는 정신질환에 대한 이해관계가 있는 것은 산업계뿐만이 아니다. 외상후스트레스장애가 DSM-Ⅲ에 포함된 방식에 대한 역사는 사회운동, 옹호단체 및 정치적 이해가 정신질환으로 간주되는 것과 그것의 정의에 어떻게 영향을 주는지를 보여준다[47, 193]. 1970년대에는 베트남 참전 용사에게서 관찰된 많은 증상이 기저 정신병리를 지닌 개인의 전쟁경험에 대한 반응으로 나타나는지 또는 새로운 정신질환인 '전쟁 신경증(war neurosis)' 또는 '베트남전 후 증후군(post-Vietnam syndrome)'으로 설명되고 새로운 진단으로 포함할 수 있는지에 대한 실질적인 논쟁이 있었다. 사회학자 윌버 제이 스콧(Wilbur J. Scott)은 새로운 진단명의 추가에 반대했던 정신과의사들의 바람과는 반대로 '전쟁 신경증'이 DSM-Ⅲ에 외상후스트레스장애로 포함되도록 이끈 정치 동맹과 사회운동을 기술한 바 있다[157, 158].

DSM의 진단 범주가 산업계나 특수 이익 집단의 과도한 영향을

---

15. 푸로작(Prozac)은 Fluoxetine이라는 세로토닌 선택 재흡수 저해제 계열(selective serotonin reuptake inhibitor class) 항우울제의 상품명이다. Eli Lilly and Company(이하 Lilly)에 의해 1972년 성분이 발견되었고, 1987년 12월에 미국 FDA에 승인되었다. 승인 한 달 후 Prozac이라는 이름으로 상품화되었다. 미국에서 매해 3억 5천만 달러의 수익을 올렸고, 전 세계에서는 매해 26억 달러의 판매고를 올렸다. Lilly는 특허를 지속하기 위한 전략으로 지속형(extended release formulation)을 생산하는 한편, 2000년에는 월경전불쾌감장애 치료제로 floxetine 성분을 재상품화한 사라펨(Sarafem)의 FDA 승인을 얻었다.

받을 때 '위양성(false positive) 문제'를 일으킬 수 있다. (앞서 논의된 바와 같이) 앨런 프랜시스와 같은 현실주의적 존재론으로부터 출발한 사람들은 위양성을 진단이 너무 방대해서 '피할 수 없는 사람이 경험할 수 있는 불행 및 일탈 행동으로 인해 발생한 어려움'과 진짜 '정신질환'을 구분하기 어려운 경우로 정의한다[8]. 사회·정치적 조건 자체가 특정 정신질환과 관련된 증상의 경험에 어떻게 기여할지 고려하는 것은 실패했지만(거시단위비판, 외부단위비판 내용 참조), 프랜시스와 더불어 이러한 비판을 하는 다른 이들은 어떻게 위양성 문제가 불평등을 악화시키는지 우려를 표한다. 확대된 진단의 경계는 그 후에 '불필요한 부작용, 낙인, 비용 및 정신건강 서비스의 잘못된 배분(misallocation of mental health service)'으로 이어진다[8, p.7]. 예를 들어, 기분장애에 대한 DSM-5 진단기준의 변화는 소아와 청소년에게 항정신병약물을 과도하게 사용하는 것으로 이어질 수 있다. 그리고 '제약업계와의 이해관계 충돌이 있는 가이드라인(industry-conflicted guidelines)'은 이제 '혼재성 양상(mixed features)' 우울증의 치료제로 2세대 항정신병약물을 권고한다[34, 35, 63]. 진단의 과잉은 위험하면서도 잠재적으로 생명에도 영향을 미칠 수 있는 약물에 많은 사람을 노출시킬 수 있다[187]. 정신질환의 생물학적 모델의 인지도와 관련되는 요인 중 하나는 의료 및 보험회사가 보험적용의 대상 여부의 경계를 더 쉽게 구분할 수 있다는 것이다[141].

의료 자원 사용과 개개인의 진단에 대한 영향을 넘어서, 정신질환이 DSM에 속하는 것과 그 진단기준의 내용은 중대한 정치적, 법적 결과를 가져온다[77]. 예를 들어, DSM-5에서 변태성욕장애(paraphilic disorder)의 개념화와 정의는 비록 성범죄자들이 형사처벌을 받은 후일지라도 그들의 행동이 정신질환의 결과로 간주된다면 성범죄자들의 치료명령(civil commitment) 적용의 근거가 된다[179]. 다른 경우, '동성애(homosexuallity)'와 같이 특정 질환이 DSM에서 제거되는 것은 주거와 고용과 같은 영역에서 차별 없는 정책을 보장하면서 시민권 보호를 확립하는 데 도움이 될 수 있다[160].

정신질환이 DSM에서 정의되고 임상, 법률 및 정치적 맥락에서 적용되는 방식에 체계적인 영향이 가해질 수 있음을 인정하더라도 분류 시스템의 개발에 사용되는 과학적 절차에 관련된 문제는 여전히 남는다. 다음의 미시단위비판 내용에 제시되는 이러한 비판은 진단 구조와 관련하여 특정한 결정이 내려진 이유를 고려할 수 있지만, 주로 DSM 지역사회현장연구(field trial) 설계 및 통계 이슈를 둘러싼 과정과 관련이 있다.

미시단위비판 Micro-level Critiques

미시단위비판은 DSM-5 연구의 기반이 되는 과학과 DSM이 구축되는 과정 모두에서 이러한 결정이 이루어지는 더 큰 체계를 다룰 필요 없이 특정한 기술적, 방법론적 이슈를 목표로 한다는 점에서 중간단위비판과 구별된다.

DSM-5가 개발되는 과정에서, 정신질환이 범주적 접근방식(categorical approach)으로 더 잘 개념화하는지 아니면 차원적 접근방식(dimensional approach)이 더 잘 개념화하는지가 핵심 쟁점이었다. 이 논쟁은 거시단위에서 논의된 존재론적 및 인식론적 불일치와 밀접한 관련이 있다. 하지만 각각의 입장에 관한 대다수의 논쟁은 심리측정 결과(psychometric results)와 적용에 관한 실제 이슈에 중점을 둔다. APA가 처음 DSM-5의 개발에 착수한다고 발표했을 때, 그것은 부분적으로는 정신질환에 대한 범주적 접근에서 차원적 접근으로의 이동을 진행할 예정이었다. 그래서 이 프로젝트는 '패러다임의 전환(paradigm shift)'으로 규정되었다. 정상에서부터 병리로의 스펙트럼을 따라 환자를 평가하는 이 변화는 진단 구조의 신뢰도를 높이고 '정신의학의 진면목을 넓힐 것(shore up the bona fides of psychiatry)'으로 생각되었다[188, p.38]. 이러한 희망은 차원적 모델이 더 나은 측정으로 이어질 수 있다는 가능성을 제시한 새로운 연구에 근거한 것이었다. 예를 들어, 보스붐(Borsboom)과 그의 동료들은 심리측정 및 통계 모델을 정신질환의 연속적이고 범주적인 구성에 비교하여 검토했다[12]. 그들은 연구를 통해 '정신병리학적 구조에 관해 본 연구에서 사용된 모델과 데이터는 제한적이며 때때로 최선이 아닌 차선'임을 밝혔다(p.10). 추가로, 요인 혼합 모델(factor mixture models)은 서로 다른 집단에서 정신질환이 범주적이면서 연속적으로 나타날 수 있음을 시사한다[66]. 연구 결과 특정한 정신질환은 범주적 모델보다 차원적 모델에 의해 더 잘 포착되고, 더 높은 신뢰도를 보인다고 나왔다[80, 121]. 하지만 훌리(Whooley)는 DSM-5 개정 작업을 한 학자들과의 심층 인터뷰를 통해 어떻게 차원적 진단에 대한 노력이 실패로 돌아갔는지를 기술했다[188]. 연구자들은 차원적 모델이 '임상적 유용성'이 부족하고, 진료에 잘 맞지 않는다는 정신과의사들의 주장에 직면한 것이다. 여기에서 볼 수 있듯이 DSM-5는 임상 사용의 용이성을 극대화하기 위한 '복잡성 감소(reducing complexity)'라는 목표와 차원적 진단을 통한 타당도(validity), 신뢰도(reliability)의 추구라는 목표 사이에서 이러지도 저러지도 못할 지경에 처한다[143].

예상한 대로, 정신질환에 대한 범주적 접근을 지속하는 것은 DSM-5의 신뢰성 문제를 야기했다. 그리고 대다수의 비판은 정신과 진단의 신뢰도와 타당도를 그 대상으로 한다. 타당도는 측정 구조(construct)가 '현실(reality)'이나 '본질(nature)'을 포착하는 정도를 말한다. 타당도는 때로 내용타당도(content validity)와 기준관련타당도(criterion-related validity)로 구분된다[23, 81]. 내용타당도 검사는 측정 구조가 어떻게 구성되었는지(예를 들어, 특정 질환에 대한 체크리스트에 포함된 증상들), 측정하려는 구조를 전체적으로 적절하게 반영하였는지를 확인하는 것이다. 예를 들자면, DSM-5의 진단기준에 열거된 주요 우울장애의 증상이 대상의 전반적인 영역을 아우르는 것인지 아니면 우울증의 모든 잠재적인 증상까지 포함하는 것인지 질문을 던질 수 있다. 이러한 방식으로, 백우울척도(Beck Depression Inventory, BDI)와 같은 일반적인 측정도구 및 척도에 나타난 우울증과 관련된 28개의 다른 증상에 대한 네트워크 분석을 통해 DSM-5에 나열된 우울증 증상들이 다른 일반적인 증상과 비교하여 우울증을 더욱 핵심적으로 표현했는지 확인하고자 했다. 이 네트워크 분석에서 우울증 경험에 핵심적으로 보이는 몇몇 '접속점(node)'을 파악하긴 하였지만, DSM 척도에 포함된 증상들이 비 DSM 증상보다 우울증에서 더욱 주요한 것들로 파악되진 않았다[67]. 따라서 표준 우울증 척도에서 파생된 28가지의 증상이 우울증 증상의 전반을 구성하는 것으로 가정하더라도, 주요우울장애에 대한 DSM-5 진단기준은 내용타당도의 기준을 충분히 충족하진 못할 것이다. 프리드(Fried) 등이 기술한 것과 마찬가지로 "DSM이 각 진단과 관련하여 제시한 특정 증상들은 근거보다는 역사에 기반을 둔 것으로 보인다"(p.318). 그다음으로, 기준관련타당도는 구조가 그 구조와 관련된 이론과 일관된 방식으로 다른 변수들과 함께 작동되는지를 확인하는 것이다. 같은 예를 사용하기 위해, DSM-5의 주요우울장애 진단과 관련된 기준관련타당도는 작동되는 구조가 이론적으로 예측될 것으로 기대되는 결과를 나타내는지 고려하여 평가된다. 물론 DSM에 많은 종류의 정신질환이 있는 것과 같이, 우울증의 병인 및 경과와 관련된 다양한 이론이 있으며, 이는 타당도 검사를 복잡하게 만든다.

신뢰도는 개별 환자의 진단이 독립된 정신과의사들 사이에 합의된 정도를 일컫는다. 신뢰도 검사는 DSM 진단 범주가 정의되는 대로 우울증 자체의 이론적 이해에 적절하게 접근하는지를 확인하기보다는, 임상가와 연구자가 주어진 진단이 어느 정도로 합의에 이르는지를 평가하는 것이다. (우연의 일치를 나타내는) 0점에서 (신호의 완전한 일치를 나타내는) 1점까지의 카파 계수(kappa coefficent)에 따라 신뢰도를 측정하고 지수화한다. DSM-Ⅲ의 개발 이후, 양호(good, 〉0.6)를 중간 정도(moderate, 0.4-0.6), 보통(fair, 0.2-0.4), 그리고 취약함(poor, 〈0.2)이라는 카파 계수로 구분하기 위해 벤치마킹을 이용한다[173]. 이 기준에 따르면, DSM-5 지역사회현장연구(filed trial)는 제대로 진행되지 않았다. 그 결과 DSM-Ⅲ보다 DSM-5에서 카파 점수(kappa scores)가 극적으로 줄어드는 것을 확인할 수 있었다. 평가된 23개의 진단 중에서 5개의 진단만이 진단기준(criteria)의 양호한 카파 점수를 충족시켰다. 9개는 중간 정도, 9개는 취약하다는 결과를 보였다. 주요우울장애(0.25)와 주요불안장애(0.2)에 대한 카파 점수는 너무 낮아서 각각의 정신과의사들이 서로 간에 합의에 도달할 가능성이 작았음을 시사한다[58, 144]. 그러나 DSM-5 지역사회현장연구에서는 이러한 방식으로 카파 점수를 보고하지는 않았다. 그 대신 앨런 프랜시스가 '조지 오웰의 소설『1984』에 나온 '뉴스피크(newspeak)[16]'의 전형적인 예'라고 언급한 DSM-5 지도부는 이 카파 점수를 수용 가능한 것으로 간주한다. 이에 대해『미국정신의학저널(*American Journal of Psychiatry*)』는 이렇게 달리 판단된 결과를 무비판적으로 게재한다[59].

DSM-5 개발 동안의 또 다른 논란은 매뉴얼의 섹션 Ⅲ에서 (공식 진단 범주로 고려되기 전 추가 연구가 필요한 진단 상태로) 잠복성 정신증 경험을 한 사람들을 포착하기 위한 진단인 '약화된 정신증 증후군(attenuated psychosis syndrome, APS)'을 둘러싼 것이다. 비판가들은 APS 진단을 받은 이들 중 대다수가 심한 정신병적 장애로 전환하지 않으며[69] 환자라는 꼬리표는 젊은 사람들을 불필요한 사회적 낙인

---

16. 조지 오웰(George Orwell)의 소설『1984』에서는 빅브라더(Big Brother)라는 독재자가 전체주의 국가 오세아니아(Oceania)를 통치한다. 그는 개인의 자유와 사상을 철저히 통제하는데, 그가 사상 통제의 수단으로 사용하는 것은 바로 '언어'다. 원래의 의미에서 벗어난 '뉴스피크'라는 새로운 언어로 비판적 사고를 하지 않도록 통제하는 것이다. 뉴스피크의 특징은 비판적 의미를 지닌 단어 수가 적고 약어가 많다는 데 있다. 이러한 언어를 사용하면 사람들이 잘못된 통치 체제를 비판하려고 해도 그런 생각 자체가 떠오르지 않도록 한다는 것이 빅브라더의 의도다. 가령 '좋다(good)'와 '나쁘다(bad)' 중에서 '나쁘다'는 말을 없애거나 '행복하다(happy)'와 '불행하다(unhappy)' 중에서 '불행하다'라는 말을 금지한다. 그렇게 하면 모든 사물은 아무리 나빠도 좋은 것이 되고, 세상은 아무리 불행해도 행복한 곳이 된다.

과 항정신병약물에 노출할 수 있다고 지적했다[55, 60]. 2012년 5월, DSM-5 태스크포스는 공식적으로 이 제안을 철회했다[20, 61]. 하지만 DSM-5가 출간된 후 APS는 부호화할 수 있는(codable) '달리 명시된 조현병 스펙트럼 및 기타 정신병적 장애(Other Specified Schizophrenia Spectrum Disorder/Other Psychotic Disorder)'에 포함되었다[4, p.122, 90].

DSM의 구축에 있어서 특정한 기술적, 과학적 이슈에 대한 이러한 비판은 앞선 단위비판에서 다루어진 논란과 관계없이 정신과 진단의 의미를 고려할 때 중요하다. 개인단위비판은 DSM-5 진단의 임상에서의 적용을 목표로 삼는다. 그리고 정신과의사와 환자에게 나타나는 이러한 작용의 영향을 고려한다.

개인단위비판 Individual-level Critiques

개인단위비판에서 임상가는 환자 또는 내담자와 진료실에서 만나서 정신과 진단을 어떻게 활용할지를 결정한다. 개인단위비판은 진단 범주가 개인과 정신과의사나 정신치료자와 같은 그들과 관련된 이들과의 관계에 어떤 영향을 미치는지와 상관이 있다. 유명한 실존주의 정신치료자이자 정신과의사인 어빈 얄롬(Irvin Yalom)은 그의 저서 『치료의 선물(The Gift of Therapy)』에서 정신보건전문가나 돌봄제공자가 "DSM의 진단체계를 너무 진지하게 받아들인다면, 만약 우리가 진정으로 관절 마디에 칼집을 내고 있다고(carving nature at its joints) 믿는다면, 우리는 인간이라는, 즉흥적이고 창의적이며 불확실한 치료 모험의 본질을 위협할 수 있다."라고 경고한다[192, p.5].

DSM-5의 비이론적인 관점에도 불구하고 진단(diagnoses)이라는 것이 어떻게 전문가들이 그들이 만나는 환자나 내담자들을 개념화하는 데 영향을 미치는지 알아본 연구가 있다. 예를 들어 김(Kim)과 안(Ahn)은 다섯 가지 실험을 통해, 임상심리학자들이 DSM 진단을 적용할 때에 병인론을 사용한다는 것을 발견했다[99]. 더욱이, 정신질환의 원인에 대한 정신과의사의 믿음은 그들이 권장하는 치료의 종류에 영향을 미친다. 한 연구에서는 정신보건 영역에서 일하는 대표적인 세 직역인 정신과의사, 심리학자, 사회복지사들에게 특정 진단이 주로 생물학적이라고 생각하는지, 심리학적이라고 생각하는지를 확인하고, 질환의 원인에 대한 사람의 신념이 치료에 얼마나 도움이 되는지에 영향을 미칠 수 있음을 밝혀냈다. 따라서 정신질환에 일차적으로 생물학적 원인을 부여하는 정신과의사들은 약물이 그 질환들을 치료하는 데 도움이 되는 중재 방법이라고 생각할 가능성이 크다[2]. 이러한 신념은 또한 임상의가 한 개인의 행동에 대한 그 자신의 책임 여부를 판단할 가능성에 영향을 미친다. 미레스코(Miresco)와 커마이어(Kirmayer)[126]는 정신질환이 생물학적인 원인에서 기인했다고 생각하는 경우가 심리학적 원인에서 왔다고 생각하는 경우보다 당사자 자신에게 책임을 덜 부여한다는 것을 발견했다([113]도 참조할 것). 정신과 진단을 부여받은 사람들이 그렇지 않은 사람들보다 덜 지적이고 덜 합리적으로 인식되는 방식을 설명하기 위해 '인식적 부정의(epistemic injustice)'라는 용어가 사용되었다[36, 64]. 이 현상은 정신과의사들이 정신질환 진단을 받은 이들의 지식과 선호를 무시하게 한다. 이러한 무시는 진단 받은 이들에게 내면화 될 수 있다[36].

고이코체아(Goicoechea)는 질적인 논증적 접근방식(qualitative discursive approach)을 사용하여 미국의 비자의 정신과 병동 내에 있는 서비스 종사자와 환자 간의 대화를 분석했다. 여기에서 그는 진단 용어가 때때로 치료 결정을 정당화하고, '개인과 사회 간의 연결을 형성하는 임무를 회피하기 위해, 그리고 임상가가 환자의 분투와 관련된 자신의 책임을 회피하기 위해' 환자에게 권위를 내세우는 데 사용되었다는 걸 발견했다[70, 71, p.116]. 관계적 차원에서, DSM의 가장 큰 문제점은 DSM의 각 범주가 설명하고자 하는 이들의 당사자 경험을 실제로 듣는 데 방해가 된다는 것이다. 예를 들어 정신과의사가 진료할 때 '환청'이 존재하는지 그렇지 않은지를 단순히 확인하는 데 익숙해진다면, 그 정신과의사는 환청이 자신들의 생활과 적응에 도움이 될 수 있다고 하는 당사자들의 목소리를 무시하지 않겠는가[39, 133, 148]?

게다가 정신과 진단의 '끄트머리'에 있는 사람들의 경험은 어떠한가? 만약 생물학적 원인을 가진 것으로 추정되는 질환으로 진단을 받은 환자들이 그들이 보인 행동에 대한 책임이 덜하다고 판단된다면, 이것이 실제로 낙인을 줄일 수 있을까? 오히려 연구는 이러한 예측의 정반대를 지지한다. 정신질환의 생의학 모델(biomedical model)에 대한 믿음이 높아질수록 사람들이 정신질환을 진단받은 이들과의 사회적 거리를 유지하고자 할 가능성이 크다[119]. 이에 대한 대안으로 정신질환의 심리사회적 설명은 질환으로 인한 낙인을 줄이고 정신질환자에 대한 공감적 반응을 높일 수 있다는 연구결과가 있다 [117]. 또한 진단과 관련된 낙인에 적극적으로 저항하는 환자의 경우 자기효능감, 삶의 질, 그리고 회복의 확률이 높다[50].

낙인이론(labeling theory)과 수정된 낙인이론[110]은, 차이가 있다고 여겨지는 사람들에 대한 사회적 거부를 질병이 있고 다르다는 그들 자신에 대한 이해와 연결 짓는다[142]. 위약을 복용한 환자가 비특이적 부작용을 경험하는 노시보 효과에 관한 연구에 따르면 정신질환의 진단 후에 '자기 자신에 대한 낙인(self-stigma)', 질병과의 동일시가 개별 환자에게 부정적인 영향을 줄 수 있음을 시사한다[145, 161]. 진단을 받은 환자가 그들이 처한 환경에서 더 많은 차별을 인식할수록, 그들 스스로 낮은 자존감과 적은 권한을 가졌다는 느낌을 받기 쉽다[151]. 정신과 진단은 개인의 자기 인식을 심각하게 변화시킬 수 있다. 그것은 또한 여러 형태의 억압과 소외를 초래할 수 있는 특정한 사회적 역할을 그들이 하게끔 한다[37]. 관습적인 정신과 이론은 진단을 거부하는 사람을 "병식이 부족하다(lack insight)"고 하지만, 포지온(Forgione)[52]은 이러한 거부를 '진단적 이의제기(diagnostic dissent)'라고 부르며, 진단 꼬리표 달기를 거부하는 것은 인지된 무효화 직면에 대해 적극적 재주장을 하는 것으로 본다.

많은 환자가 진단을 긍정적으로 경험할 수도 있지만, 개인단위비판은 정신보건전문가들이 이런 경우만 있을 것이라고 섣불리 가정해서는 안 된다는 것을 분명히 한다. 정신과의사는 정신과 진단에 대한 다양한 단위비판을 고려해야 하며, '충분한 설명에 근거한 동의(informed consent)' 절차의 일환으로 환자 또는 내담자와 이러한 이슈를 상의해야 한다.

결론

개념적 역량이라는 목표를 향한 이 생태 모델의 한 가지 목적은 개혁 및 대안적 분류 체계에 대한 해결책 논의를 촉진하는 것이다. 예를 들어, 제약산업이 DSM-5 개정 과정 및 임상시험에 미치는 영향을 완화하기 위해 많은 사람이 투명성(transparency)을 높여야 한다고 주장해 왔다. 하지만, 개별 위원회의 위원과 연구원이 제약산업계의 예산지원을 공개하도록 요구하는 것만으로는 DSM-5 개발 혹은 관련된 임상시험에서의 비뚤림을 방지하기에 충분하지 않다[32]. 생태 모델을 사용하여, 우리는 중간단위에서의 산업 자본의 투명성을 부여한 다음, 이 개혁의 시도가 신자유주의, 의료화와 같은 외부단위의 과정에 의해 어떻게 스며들며 그것이 정신질환의 존재와 측정에 관한 거시단위 논쟁의 맥락에서 무엇을 의미할 수 있는지를 고려할 수 있다. 이러한 맥락에서 의료윤리학자 칼 엘리엇(Carl Elliot)은 "각 개인들이 제약회사와의 유대관계를 공개하도록 요구하는 데 초점을 두기보다는 부패를 허용하는 관행을 없애는 데 초점을 맞추어야 한다"고 촉구했다[44, p.153]. 리사 코스그로브 등은 APA가 현재의 진단 관행에 대한 비판을 DSM 추진단(DSM work groups)에 적극적으로 모아 전달할 것을 요청했다[30]. 종합해보면, 이러한 주장들은 진단 범주의 개발과 적용에서 정신과 진단과 관련된 개념적 역량과 비판적 의식을 강화한다.

본 장에서 알 수 있듯이, 다양한 연구자들과 학자들은 DSM이 취약한 과학적 기반을 가질 뿐만 아니라 임상 과학에 대한 방법론적 문제, 그리고 임상 진료에 적용하는 데 문제를 가진다고 비판해왔다. 또한 DSM은 정신신체이원론(mind-body dualism)을 강조하고, 환자로부터 권력을 빼앗는 사회·정치적 구조를 구체화하면서, 문제 있는 시설들에 힘을 부여할 수 있다. 이에 대응하여, 연구자들은 대안적인 분류체계를 제안하기 시작했다. 2017년 한 연구진이 정신과 진단을 다차원으로 나타내고자 하는 DSM-5의 초기 제안을 관철하려 했고, 카테고리가 아닌 연속체(continuum)에 정신질환을 위치지었다. 그 결과, 정신병리학의 계층적 분류체계(the Hierarchical Taxonomy of Psychopathology, HiTOP)로 알려진 대안 분류법은 DSM-5와 연관한 많은 기술적 및 미시단위 이슈들을 다루려고 시도한다[107].

피터 킨드만(Peter Kindman)과 앤 쿡(Anne Cooke)은 『인본주의심리학회지(Journal of Humanistic Psychology)』의 진단적 대안(Diagnostic Alternatives)에 대한 특별 이슈 시리즈에 서비스이용자와 생존자의 목소리를 포함하는 접근 필요성에 대해 기고했다[27]. 그들은 각 개인이 자신의 고통을 책임져야 한다거나 그들의 문제가 단순히 신경생물학 이상에서 기인한 결과일 뿐이라고 미묘하게 암시하는 '뇌 탓인지 아닌지(brain or blame)' 이론 너머 대화의 필요성을 강조한다. 2018년에 영국심리학회는 서비스이용자 및 생존자와 함께 진단의 대안으로 '힘, 위협, 의미 개념틀(Power Threat Meaning Framework)'를 발표했다[88]. 이 개념틀는 '현재 정신질환의 증상으로 진단된 많은 행동과 반응을 보편적 인간 경험의 범위로 다시 통합시키는 탈진단(non-diagnostic), 탈비난(non-blaming), 탈신화(de-mystifying)적 이야기의 구축'을 지지하려는 의도로 고안되었다[89, p.17]. 이 개념틀는 사람들이 특정 맥락에서 인지하는 위협과, 힘에 부여되는 의미의 결과로 경험되는 고통을 품는다.

2014년 인본주의심리학회와 영국심리학회가 후원하는 진단적 대안 관련 국제 학회에서 탄생한 아이디어에 따라 '정신건강 연구 및 임상에서의 진단명 및 대안 개발을 위한 표준 및 지침(*Standards and Guidelines for the Development of Diagnostic Nomenclatures and Alternatives in Mental Health Research and Practice*)'이 최근 『인본주의심리학회지』에 발표되었다[92]. 표준 및 지침은 정신건강 연구·임상에서의 진단 체계와 기술적 대안의 개발을 위한 안내서로 고안되었다. 보다 구체적으로, 이러한 열망을 가진 지침은 사회정치적 맥락, 당사자 경험, 다양한 이해관계자 및 다학제 전문가들의 민주적 참여를 우선시하는, 과학적으로 건전하고 윤리적인 진단체계와 대안을 만들어내는 데 초점을 둔다.

또한 미국에서는 정신과 진단이 복잡한 의료체계(healthcare system) 내에서 진행되며, 그 진단들은 현재 선별적 게이트키퍼(collective gatekeeper)로 자리매김하여 정신과의사들과 심리학자들이 경제적으로 지속 가능하게 해주는 보험재정 보상의 문을 열어주고 있다는 것을 인정해야 한다. 이러한 이유로 현재의 진단 시스템에 대한 모든 대안은 그것의 구현에 필요한 의료정책의 변경사항도 다루어야 한다.

필자들의 성찰적 언급 Authors' Reflexivity Statement

본 장에서 논의된 많은 비판에서 나타나듯이, 필자의 사회적 위치와 의도는 필연적으로 모든 분석과 연관된다. 이 때문에 구조적 분석을 적용한 본 장의 필자로서 우리 자신의 책임과 이해관계를 검토하는 것은 중요하다. 이 단원의 필자인 우리는 둘 다 정신건강 분야에 전문적으로 투입되어 있으며, 임상심리학과 정신의학이 가진 사회·정치적 힘에 대한 우리의 관점은 이의 영향을 받을 수밖에 없다. DSM에 대한 이러한 비판의 통합은 1) 인간 경험에 대한 경직된 생물학적 이해의 헤게모니에 이의를 제기하고, 2) 사회적, 심리적, 문화적, 영적 및 생물학적 복합성 안에서 인간 존재를 이해하고 지지하기 위한 보다 더 다양한 모델을 요구하는, 점차 성장하는 개혁운동의 목표와 일치한다. 우리 두 필자는 DSM을 포함하여 지배적인 진단 패러다임 자체가 더욱 방대한 과학적, 개념적, 사회적 문제의 증상이라고 믿는다. 여기에는 사회의 소외된 사람들을 희생양으로 삼는 문제도 포함한다[146]. 그리고 샘 크리스(Sam Kriss)가 DSM-5를 마치 디스토피아 소설에 빗대어 쓴 비판에서 언급한 것과 같이[109] 우리는 DSM이 사회적 질환을 만들어내는 '루핑효과(looping effect)'[17][76]를 가지고 있다고 믿는다. 이에 대해 크리스는 다음과 같이 말했다.

---

17. 과학철학자 이언 해킹(Ian Hacking)은 자연과학과 달리 인간과학에서는 대상(인간)과 그에 대한 지식 사이에 심대한 상호작용이 일어난다고 설명하면서, 이를 '인간 종의 루핑 효과(the looping effect of human kinds)'라고 명명하였다. 가령 ADHD에 대한 신경과학 연구가 발전할수록 ADHD로 진단되는 아동이 늘어나는 현상을 예로 들 수 있다.

소설의 배경은 실제 풍경이 아닌 개념적 풍경이다. […] 그 장면은[…] 인간에 대한 깊은 절망의 시선 중 하나다. 우리는 빈 들판을 절뚝이며 다닌다. 그곳에서 작동 방식을 이해할 수 없는 맹목적이고 기계적인 힘으로 불구가 되는 것이다. […] 당신이 읽어 갈수록, 그 책이 매혹하는 실체는 각 장에 기술된 다양한 질병들이 아니라 그 책의 배열에 내재된 병적 상태일 것이다. […] 이 소설의 많은 부분에 있어서 화자가 설명하고 있는 것은 그 자신의 고독, 타인의 진가를 알 수 없는 그 자신의 무능함, 그리고 죽음을 향한 그 자신의 과도한 욕망이다. 하지만 진정한 공포는 그러한 목소리를 만들어내려고 하는 이 세상에 있다[18].

---

18. 본 글의 저자인 샘 크리스는 DSM-5가 백과사전 형태를 가지고 이상 행동의 나열이 있을 뿐이지, 마음을 고려하지는 않았다고 비판한다. 그리고 다양한 질병을 배열해놓은 것을 두고 이 책의 화자가 병식이 없이 강박적이기까지 하다고 말한다. 그는 DSM-5가 정신질환의 원인을 그 자신의 유전자, 행동 등 개인의 책임으로 몰고 환경요인(성별, 경제적 계층, 가족관계, 사회적 관계 등)을 고려하지 않는다고 지적한다.

참고문헌

1. Adame AL, Knudson RM. Beyond the counter-narrative: exploring alternative narratives of recovery from the psychiatric survivor movement. Narrat Inq. 2007;17(2):157-78.
2. Ahn WK, Proctor ee, Flanagan EH. Mental health clinicians' beliefs about the biological, psychological, and environmental bases of mental disorders. Cogn Sci. 2009;33(2):147-82.
3. Allsopp K, Kinderman P. A proposal to introduce formal recording of psychosocial adversities associated with mental health using ICD-I0 codes. Lancet Psychiatry. 2017;4(9):664-5.
4. American Psychiatric Publishing. Diagnostic and statistical manual of mental disorders, fifth edition: DSM-S. Arlington: American Psychiatric Publishing; 2013.
5. Angell M. The truth about the drug companies: how they deceive us and what to do about it. New York: Random House, Incorporated; 2005.
6. Bains J. Race, culture and psychiatry: a history of transcultural psychiatry. Hist Psychiatry. 2005; 16(2):139-54.
7. Bartholomew RE. Exotic deviance: medicalizing cultural idioms from strangeness to illness. Boulder: University Press of Colorado; 2000. Retrieved from: https://www1.bps.org.uk/system/files/Public%2520files/cat-1325.pdf
8. Batstra L, Frances A. Holding the line against diagnostic inflation in psychiatry, Psychother Psychosom, 2012;81(1):5-10.
9. Bell V. Why we need to get better at critiquing psychiatric diagnosis; 2017. Available from: https://mindhacks.com/2017/09/19/why-we-need-to-get-better-at-critiquing-diagnosis/
10. Bilder R, Cuthbert B, Carpenter W, Ford I, Marder S, Hoffman R, et al., editors. The NIMH research domain criteria (RDoC) initiative: high road to rational psychiatry or barrier to current Progress? Neuropsychopharmacology. London: Nature Publishing Group; 2014. p.39. https://www.researchgate.net/publication/279024462_The_NIMH_Research_Domain_Criteria_RDoC_Initiative_High_Road_to_Rational_Psychiatry_or_Barrier_to_Current_Progress
11. Bolton D, Hill I. Mind, meaning, and mental disorder: the nature of causal explanation in psychology and psychiatry. Oxford: Oxford University Press; 1996.
12. Borsboom D, Rhemtulla M, Cramer A, Van der Maas H, Scheffer M, Dolan C. Kinds versus continua: a review of psychometric approaches to uncover the structure of psychiatric constructs. Psychol Med, 2016;46(8):1567-79.
13. Bourque F, van der Ven E, Malla A. A meta-analysis of the risk for psychotic disorders among first-and second-generation immigrants, Psychol Med, 2011;41(5):897-910.
14. Bracken P, Thomas P, Timimi S, Asen E, Behr G, Beuster C, et al. Psychiatry beyond the current paradigm. Br J Psychiatry. 2012;201(6):430-4.
15. Bresnahan M, Begg MD, Brown A, Schaefer C, Sohler N, Insel B, et al. Race and risk of schizophrenia in a US birth cohort: another example of health disparity? Intj Epidemio!. 2007;36(4):751-8.
16. British Psychological Society. Division of clinical psychology position statement

on the classification of behaviour and experience in relation to functional psychiatric diagnoses: time for a paradigm shift; 2013. Retrieved from: https://www1.bps.org.uk/system/files/Public%2520files/cat-1325.pdf

17. Bruner J. The narrative construction of reality. Crit lnq. 1991;18(1):1-21.

18. Caplan PJ. The debate about PMDD and Sarafem: suggestions for therapists. Women Ther. 2004;27(3-4):55-67.

19. Caplan PJ. They say you're crazy: how the world's most powerful psychiatrists decide who's normal. Reading: Addison-Wesley/Addison Wesley Longman; 1995.

20. Carey B. Psychiatry manual drafters back down on diagnoses. The New York Times; 2012.

21. Cartwright SA. Report on the diseases and physical peculiarities of the Negro race. New Orleans Med SurgJ. 1851:691-715. [Reprinted in A. C. Caplan, H. T. Engelhardt and j. J. McCartney (Eds.), (1981). Concepts of Health and Disease (p.305-25). Reading: Addison-Wesley]

22. Chalmers OJ. Phenomenal concepts and the explanatory gap. In: Alter T, Walter S, editors. Phenomenal concepts and phenomenal knowledge: new essays on consciousness and physicalism. Oxford: Oxford University Press; 2006. p.167.

23. Cohen Rj, Swerdlik ME, Phillips SM. Psychological testing and assessment: an introduction to tests and measurement. Houston: Mayfield Publishing Company; 1996.

24. Compton MT, Shim RS. The social determinants of mental health. Focus. 2015;13(4):419- 25.

25. Compton WM, Guze SB. The neo-Kraepelinian revolution in psychiatric diagnosis. Eur Arch Psychiatry Clin Neurosci. 1995;245(4-5):196-201.

26. Conrad P, Schneider JW. Deviance and medicalization: from badness to sickness. Philadelphia: Temple University Press; 2010.

27. Cooke A, Kinderman P. "But what about real mental illnesses?" alternatives to the disease model approach to "schizophrenia". J Humanist Psychol. 2018;58(1):47-71.

28. Cosgrove L, Caplan P. Bias in psychiatric diagnosis. Lanham: Aronson; 2004.

29. Cosgrove L, Riddle B. Gender bias and sex distribution of mental disorders in the DSM-IV-TR. In: Cosgrove L, Caplan P, editors. Bias in psychiatric diagnosis. Lanham: Aronson; 2004. p.127- 40.

30. Cosgrove L, Krimsky S. A comparison ofDSM-IV and DSM-5 panel members' financial associations with industry: a pernicious problem persists. PLoS Med. 2012;9(3):e1001190.

31. Cosgrove L, Wheeler EE. Industry's colonization of psychiatry: ethical and practical implications of financial conflicts of interest in the DSM-5. Fern Psycho!. 2013;23(1):93- 106.

32. Cosgrove L, Krimsky S, Wheeler EE, Kaitz J, Greenspan SB, DiPentima NL. Tripartite conflicts of interest and high stakes patent extensions in the DSM-5. Psychother Psychosom. 2014;83(2):106-13.

33. Cosgrove L, Karter JM. The poison in the cure: neoliberalism and contemporary movements in mental health. Theory Psychol. 2018;28(5):669-83.

34. Cosgrove L, Peters SM, Vaswani A, Karter JM. Institutional corruption in

psychiatry: case analyses and solutions for reform. Soc Personal Psychol Compass. 2018:e12394.

35. Cosgrove L, Shaughnessy AF, Shaneyfelt T. When is a guideline not a guideline? The devil is in the details. BMJ Evid Based Med. 2018;23(1):33-6.

36. Crichton P, Carel H, Kidd IJ. Epistemic injustice in psychiatry. Br J Psychiatry Bull. 2017;41(2):65-70.

37. Crossley N. Not being mentally ill: social movements, system survivors and the oppositional habitus. Anthropol Med. 2004;11(2):161-80.

38. Davies J. Political pills: psychopharmaceuticals and neoliberalism as mutually supporting. In: Davies J, editor. The sedated society. Cham: Springer Nature; 2017. p.189-225.

39. Dillon J, Hornstein GA. Hearing voices peer support groups: a powerful alternative for people in distress. Psychosis. 2013;5(3):286-9 5.

40. Drescher J. Out of DSM: depathologizing homosexuality. Behav Sci. 2015;5(4):565-75.

41. Ecks S. The strange absence of things in the "culture" of the DSM-5. Can Med Assoc J. 2016;188(2):142-3.

42. Eco U. The name of the rose. New York: Random House; 2004.

43. Elkins DN. Humanistic psychology: a clinical manifesto: a critique of clinical psychology and the need for progressive alternatives. Colorado Springs: University of Rockies Press; 2009.

44. Elliott C, Abadie R. Exploiting a research underclass in phase 1 clinical trials. N Engl J Med. 2008;358(22):2316-7.

45. Esposito L, Perez FM. Neoliberalism and the commodification of mental health. Humanit Soc. 2014;38(4):414-42.

46. Fanon F. Black skin, white masks. New York: Grove Press; 2008.

47. Fassin D, Rechtman R. The empire of trauma: an inquiry into the condition of victimhood. Princeton: Princeton University Press; 2009.

48. Fava GA. The decline of pharmaceutical psychiatry and the increasing role of psychological medicine. Psychother Psychosom. 2009;78(4):220-7.

49. Feisthamel K, Schwartz R. Differences in mental health counselors' diagnoses based on client race: an investigation of adjustment, childhood, and substance-related disorders. J Ment Health Couns. 2008;31(1):47-59.

50. Firmin RL, Luther L, Lysaker PH, Minor KS, Salyers MP. Stigma resistance is positively associated with psychiatric and psychosocial outcomes: a meta-analysis. Schizophr Res. 2016;175(1):118-28.

51. Fletcher EH. Uncivilizing "mental illness": contextualizing diverse mental states and Posthuman emotional ecologies within the Icarus project. J Med Humanit. 2018;39(1):29-43.

52. Forgione FA. Diagnostic dissent: experiences of perceived misdiagnosis and stigma in persons diagnosed with schizophrenia. J Humanist Psychol. 2018; https://doi.org/10.1177/0022167818777151.

53. Foucault M. History of madness. London: Routledge; 2013.

54. Foucault M. Madness and civilization. London: Routledge; 2003.

55. Frances A. DSM-5 'Psychosis risk syndrome' - far too risky. Psychology Today;

2010. https://www.psychologytoday.com/us/blog/dsm5-in-distress/201003/dsm5-psychosis-risk-syndrome-far-too-risky. Accessed 17 July 2018.

56. Frances A. Psychologists start petition against DSM 5: a users' revolt should capture APA attention. Psychology Today; 2011. https://www.psychologytoday.com/us/blog/dsm5-in-distress/201110/psychologists-start-petition-against-dsm-5. Accessed 17 July 2018.

57. Frances A. Follow the money. Huffington Post; 2012. Available from: https://www.huffpost.com/entry/follow-the-money_4_b_1567113?guccounter=1.

58. Frances A. Newsflash from APA meeting: DSM-5 has flunked its reliability tests. Psychology Today; 2012. https://www.psychologytoday.com/us/blog/dsm5-in-distress/201205/newsflash-apa-meeting-dsm-5-has-flunked-its-reliability-tests. Accessed 17 July 2018.

59. Frances A. DSM-5 field trials discredit the American Psychiatric Association. Huffington Post; 2012. https://www.huffpost.com/entry/dsm-5-field-trials-discre_b_2047621. Accessed 17 July 2018.

60. Frances A. Predicting psychosis risk is pretty risky. Huffington Post; 2012. https://www.huffpost.com/entry/psychosis-risk_b_1289022. Accessed 17 July 2018.

61. Frances A. Diagnosing the DSM. New York Times; 2012. https://www.nytimes.com/2012/05/12/opinion/break-up-the-psychiatric-monopoly.html. Accessed 17 July 2018.

62. Frances A. DSM in philosophyland: curiouser and curiouser. In: Paris J, Phillips J, editors. Making the DSM-5. New York: Springer; 2013. p.95-103.

63. Frances AJ, Widiger T. Psychiatric diagnosis: lessons from the DSM-IV past and cautions for the DSM-5 future. Annu Rev Clin Psychol. 2012;8:109-30.

64. Fricker M. Epistemic injustice: power and the ethics of knowing. Oxford: Oxford University Press; 2007.

65. Fried EI. Moving forward: how depression heterogeneity hinders progress in treatment and research. Expert Rev Neurother. 2017;17(5):423-5. https://doi.org/10.1080/14737175.2017.1307737.

66. Fried E. Open science framework; 2018. Available from: https://osf.io/rc2qb/.

67. Fried EI, Epskamp S, Nesse RM, Tuerlinckx F, Borsboom D. What are 'good' depression symptoms? Comparing the centrality of DSM and non-DSM symptoms of depression in a network analysis. I Affect Disord. 2016;189:314-20.

68. Fulford KWM, Thornton T, Graham G. Oxford textbook of philosophy and psychiatry. Oxford: Oxford University Press; 2006.

69. Fusar-Poli P, Bonoldi I, Yung AR, Borgwardt S, Kempton MI, Valmaggia L, et al. Predicting psychosis: meta-analysis of transition outcomes in individuals at high clinical risk. Arch Gen Psychiatry. 2012;69(3):220-9.

70. Ginat J, Kamens SR. Experiences of hospitalization in persons diagnosed with psychotic disorders: phenomenology and relationship to symptom profiles. ISPS convention, Liverpool; 2017.

71. Goicoechea J. Invoking and inscribing mental illness: a discursive analysis of diagnostic terminology in inpatient treatment planning meetings. Fern Psycho!. 2013;23(1):107-18.

72. Goldacre B. Bad pharma: how drug companies mislead doctors and harm patients. London: Macmillan; 2014.

73. Gone JP. Alternative knowledges and the future of community psychology: provocations from an American Indian healing tradition. Am J Community Psychol. 2016;58(3-4):314-21.

74. Hacking I. Kinds of people: moving targets. In: Proceedings-British Academy, vol. 151. Oxford: Oxford University Press, Inc; 2007. p.285-317. https://www.britac.ac.uk/sites/default/files/pba151p285.pdf. Accessed 17 July 2018.

75. Hacking I. Mad travelers: reflections on the reality of transient mental illnesses. Charlottesville: University of Virginia Press; 1998.

76. Hacking I. The looping effects of human kinds. In: Sperber D, Premack D, Premack AJ, editors. Symposia of the Fyssen foundation. causal cognition: a multidisciplinary debate. New York: Clarendon Press/Oxford University Press; 1995. p.351-94.

77. Hagan LD, Guilmette TJ. DSM-5: challenging diagnostic testimony. Int J Law Psychiatry. 2015;42: 128-34.

78. Hansen H, Braslow J, Rohrbaugh RMF. Cultural to structural competency - training psychiatry residents to act on social determinants of health and institutional racism. JAMA Psychiat. 2018;75(2):117-8.

79. Hartung CM, Widiger TA. Gender differences in the diagnosis of mental disorders: conclusions and controversies of the DSM- IV. Psychol Bull. 1998; 12 3(3):260.

80. Haslam N, Holland E, Kuppens P. Categories versus dimensions in personality and psychopathology: a quantitative review of taxometric research. Psychol Med. 2012;42(5):903-20.

81. Haynes SN, Richard D, Kubany ES. Content validity in psychological assessment: a functional approach to concepts and methods. PsycholAssess.1995;7(3):238.

82. Horwitz AV. Creating mental illness. Chicago: University of Chicago Press; 2002.

83. Houts AC. Discovery, invention, and the expansion of the modern diagnostic and statistical manuals of mental disorders. In: Beutler LE, Malik ML, editors. Decade of behavior. Rethinking the DSM: a psychological perspective. Washington, DC: American Psychological Association; 2002. p.17-65.

84. Illich I. Medical nemesis: the expropriation of health. New York: Pantheon; 1977.

85. Illich l. The medicalization of life. J Med Ethics. 1975;1(2):73-7.

86. Insel T. Post by former NIMH director Thomas Insel: transforming diagnosis; 2013. https://www.nimh.nih.gov/about/directors/thomas-insel/blog/2013/transforming-diagnosis.shtml. Accessed 18 Nov 2016.

87. Johnson SL, Wibbels E, Wilkinson R. Economic inequality is related to cross-national prevalence of psychotic symptoms. Soc Psychiatry Psychiatr Epidemiol. 2015;50(12):1799-807.

88. Johnstone L, Boyle M, Cromby J, editors. The power/threat/meaning: framework: beyond diagnosis to meaning-based patterns in emotional distress. In: Division of clinical psychology annual conference; 2017.

89. Johnstone L, Boyle M, with Cromby J, Dillon J, Harper D, Kinderman P,

Longden E, Pilgrim D, Read]. The power threat meaning framework: overview. Leicester: British Psychological Society; 2018.

90. Kamens S. Attenuated psychosis syndrome was not actually removed from DSM-5. http://dxsummit.org/; 2013. Available from: http://dxsummit.org/archives/1728

91. Kamens S. Controversial issues for the future DSM-V. Society for humanistic psychology newsletter; 2010.

92. Kamens SR, Cosgrove L, Peters SM, Jones N, Flanagan E, Longden E, et al. Standards and guidelines for the development of diagnostic nomenclatures and alternatives in mental health research and practice. J Humanist Psychol; 2018. https://doi-org.ezproxy.lib.umb.edu/10.1177/0022167818763862

93. Kamens SR, Elkins DN, Robbins BD. Open letter to the DSM-5. J Humanist Psychol. 2017;57(6):675-87.

94. Kamens SR. On the proposed sexual and gender identity diagnoses for DSM-5: history and controversies. Humanist Psychol. 2011;39(1):37.

95. Kendler KS. A psychiatric dialogue on the mind-body problem. Am J Psychiatr. 2001;158(7):989-1000.

96. Kendler KS. The nature of psychiatric disorders. World Psychiatry. 2016;15(1):5-12.

97. Kendler KS. Toward a philosophical structure for psychiatry. Am J Psychiatr. 2005;162(3):433-40.

98. Kievit RA, Romeijn J-W, Waldorp LJ, Wicherts JM, Scholte HS, Borsboom D. Modeling mind and matter: reductionism and psychological measurement in cognitive neuroscience. Psychol Inq. 2011;22(2):139-57.

99. Kim NS, Ahn W-k. Clinical psychologists' theory-based representations of mental disorders predict their diagnostic reasoning and memory. J Exp Psychol Gen. 2002;131(4):451.

100. Kirkbride JB, Jones PB, Ullrich S, Coid JW. Social deprivation, inequality, and the neighborhood-level incidence of psychotic syndromes in East London. Schizophr Bull. 2012;40(1):169-80.

101. Kirmayer LJ, Crafa D. What kind of science for psychiatry? Front Hum Neurosci. 2014;8:435.

102. Kirmayer LJ. Beyond the 'new cross-cultural psychiatry': cultural biology, discursive psychology and the ironies of globalization. Transcult Psychiatry. 2006;43(1):126-44.

103. Kirmayer LJ. Cultural variations in the response to psychiatric disorders and emotional distress. Soc Sci Med. 1989;29(3):3 27-39.

104. Kirmayer LJ. Mind and body as metaphors: hidden values in biomedicine. In: Culture, illness, and healing, vol. 13. Dordrecht: Springer; 1998. p.57-93.

105. Kirschner SR. Diagnosis and its discontents: critical perspectives on psychiatric nosology and the DSM. Fern Psychol. 2013 ;23(1):10-28.

106. Kleinman A, Good B. Culture and depression: studies in the anthropology and cross-cultural psychiatry of affect and disorder. Berkeley: University of California Press; 1986.

107. Kotov R, Krueger RF, Watson D, Achenbach TM, Althoff RR, Bagby RM, et al.

The hierarchical taxonomy of psychopathology (HiTOP): a dimensional alternative to traditional nosologies. J Abnorm Psychol. 2017;126(4):454.

108. Krimsky S. Science in the private interest: has the lure of profits corrupted biomedical research. Lanham: Rowman & Littlefield; 2004.

109. Kriss S. Book of lamentations. The New Inquiry; 2013 Available from: https://thenewinquiry.com/book-of-lamentations/

110. Kraska A, Harkness SK. Exploring the role of diagnosis in the modified labeling theory of mental illness. Soc Psychol Q. 2008;71(2):193-208.

111. Lane C. The American Psychiatric Association's trial balloons. Psychology Today; 2011.

112. Lasalvia A, Penta E, Sartorius N, Henderson S. Should the label "schizophrenia" be abandoned? Schizophr Res. 2015;162(1):276-84.

113. Lebowitz MS. Biological conceptualizations of mental disorders among affected individuals: a review of correlates and consequences. Clin Psychol Sci Pract. 2014;21(1):67-83.

114. Lessig L. "Institutional corruption" defined. J Law Med Ethics. 2013;41(3):553-5.

115. Levine J. Materialism and qualia: the explanatory gap. Pac Philos Q.1983;64(4):354-61.

116. Lewis-Fernández R, Aggarwal NK, Bäärnhielm S, Rohlof H, Kirmayer LJ, Weiss MG, Jadhav S, Hinton L, Alarcon RD, Bhugra D, Groen S. Culture and psychiatric evaluation: operationalizing cultural formulation for DSM-5. Psychiatry. 2014;77(2):130-54.

117. Longdon E, Read J. 'People with problems, not patients with Illnesses': using psychosocial frameworks to reduce the stigma of psychosis. Isr J Psychiatry Relat Sci. 2017;54(1):24-8.

118. Luhrmann TM, Padmavati R, Tharoor H, Osei A. Differences in voice-hearing experiences of people with psychosis in the USA, India and Ghana: interview-based study. Br J Psychiatry. 2015;206(1):41-4.

119. Makowski AC, Mnich EE, Ludwig J, Daubmann A, Bock T, Lambert M, et al. Changes in beliefs and attitudes toward people with depression and schizophrenia - results of a public campaign in Germany. Psychiatry Res. 2016;237:271-8.

120. Marecek J, Gavey N. DSM-5 and beyond: a critical feminist engagement with psychodiagnosis. London: Sage Publications; 2013.

121. Markon KE, Chmielewski M, Miller CJ. The reliability and validity of discrete and continuous measures of psychopathology: a quantitative review. Psychol Bull. 2011;137(5):856.

122. McHugh MC, Chrisler JC. The wrong prescription for women: how medicine and media create a "need" for treatments, drugs, and surgery. Santa Barbara: Praeger; 2015, an imprint of ABC-CLIO, LLC; 2015. Xvi.

123. Metzl JM, Hansen H. Structural competency and psychiatry. JAMA Psychiat. 2018;75(2): 115-6.

124. Metzl JM. The protest psychosis: how schizophrenia became a black disease. Boston: Beacon Press; 2010.

125. Mills C. Decolonizing global mental health: the psychiatrization of the majority

world. London/New York: Routledge/Taylor &Francis Group; 2014.

126. Miresco MJ, Kirmayer LJ. The persistence of mind-brain dualism in psychiatric reasoning about clinical scenarios. Am J Psychiatr. 2006;163(5):913-8.

127. Moncrieff J. Neoliberalism and biopsychiatry: a marriage of convenience. In: Cohen CI, Timimi S, editors. Liberatory psychiatry: philosophy, politics and mental health. Cambridge: Cambridge University Press; 2008. p.235-56.

128. Morawski J. Reflexivity. In: Encyclopedia of critical psychology. New York: Springer; 2014.

129. Moseley DD, Gala G. Philosophy and psychiatry: problems, intersections and new perspectives. London: Routledge; 2015.

130. Nagel T. The view from nowhere. Oxford: Oxford University Press; 1989.

131. Nemeroff CB, Weinberger D, Rutter M, MacMillan HL, Bryant RA, Wessely S, Stein Dl, Pariante CM, Seemiiller F, Berk M, Malhi GS. DSM-5: a collection of psychiatrist views on the changes, controversies, and future directions. BMC Med. 2013;11(1):202.

132. Nietzsche FW. Beyond good and evil: prelude to a philosophy of the future. In: Horstmann R-P, Norman], editors. Cambridge texts in the history of philosophy. Cambridge: Cambridge University Press; 2002 [Originally published in 1886].

133. Oakland L, Berry K. "Lifting the veil"; a qualitative analysis of experiences in hearing voices network groups. Psychosis. 2015;7(2):119-29.

134. Olesen J, Gustavsson A, Svensson M, Wittchen HU, Jönsson B. The economic cost of brain disorders in Europe. Eur J Neurel. 2012;19(1):155-62.

135. Parnas J, Sass LA, Zahavi D. Rediscovering psychopathology: the epistemology and phenomenology of the psychiatric object. Schizophr Bull. 2012;39(2):270-7.

136. Parnas J. The RDoC program: psychiatry without psyche? World Psychiatry. 2014;13(1):46-7.

137. Patil T, Giordano J. On the ontological assumptions of the medical model of psychiatry: philosophical considerations and pragmatic tasks. Philos Ethics Humanit Med. 2010; https://doi.org/10.1186/1747-5341-5-3.

138. Petersen RC, Stevens JC, Ganguli M, Tangalos EG, Cummings J, DeKosky S. Practice parameter: early detection of dementia: mild cognitive impairment (an evidence-based review) report of the quality standards Subcommittee of the American Academy of neurology. Neurology. 2001;56(9):1133-42.

139. Phillips J. Conclusion. In: Paris J, Phillips J, editors. Making the DSM-S: concepts and controversies. New York: Springer; 2013.

140. Phillips J, Frances A, Cerullo MA, Chardavoyne J, Decker HS, First MB, et aL The six most essential questions in psychiatric diagnosis: a pluralogue part 1: conceptual and definitional issues in psychiatric diagnosis. Philos Ethics Humanit Med. 2012;7(1):3.

141. Pilecki BC, Clegg J, McKay D. The influence of corporate and political interests on models of illness in the evolution of the DSM. Eur Psychiatry. 2011;26(3):194-200.

142. Probst B. Queen of the owls: metaphor and identity in psychiatric diagnosis. Soc Work Ment Health. 2015;13(3):235-51.

143. Reddy LF, Horan WP, Green MF. Revisions and refinements of the diagnosis of schizophrenia in DSM 5. Clin Psychol Sci Pract. 2014;21(3):236-44.

144. Regier DA, Narrow WE, Clarke DE, Kraemer HC, Kuramoto SJ, Kuhl EA, et al. DSM-5 field trials in the United States and Canada, part II: test-retest reliability of selected categorical diagnoses. Am J Psychiatr. 2013;170(1):59-70.

145. Rief W, Avorn J, Barsky AJ. Medication-attributed adverse effects in placebo groups: implications for assessment of adverse effects. Arch Intern Med. 2006;166(2):155-60.

146. Robbins B, Karter J, Gallagher K. Big pharma (kos): the stigmatized scapegoat of medicalisation and the ethics of psychiatric diagnosis. Psychother Sect Rev. 2015;56:84-96.

147. Robins E, Guze SB. Establishment of diagnostic validity in psychiatric illness: its application to schizophrenia. Am} Psychiatr. 1970;126(7):983-7.

148. Romme M, Escher S, Dillon J, Corstens D, Morris M. Living with voices: 50 stories of recovery. Ross-on-Wye: PCCS books; 2009.

149. Ronson J. Bipolar kids: victims of the 'madness industry'? New Sci. 2003 ;210(2815):44-7.

150. Rose N. Neurochemical selves. Society. 2003;41(1):46-59.

151. Rüsch N, Lieb K, Bohus M, Corrigan PW. Self-stigma, empowerment, and perceived legitimacy of discrimination among women with mental illness. Psychiatr Serv. 2006;57(3):399- 402.

152. Schoenen J, Gianni F, Schretlen L, Sobocki P. Cost estimates of brain disorders in Belgium. Acta Neurol Belg. 2006;106(4):208.

153. Schrader S, Jones N, Shattell M. Mad pride: reflections on sociopolitical identity and mental diversity in the context of culturally competent psychiatric care. Issues Ment Health Nurs. 2013;34(1):62-4.

154. Schulz SL. The informed consent model of transgender care: an alternative to the diagnosis of gender dysphoria. J Humanist Psychol. 2018;58(1):72-92.

155. Schwartz RC, Blankenship DM. Racial disparities in psychotic disorder diagnosis: a review of empirical literature. World J Psychiatry. 2014;4(4):133.

156. Schwartz RC, Feisthamel KP. Disproportionate diagnosis of mental disorders among African American versus European American clients: implications for counseling theory, research, and practice. J Couns Dev. 2009;87(3):295-301.

157. Scott WJ. PTSD in DSM-III: a case in the politics of diagnosis and disease. Soc Probl. 1990;37(3):294-310.

158. Scott WJ. Vietnam veterans since the war: the politics of PTSD, agent orange, and the national memorial. Norman: University of Oklahoma Press; 1993.

159. Shaw C, Proctor Gl. Women at the margins: a critique of the diagnosis of borderline personality disorder. Fem Psychol. 2005;15(4):483-90.

160. Silverstein C. The implications of removing homosexuality from the DSM as a mental disorder. Arch Sex Behav. 2009;38(2):161-3.

161. Spiegel H. Nocebo: the power of suggestibility. Prey Med. 1997;26(5 Pt 1):616-21.

162. Star SL. Simplification in scientific work: an example from neuroscience research. Soc Stud Sci. 1983; 13(2):205-28.

163. Stoyanov D. A linkage of mind and brain: towards translational validity between neurobiology and psychiatry. Biomedi Rev. 2014;22:65-76.

164. Summerfield D. Cross-cultural perspectives on the medicalization of human suffering. In: Rosen G, editor. Posttraumatic stress disorder: issues and controversies. Hoboken: John Wiley & Sons; 2004. p.233-45.

165. Summerfield D. How scientifically valid is the knowledge base of global mental health? Br Med J. 2008;336(7651):992.

166. Ting RSK, Sundararajan L. Culture, cognition, and emotion in China's religious ethnic minorities: voices of suffering among the Yi. Cham: Springer; 2017.

167. Szasz TS. The myth of mental illness: foundations of a theory of personal conduct. New York: Harper & Row; 1974.

168. Tabb K. Philosophy of psychiatry after diagnostic kinds. Synthese. 2016:1-19.

169. Thornton T. Essential philosophy of psychiatry. Oxford: Oxford University Press; 2007.

170. Tiefer L. Female sexual dysfunction: a case study of disease mongering and activist resistance. PLoS Med. 2006;3(4):e178.

171. Tiefer L. The selling of 'female sexual dysfunction'. J Sex Marital Ther. 2001;27(5):625-8.

172. Tortelli A, Errazuriz A, Croudace T, Morgan C, Murray R, Jones P, et al. Schizophrenia and other psychotic disorders in Caribbeanborn migrants and their descendants in England: systematic review and meta-analysis of incidence rates, 1950- 2013. Soc Psychiatry Psychiatr Epidemiol. 2015;50(7):1039-55.

173. Uher R, Payne JL, Pavlova B, Perlis RH. Major depressive disorder in DSM-5: implications for clinical practice and research of changes from DSM-IV. Depress Anxiety. 2014;31(6):459-71.

174. Ussher JM. Clinical psychology and sexual equality: a contradiction in terms? Fern Psycho!. 1991;1(1):63-8.

175. Ussher JM. Are we medicalizing women's misery? A critical review of women's higher rates of reported depression. Fem Psychol. 2010;20(1):9-35.

176. van der Steen WJ, He VK, Karmelk FJ. Beyond boundaries of biomedicine: pragmatic perspectives on health and disease, vol. 4. Amsterdam: Rodopi; 2003.

177. van Os J, Krabbendam L. Can the social environment cause schizophrenia? In: Kasper S, Papadimitriou GN, editors. Schizophrenia. Boca Raton: CRC Press; 2004. p.54-62.

178. van Os J. "schizophrenia" does not exist. Br Med J (Online). 2016:352. https://www.bmj.com/content/352/bmj.i375

179. Wakefield JC. DSM-5 proposed diagnostic criteria for sexual paraphilias: tensions between diagnostic validity and forensic utility. Int J Law Psychiatry. 2011;34(3):195-209.

180. Wakefield JC. DSM-5: an overview of changes and controversies. Clin Soc Work J. 2013;41(2): 139-54.

181. Watters E. Crazy like us: the globalization of the American psyche. New York: Simon and Schuster; 2010.

182. Whaley AL, Hall BN. Effects of cultural themes in psychotic symptoms on the diagnosis of schizophrenia in African Americans. Ment Health Relig Cult.

2009;12(5):457-71.

183. Whaley AL. Ethnicity/race, paranoia, and psychiatric diagnoses: clinician bias versus sociocultural differences. J Psychopathol Behav Assess. 1997;19(1):1-20.

184. Whaley AL. Cultural mistrust: an important psychological construct for diagnosis and treatment of African Americans. Prof Psychol Res Pract. 2001;32(6):555.

185. Whaley AL. The culturally-sensitive diagnostic interview research project: a study on the psychiatric misdiagnosis of African American patients. Afr Am Res Perspect. 2002;8(2):57-66.

186. Whitaker R, Cosgrove L. Psychiatry under the influence: institutional corruption, social injury, and prescriptions for reform. New York: Springer; 2015.

187. Whitaker R. Anatomy of an epidemic: psychiatric drugs and the astonishing rise of mental illness in America. Ethical Hum Sci Serv. 2005;7(1):23-35.

188. Whooley O. Measuring mental disorders: the failed commensuration project of DSM-5. Soc Sci Med. 2016;166:33-40.

189. Wieczner J. Drug companies look to profit from DSM-5: binge eating and hoarding diagnoses may lead to new sales. MarketWatch; 2013. [updated 6/5/2013). Available from: https://www.marketwatch.com/story/new-psych-manual-could-create-drug-windfalls-2013-06-05

190. Wilson M. DSM-III and the transformation of American psychiatry: a history. Am J Psychiatr. 1993;150:399-410.

191. Wittchen H-U, Jacobi F, Rehm J, Gustavsson A, Svensson M, Jönsson B, et al. The size and burden of mental disorders and other disorders of the brain in Europe 2010. Eur Neuropsychopharmacol. 2011;21(9):655-79.

192. Yalom I. The gift of therapy. London: Piatkus; 2010.

193. Young A. The harmony of illusions: inventing post-traumatic stress disorder. Princeton: Princeton University Press; 1997.

194. Zachar P. A metaphysics of psychopathology. Cambridge, MA: MIT Press; 2014.

195. Zachar P, Kendler KS. A diagnostic and statistical manual of mental disorders history of premenstrual dysphoric disorder. J Nerv MentDis.2014;202(4):346-52.

3

제약회사의 영향,
정신의학 연구 및
진료의 온전성 회복

The Influence of Pharmaceutical Companies and Restoring
Integrity to Psychiatric Research and Practice

필자 리사 코스그로브(Lisa Cosgrove)[1], 아칸샤 바스와니(Akansha vaswani)[1]

소속:

(1) Department of Counseling Psychology, University of Massachusetts-Boston, Boston, MA, USA

키워드 제도적 부패(Institutional corruption) – 근거기반정신의학(Evidence-based psychiatry) – DSM - 임상진료지침(Clinical practice guidelines)

도입

우리 정신과의사는 결코 간장학(hepatology)이나 호흡기내과학 (respiratory medicine)과 비슷한 생의학(biomedical science) 모델을 가질 수 없을 것이다. 이는 우리가 나쁜 의사여서가 아니라 다루는 문제들이 다른 특성을 지녔기 때문이다[10].

"일단 해를 끼치지 마라(First, do no harm; Primum non nocere)"는 아마도 의학에서 가장 잘 알려진 윤리 원칙일 것이다. 그러나 오늘날 비평가들은 의료인의 문화와 이들의 공중보건 임무가 상업적 이해관계로 훼손되고 있음을 비난한다. 이 문제는 너무나 심각해서 2017년 5월 『미국의학협회지(*the Journal of the American Medical Association, JAMA*)』은 의학의 이해관계충돌(conflict of interest)을 다루는 특집호를 발간했다[22]. 실제로 과잉진단(overdiagnosis)과 과대처방(overtreatment)에 대한 우려는 의료분야 전반에서 점점 더 두드러지고 있다[52, 60, 71]. 하지만 이러한 개념은 정신의학에서 거의 견인력을 얻지 못했다. 정신의학에서는 과잉진단과 과대처방을 인정하는 정의가 없고, 오피니언 리더들은 과소처방(undertreatment)에만 초점을 둔다. 왜 정신의학은 과도한 산업의 영향력에 더욱 취약하면서도 방어적일까? 한 가지 중요한 이유는 다른 의학 분야와 비교할 때 정신질환에 대한 진단기준(diagnostic criteria)이 더 주관적이고 가변적이며 의문의 여지가 있기 때문이다. 환자가 정신질환을 앓는지 판단할 수 있는 혈액 검사나 영상의학 검사 기법은 없다. 그 결과 진단은 인간의 감정, 생각 및 행동을 병으로 여기고, 치료 필요성을 결정하는 수단이 된다. 정신질환에 대한 명확한 진단 검사가 없기 때문에, 정신의학은 다른 의학 분과보다 상업이익(commercial interests)에 더 취약하다. 산업계는 생물학적 표지자의 부재를 자신들의 이익을 위해 이용할 수 있었다. 이 사실은 『정신질환의 진단 및 통계 편람 제5판(*Diagnostic and Statistical Manual of Mental Disorder, Fifth Edition, DSM-5*)』 개정 절차의 온전함을 우려하는 목소리에 대한 반응으로 미국정신의학회(*American Psychiatric Association, APA*) 전 회장이 노골적으로 언급한 바 있다.

많은 정신과 진단 분류의 유연한 경계는, 결정적인 진단 검사가 없는 상황 속에서, 질병에 노출되었을 것으로 여겨지는 인구를 넓게 정의할 수 있게 만든다. 그리고 이전에는 정신질환을 가지고 있는 것으로 보이지 않았을 사람들을 위한 치료 촉진 산업의 기회를 창출한다[4, p256].

본 장에서는 상업적 이해관계가 정신과 분류 및 치료 가이드라인에 영향을 미치는 미묘하면서도 강력한 방법을 검토한다. 비록 이해관계충돌에 대해 논의하지만, 우리는 정신의학 연구 및 임상에 왜곡된 영향을 끼친 경제력과 문제의 인센티브 구조를 이해하기 위해 제도적 부패라는 보다 강력한 틀에 초점을 맞춘다. 치료제 효과에 대한 현재의 이해 왜곡에 주목하여, 우리는 학문-산업 관계와 협회의 이해관계가 어떻게 정확한 진단 및 건전한 치료 근거기반의 부패로 이어질 수 있는지를 보여줄 것이다. 투명성만이 충분한 해결책이 아니며, 의도되지 않은 의인성 영향(iatrogenic effects)[1]을 미칠 수 있다. 우리는 어떻게 전문가들이 이러한 악영향들을 더 잘 예방할 수 있는지 제안하고자 한다.

정신의학 연구 및 임상에서의 제도적 부패 Institutional Corruption in Psychiatric Research and Practice

부패(corruption)라는 용어를 생각하면 떠오르는 이미지의 전형은 은밀하고 불법한 상호작용이다. 무언가의 대가로 돈을 받을 수 있는 권력을 지닌 사람. 민주 사회에는 이러한 부패라는 상호작용에 공통되는

---

1. 의료행위가 원인으로 일어나는 영향을 말한다. 의료행위는 원래 진단과 치료에 행하여지는데 이를 위한 어느 행위가 원인이 되어 환자에게 일으키는 상태를 말한다. 원래 의료행위는 환자로 하여금 이익을 가져오도록 하는 것이지만, 한편으로 환자에게 원하지 않는 불이익을 가져올 가능성을 갖는다. 단적인 예는 불안을 낮추기 위해 항불안제를 쓰는데 진정, 졸음 효과가 심하여 낮에 생활이 안 되는 경우 또는 의존성이 발현되어 약이 없으면 오히려 불안이 더 심하게 올라오는 경우 등을 들 수 있다. 진료 현장에서 의사는 항상 치료의 의인성 영향을 최소화하기 위해 노력해야 한다[지제근, 『의학용어사전』 참조].

요소들이 있다. (1) 특정한 것을 다른 무언가와의 교환을 명목으로 주고받는다(보상 혹은 대가; quid pro quo), (2) 연관된 집단들은 이것이 도덕적으로 잘못되었다는 것을 안다, (3) 그것은 불법이며, 그 행동이 대중에 알려지면 부정적인 결과가 있을 것이다. 하버드 법대 교수 로렌스 레시그(Lawrence Lessig)[39]와 철학자 데니스 톰슨(Dennis Thompson)[65, 66]이 분명히 밝힌 바와 같이 이러한 대가성을 띤 부정은 제도적 부패와는 상당히 다르다. 후자의 경우는 몇몇 타락한 개인들이 기본적으로 무결성을 유지하는 조직을 해치는 것이 아니다. 개인의 비리는 '정직하지 못한 혹은 나쁜 영혼'이 대단히 비윤리적으로 불법 행동을 할 때 발생한다. 이와 달리, 제도적 부패는 조직이 공식 목표나 임무를 효과적으로 추구하는 데 충분히 독립해 있지 못할 때 나타난다[39, p.227]. 조직화한 정신의학 내에서도 정신과의 '정도에서 벗어난', 공중보건의 사명을 훼손하고, 대중의 신뢰를 약화시킨 '영향력의 경제' 또는 구조적이고 용인된 관행(예를 들어, 임상진료지침의 전문가로 활동하며 그 지침 안에서 추천하는 약을 만드는 제약회사로부터 자문비 받기)이 많이 있다[18].

조직 내 개인은 조직의 사명에 부합하게 행동한다고 생각하지만, 제도적 부패라는 '인식의 개념틀(framework)'을 사용하면 **기관(institutions)**이 실패하는 조건을 판별하는 데에 도움이 된다. 개인의 부패는 - '나쁜 사과(bad apple)' 문제처럼 - 의식 차원의 것이고 명백하지만, 제도적 부패는 '나쁜 통(bad barrel)'에 관한 것이다[39]. 이는 매우 중요한 구별이다. 왜냐하면 부패 문제에 대한 원인도 다를 수 있고, 상당히 다른 해결에까지 이어질 수 있기 때문이다. 대가성 부정의 원인은 탐욕스럽고 약한 성격 때문일 가능성이 크다. 예를 들

144

어, 고의로 사기를 치는 연구자는 불법으로 얻은 기업 특권에 후하게 돈을 지불하는 CEO와 비슷하다. 반대로, 제도적 부패는 내재된 비뚤림(implicit bias), 문제가 되는 인센티브 구조, 전문가/협회 차원에서의 위상 회복에 초점을 맞춘다. 또한, 생명윤리학자 칼 엘리엇(Carl Elliot)이 지적했듯이, 이해관계충돌에 중심을 두면 문제의 체계적 본질에서 멀어진다[21]. "이 문제를 틀 안에 놓는 방식은 마치 이 재정의 유대관계를 순수한 개인 문제로 인식하게 한다 – 즉 개인이 문제고 집단 전체가 이를 관리해야 한다는 것이다."

그러므로 데이터의 노골적인 조작(연구 사기, research fraud)이 분명히 발생하긴 하지만, 많은 연구 비뚤림은 무의식적으로 일어난다. 다음 절에서 언급하겠지만, 정신과 약물 실험이나 임상 가이드라인에서의 비뚤림은 '나쁜 사과' 문제가 아니다. 정신과 약물(psychotropic medication)에 대한 균형 있지 못하고 때로는 부정확한 정보 보급은 소수의 비윤리적인 연구자들이나 영리를 추구하는 제약회사의 잘못이 아니다. 그 문제는 암묵적이거나 무의식적인 비뚤림으로 인해 더 음흉하고 유해하다. 실제로 사회심리학(social psychology) 분야의 수십 년 동안의 연구는 자기기만(self-deception)과 인지 비뚤림(cognitive biases)이 흔하고 극복하기 어렵다는 것을 보여주었다. 따라서 협회와의 상업적 이해관계는 암시적이면서 의도되지 않은 편견을 초래할 수 있는 **포괄적인 위험(generic risk)**이 있다[66]. 제도적 부패의 개념적, 규범적인 인식의 틀은 이러한 위험들이 조직화한 정신의학에서 어떤 식으로 발전하고, 미래에 이를 어떻게 피할 수 있는지를 알아내는 데 도움을 줄 수 있다.

정신의학적 근거기반의 왜곡 Distortions in the Psychiatric Evidence Base

다음은 정신과의사와 환자가 여러 정신과 약물의 효능(efficacy)과 안정성(safety) 관련 주장을 비판적으로 살펴봐야 하는 이유의 예다. 이 사례들은 또한 상업적 유대(commercial ties)가 잘못된 행위의 선험적인 고발이 아니라 일반 위험을 지적하고 '합리적인 사람(환자, 동료, 시민)이 전문가들의 판단마저도 부적절하게 영향을 받았다고 믿게 할 조건을 (비록 그동안 있었든, 없었든 간에) 최소화'할 필요성을 지적하기 위함이라는 레시그와 톰슨의 입장을 조명한다[66, p.574].

DSM-5가 정신과 환자의 범위를 넓혀 더 많은 이윤을 내기 위한 수단으로 부적절하게 작동하였는가? Did the DSM-5 Inadvertently Function as a Vehicle for High-Profit Patent Extensions?

2013년 DSM-5가 출간되었을 때 제기된 논쟁은 문서로 잘 정리되었다. 평가자 간 신뢰도[2] 부족에 대한 비판과 더불어, '진단의 점진 확대(diagnostic creep) [50, 51]' 및 일상 어려움의 병리화에 대해서도 강한 우려가 제기되었다. 실제로, 어펠바움(Appelbaum)과 골드(Gold)가 경고한 바와 같이[4], 진단 경계의 확장으로 사람들이 불필요한 치료에 노출될 위험이 있다. 흔히 사용되는 정신과 약물이 블록버스

---

2. 평가자 간 신뢰도(interrater reliability)는 동일한 구성개념이나 진단 등을 판단할 때, 두 명 이상의 독립적 평가자 사이에서 일관성 있는 결과를 도출했는지 평가하는 것이다.

터(1년 동안 미화 10억 달러 이상의 수익을 내는 약)로 인식되는 점은 주목할
만하다. 예를 들어, 항정신병약물인 아빌리파이[3]는 2013년 매출 기
준 최고로 많이 처방된 약으로 65억 달러의 이윤을 만들어냈다[42].
2014년에는 78억 달러를 벌어들이며 두 번째로 많이 팔린 약이 되
었다[43]. 물론 제약회사는 주식 가치를 높이기 위해 노력함으로써
주주들의 이익을 위해 일해야 할 경제적 책임이 있다. 그러나 새로이
DSM-5에 등재된 질환을 치료하기 위한 정신과 약물 사용의 강조가
약의 안전성 및 효능 연구를 진행하는 APA 패널 및 연구자의 재정적
이해관계와 연관이 된다면, 약물 실험을 진행하는 산업계, DSM 패널
회원 및 대표 연구자들 사이의 상호작용을 염려하는 것은 당연하다.

우리 연구팀은 새로 생긴 5개의 DSM 진단명과 주요하게 개정된
1개의 진단기준(주요 우울 장애에서 사별로 인한 애도가 예외 조항에서 삭제된 것)
에 대한 결정을 담당하는 DSM 패널 회원들과 이러한 새로운 질환의
치료제에 대한 임상시험을 수행하는 제약회사들의 '재정적 이해관
계충돌(financial conflicts of interest, 이하 FCOI)'을 조사했다[17]. 조사된
정신질환은 사별과 관련된 우울증(bereavement-related depression), 폭
식장애(binge eating disorder), 파괴적 기분조절부전장애(disruptive mood
dysregulation disorder), 자폐스펙트럼장애(autism spectrum disorder), 경
도 신경인지장애(mild neurocognitive disorder), 그리고 월경전불쾌감

---

3. 제약회사 오츠카(Otsuka)에서 개발한 비정형항정신병약물 아빌리파이(Abilify)의 성분명은 아리피프라
졸(aripiprazole)이다. 최초로 개발된 도파민 부분 효현제(domapine partial agonist)로 2002년 미국 FDA
의 승인을 받았다. 일차적으로는 조현병과 양극성장애의 치료제로 사용되며, 주요우울장애의 부가요법
(add-on treatment), 틱장애, 자폐장애의 공격성 조절에 사용되기도 한다. 경구제가 먼저 개발되고, 장기
지속형 주사제도 개발되었다.

장애(premenstrual dysphoric disorder) 등이다. 이러한 질환들은 신뢰도 (reliability)에 대한 문서화된 문제[11, 63] 및 타당도(validity) 관련 의문[11-13, 24]이 제기될 수 있고, 특이도(specificity)가 부족하며, 이로 인해 진단 인플레이션(diagnostic inflation)으로 이어질 것이라는 우려 때문에 선택되었다[7]. 주요우울 삽화(major depressive episode)에 대한 진단기준에서 '사별의 경우 우울증에서 예외(bereavement exclusion)' 조항삭제는 DSM-5에서 가장 논란이 되는 개정사항 중 하나다. 이러한 변화 때문에, 상실로 인한 애도를 경험하는 개인은 상실 이후에 2주 이상 우울감을 보이면 주요우울장애로 진단할 수 있다. 많은 정신과의사는 정상 슬픔의 과정을 겪는 사람들이 이제는 우울증 진단을 받을 것이라고 주장했다. DSM-5에서 사랑하는 이를 상실한 후 경험하는 우울증의 애도 반응에 대해 항우울제 치료를 명시적으로 추천하는 점은 주목할 만하다([표 3.1] 참조).

앞서 우리 연구진이 발표한 바와 같이, 본 연구의 포함 기준을 충족하는 이 여섯 가지의 질환에 대한 약물 실험의 12/13에서 DSM 패널 회원들과 제약회사들 사이에 재정적인 관계(financial tie)가 있었다.

[표 3.1] DSM-IV와 DSM-5의 비교

DSM-IV-TR - E항목	DSM-5
"증상이 사별에 의해 잘 설명되지 않는다. 즉, 사랑하는 이를 상실한 후에 증상이 2개월 이상 지속될 경우에 주요우울 삽화의 진단이 내려질 수 있다…" 애도가 실제 주요우울장애인지 아닌지에 대한 주의 깊은 고려와 관련된 언급이 없음	"주요우울장애 진단은 단일삽화만으로도 가능하다… 정상 슬픔 및 사별로 인한 비탄을 주요우울 삽화와 구분하여 기술할 때는 주의해야 한다… 사별과 관련된 우울증도 항우울제 치료를 통해 회복이 촉진될 수 있다."

또한, 대부분의 실험은 특허가 만료되거나 2년 이내에 만료될 예정인 의약품이 대상이었다[4]. 주목할 만한 사실은 이 실험에 포함된 특허 약품 중 70%가 적어도 1년 동안 10억 달러의 수익을 올린 소위 '블록버스터' 약품들이라는 사실이다. 제약회사는 진단 경계를 넓히고 이전에 승인된 약물에 대한 새로운 적응증(조건/질병)을 찾고자 하는 동기를 부여받는다. 만약 새로운 적응증이 발견되면 규제기관은 제약회사에 추가로 3년 동안 해당 약물에 대한 '독점권(exclusivity)'을 부여할 권한이 있다. 제약회사들은 그 기간 중에 효과적으로 특허 보호를 확장하기 위한 비공식 메커니즘으로 '독점권'을 사용해왔다[26].

이러한 새로운 적응증에 대한 잠재 치료법 연구의 예로 '폭식장애(binge eating disorder)'에 항우울제, 기분안정제, 정신자극제를 적용한 3가지 임상시험이 있었다. 시험 대상이던 3가지 약물, 심발타, 라믹탈, 그리고 뉴비길[5]은 각각 미화 50억 달러, 9억 3700만 달러, 3억 4700만 달러의 매출을 올렸다. 2013년 특허 만료 예정이던 심발타도 '사별 관련 우울증(bereavement-related depression)'에 대한 임상시험을 진행했다. 이 약은 릴리(Lilly)사의 최신 블록버스터 약물 중 하나다. 2012년 4분기에 릴리는 심발타 단독 매출만 14억 2천만 달러였다.

---

4. DSM-5가 발표되기 전에 많은 임상시험이 진행되고 있었음을 살펴보아야 한다. 즉, 아직 공식적으로 존재하지 않는 정신질환을 대상으로 하여 약물의 효과성을 실험하기 위한 임상연구가 진행되고 있었다(예를 들어, 폭식장애, 경도 신경인지장애, 파괴적 기분조절부전장애, 사별관련 우울증). 틀림없이 제약회사들은 DSM에 새로운 정신질환이 포함되는 것을 반길 것이다. 10억 달러 이상의 매출을 올릴 약물의 3년 이상 독점권(exclusivity)을 얻는 것은 제약산업계에서의 막대한 이익을 뜻한다[필자 주].
5. 심발타(Cymbalta)는 미국의 엘라이 릴리(Eli Lilly)가 최초로 개발한 둘록세틴(duloxetine)이라는 성분의 항우울제다. 라믹탈(Lamictal)은 다국적 제약회사 글락소스미스클라인(GlaxoSmithKline, GSK)이 최초로 개발한 라모트리진(lamotrigine)이라는 성분의 기분안정제다. 그리고 뉴비길(Nuvigil)은 세팔론(Cephalon)사에서 최초로 개발한 아모다피닐(armodafinil)이라는 성분의 기면증 치료제다.

이는 해당 분기 총 매출의 24%였다[8]. 이 짧은 요약에서 볼 수 있듯이, DSM-5의 새로운 진단은 제약회사들이 블록버스터 약물에 대한 특허를 효과적으로 확장할 기회를 제공했을 수 있다. 더욱이 이러한 연구결과는 '재정적 이해관계충돌'이 상업적으로는 매력이 있을 수 있지만, 최선의 과학을 반드시 드러내지는 않는 방향의 개입에 초점을 맞추어, 미묘하면서도 강력하게 연구 방향을 전환할 수 있음을 시사한다[17].

SSRI가 어린이와 청소년에게 일상적으로 사용되어야 하는가? 과학적 증거와 일반 임상진료의 단절 Should SSRIs Be Used Routinely in Children and Adolescents? A Disconnect Between Scientific Evidence and Common Clinical Practice

선택적세로토닌재흡수억제제(selective serotonin reuptake inhibitors, SSRIs) 계열 약물의 안전성과 효능은 20년이 넘도록 열띤 논쟁의 대상이었다. 『뉴욕타임즈(New York Times)』에서는 이 논쟁을 '종교전쟁(religious war)'에 비유했다[14] [6]. 그러나 제약회사 글락소스미스클라인의 전신인 스미스클라인 비컴(SmithKline Beecham)이 연구비를 지원한, 널리 알려지고 광고로 많이 사용된 2001년의 연구는 SSRI가 실제로 안전하고 효과적이라고 다수의 정신과의사와 소아과의사들을

---

6. 『뉴욕타임즈』에 2006년 12월 게재된 「항우울제의 경고문에 대한 논쟁("Panel to debate antidepressant warnings")」이라는 기사에서 의학사학자인 에드워드 쇼터(Edward Shorter)는 이 논쟁이 종교전쟁과 같다고 얘기한다. 찬반양론이 팽팽하고 논쟁의 결론이 나지 않는다는 점에 대한 비유 표현으로 생각된다.

설득하는 데 중요한 역할을 했다. 이 연구는 청소년을 대상으로 한 최초의 이중 맹검 위약 대조 시험(청소년 주요우울장애의 치료에서 파록세틴(paroxetine)의 효능 - 무작위대조연구)이었기에 영향력이 있었으며, 권위 있는 학회지인 『미국아동청소년정신의학회지(*Journal of the American Academy of Child and Adolescent Psychiatry, JAACAP*)』에 게재되었다 [33]. 연구자들은 부작용으로 인한 약물 중단율이 파록세틴과 위약(placebo)에 대해 각각 9.7%와 6.9%라고 보고했으며, "파록세틴은 일반적으로 청소년 우울증에서 **내약성**[7]**이 좋고 효과적이다(well tolerated and effective)**"라고 결론내렸다(p.762). 2004년 미국 식약처(U.S. Food and Drug Administration, 이하 FDA)가 소아의 SSRI 사용과 관련된 자살 위험 증가에 관하여 강력하게 경고했음에도 불구하고[38], JAACAP 연구의 지속 보급(이하 '연구 329'로 칭함)은 그 경고에 대한 강력한 반작용이 되었다. 실제로 소아 · 청소년 정신건강 상태 전반에 어떠한 중대한 변화가 없었음에도 불구하고 2005~6년경부터 2012년까지 소아 · 청소년에 대한 항우울제 처방, 특히 SSRI의 처방 비율은 전 세계에 현저하게 증가한다[5]. 게다가 이는 연구 대상 국가의 모든 연령대와 전 종류의 항우울제 처방에서 관찰된다. 미국(+26.1%), 영국

---

7. 내약성(tolerability)은 약의 명백한 부작용을 환자가 얼마나 견디는지를 일컫는 말이다. 약의 임상연구에서 양적으로 측정될 수도 있고, 치료의 탈락율(dropout rate)이 얼마나 되는지로 파악될 수도 있다. 때때로 환자에게 처방되는 의학적 상태의 중등도에 따라서 내약성이 달리 나타나기도 한다. 예를 들어, 암 환자가 항암치료(chemotherapy)를 받을 때 생존율과 완치율을 높인다는 희망을 갖기 때문에 치료 중 발생하는 통증이나 불편을 감수하는 경우가 많다. 하지만 가벼운 두통을 치료하는데 항암치료와 비슷한 부작용이 나타난다면 환자들은 그 약을 피할 것이다. 정신과 약물 중에서는 1세대 항우울제인 삼환계 항우울제(tricyclic antidepressants, TCAs)가 2세대 항우울제인 선택적세로토닌재흡수억제제(selective serotonin reuptake inhibitors, SSRI)나 세로토닌노르에피네프린재흡수억제제(serotonin norepinephrine reuptake inhibitor, SNRI) 등 보다 진정, 기립성저혈압, 항콜린 부작용 발생 가능성이 커서 내약성이 낮다고 알려져 있다.

(+54.4%), 덴마크(+60.5%), 네덜란드(+17.6%), 독일(+49.2%) 등. 미국에서는 FDA가 심각한 위험성/부작용과 관련이 있음을 알리는 가장 강력한 경고인 박스형 경고문[8]에 따라 항우울제 처방이 처음으로 감소했지만(2005~2006년), 이러한 경향은 그 시기 이후에는 계속되지 않았다[47].

'연구 329'의 공동저자 중 적어도 한 명은 GSK의 직원이었고, 주요 저자를 포함한 많은 사람이 GSK와 상당한 재정적 유대관계를 가지고 있었다는 것은 주목할 만하다. GSK가 '핵심 의견 리더(Key Opinion Leaders, KOLs)'로 여긴 주 저자가 '연구 329'를 추진했다[46]. 제약회사들은 그들의 의견을 대리하거나 자문 위원회에서 일하는 정신과의사들을 '핵심 의견 리더(KOLs)'로 부른다. 왜냐하면, 그들은 치료제뿐만 아니라 질병의 마케팅에서도 중요한 역할을 한다고 알려져 있기 때문이다[15, 61]. '잠재적으로 부정적인 상업 영향'을 최소화하는 방향으로 결과를 제시하기 위해 GSK는 의료 커뮤니케이션 회사인 STI(Scientific Therapeutic Information)와 계약을 맺어 원고를 준비한다. 맥헨리(McHenry)와 쥬리디니(Jureidini)가 보고한 바와 같이, 논문 원고뿐만 아니라 피어리뷰(peer review)[9]에 대한 답변 또한 STI

---

8. 박스형 경고문(boxed warning)은 블랙박스 경고문(black box warning)이라고도 하며, 처방 약물의 사용 설명서 상단에 표기된 경고문의 한 종류다. 박스형 경고문 혹은 블랙박스 경고문이라고 불리는 이유는 FDA가 이 경고문을 검정색 줄 테두리로 된 네모 안에 배치했기 때문이다. 박스형 경고문은 FDA의 경고문 중에서 가장 강력한 권고이며, 이는 해당 약물이 심각한 부작용으로 인한 중대한 위험을 가질 수 있음을 의미한다. 이 경고는 의사, 약사와 같은 의료 전문가가 이를 숙지하고 이 약을 처방, 조제 시에 주의해야 함을 알린다. 어떠한 약이 박스형 경고를 표기한다고 해서 이 약을 먹으면 안 되는 건 아니다. 다만 이 약의 복용을 고려할 때에 의료전문가와 이 약의 위험성과 이익을 견주어 상의해야 한다는 것이다.

9. 피어리뷰(peer review)는 '동료 검토'로 번역할 수 있다. 일반적으로 의학계에서는 학회지에 논문을 게재하기 전에 같은 분야의 전문가인 다른 의학자들로부터 정밀하게 검토받음을 일컫는다.

직원이 대필했다는 상당한 증거가 있다[46]. 모든 저자가 자신의 의견과 편집 내용을 제공할 수 있지만, 출판된 논문에 대한 최종 권한은 GSK가 가지게 되었다.

2015년, 한 독립 연구자 그룹이 GSK로부터 개별 환자 수준의 데이터를 얻고자 수년 동안 노력한 결과, 그들의 분석 결과를 '보이지 않고 버려진 연구 복원(restoring invisible and abandoned trials, RIAT)[10]' 이니셔티브를 함께 시작한 『영국의학회지(British Medical Journal)』에 실었다[37]. 그들은 파록세틴(paroxetine)이 위약보다 효능의 임상적 또는 통계적 이점이 없으며 '삶의 질을 낮추는 해악 양상(disturbing pattern of harms)'이 있다고 결론지었다. 좀 더 자세히 살펴보면, 전체 데이터 세트와 환자 개별 자료에 접근할 수 있게 된 후 르노우리 등(Le Noury et al.)은 켈러 등(Keller et al.)의 연구보다 파록세틴 복용 집단에서 '심각한 부작용 사건'이 2.65배 더 높게 발생한다는 것을 발견한다. 파록세틴 복용 집단에서는 자살 사건이 11건, 위약 집단에서는 1건 발생한다. 자살 등의 부작용은 미미하게 보고되고, 약물 중단의 영향은 누락 되었으며, 파록세틴이 위약보다 더 우수하다는 오해의 소지가 있는 결론이 보고된다.

켈러와 동료들의 최초 연구보고와는 달리, 연구 329에 대한 우

---

10. '보이지 않고 버려진 연구 복원(restoring invisible and abandoned trials, RIAT) 이니셔티브'는 『영국의학회지(British Medical Journal, BMJ)』와 『PLOS』 그리고 'researchers today'가 함께 2013년부터 추진하기 시작한 연구 관련 운동이다. 이는 제약회사들과 연구 기금 후원자들이 그들이 후원한 연구의 결과물을 발표하거나 업데이트를 요청하는 행동이다. RIAT 이니셔티브는 연구 후원자들이 직접 결과를 공개하지 않을 경우 연구 1년 안에 누락되거나 폐기된 모든 연구 관련 기밀정보를 공개할 것이라고 밝혔다.

리의 재분석에서는 미리 정해진 변수에 대한 청소년들의 우울 증상에서 위약에 비해 파록세틴이나 이미프라민의 이점이 없다고 나타났다. **심각한, 중증의, 그리고 자살과 관련된 부작용을 포함하여, 파록세틴 및 이미프라민 집단에서 부작용 발생이 임상적으로 유의미하게 증가하는 정도는 전체 데이터가 분석에 이용 가능해졌을 때에 비로소 명백하게 드러났다. 연구자들과 임상가들은 우리가 식별한 위해에 관한 정확한 보고에 대한 잠재적인 장벽을 포함하여, 출판된 연구의 잠재적 비뚤림을 인식해야 한다**([37], p.13).

무작위대조연구 결과는 정신과 진료 가이드라인에 정확하게 반영되는가? Do the Randomized Controlled Trial Data Get Codified Accurately in Psychiatric Practice Guidelines?

항우울제의 제안된 효능(예를 들어, 이상적인 상태의 단기 임상시험에서 이득을 보이는)뿐 아니라 효과성[11]이 과장되었다는 증거가 늘어나고 있다. 예를 들어, 환자가 자연 또는 실제 환경(naturalistic or real-world setting)에서 진행된 우울증 완화를 위한 대규모 순차 치료 비교 연구인 STAR*D(sequenced treatment alternatives to relieve depression)를 살펴보면 전체 대상의 3분의 1 미만에서 증상 완화를 경험한다고 밝혀졌다 [64]. 또한, 여러 가지 약물(두 가지의 항우울제 또는 항우울제와 기분안정제 같

---

11. 효능(efficacy)은 유효성이라고도 하며 이상적인 실험 상황에서 나타나는 약의 효과를 말한다. 보통 어떤 약물이 위약 또는 효과가 있다고 알려진 다른 약물보다 우위에 있을 경우 효능이 있다고 할 수 있다. 효과성(effectiveness)은 실제 임상 상황에서 나타나는 약의 효과를 가리키며, 약의 해악보다 이익이 더 많은지를 따지는 것이기도 하다.

은 다른 계열 약물의 병용 투여)을 처방하거나 다른 종류의 항우울제로 전환하면 치료 관해율(remission rate)[12]이 떨어지고 탈락률(dropout rate)이 증가한다[55, 59]. STAR*D 연구의 저자들은 67%의 '이론적 누적 관해율(theoretical cumulative remission rate)'을 보고 했다(p.1910). 하지만 피고트 등(Pigott et al.)이 데이터를 재분석한 결과[55] 환자의 45.9%만이 완치를 경험했고, 이중 36.7%가 관해 후 1개월 안에 치료 탈락했으며, 전체의 5.8%인 108례만이 재발(relapse) 그리고/혹은 치료 탈락 없이 지속치료(continuing care)를 받고 최종 평가를 받았다. 따라서 이 연구의 중요한 결론은 양질의 치료 조건에서도 항우울제의 효과가 이전에 생각했던 것보다 훨씬 제한적이라는 것이다.

특히 이것이 실제 임상 환경을 복제하여 대규모로 임상 치료 현장에 정보를 제공하기 위해 고안된 연구였기 때문에, 이러한 결과는 희망적이지 않다. 하지만 이 결과는 다수의 메타분석 연구결과와 일치한다. 미국 공공 과학 도서관 의학저널인 『PLoS Medicine』에 실린 세간의 이목을 끌었던 연구가 있다. 커쉬 등(Kirsch et al.)은 측정된 우울증의 초기 심각도에 따라 약물에 대한 반응 정도가 다르다는 것을 발견했다[36]. 그들은 다음과 같이 보고한다. "위약에 대한 상당한 반응이 중등도 우울증 집단과 심한 우울증 집단에서 나타났다(위약 효

---

12. 정신과 영역에서의 관해(remission)는 우울, 불안 등의 정신증상과 관련된 척도에서 절단점(cut-off) 이하로 내려간 상태를 의미한다. 각 정신질환의 진단기준을 충족시키지 못하는 상태라고도 할 수 있다. 관해 상태는 기능 및 마음 상태에 긍정 영향을 미칠 뿐만 아니라, 병의 재발률도 낮추기 때문에 추구되어야 하는 치료 결과라 할 수 있다. 치료 관해율(remission rate)은 무작위대조연구에서 치료제를 적용할 때 연구 탈락자를 제외한 전체 대상자 중에서 관해가 되는, 즉 치료가 되었다고 보는 사람의 비율이다. 탈락률(dropout rate)은 전체 연구 대상자 중에서 연구 참여의 어려움, 약물 부작용 등으로 연구를 중도 포기하는 사람의 비율이다.

과). 가장 심한 우울증 집단에서는 위약 효과가 다소 감소하긴 했으나 여전히 유의미한 것으로 나타났다… [그리고] 극도로 우울한 환자들에 대한 효과의 증가는 약물 반응성의 증가보다는 위약에 대한 반응의 감소에서 기인한 것으로 보인다"(p.266).

이와 유사하게, 『JAMA』에 발표된 환자 수준의 항우울제 무작위대조연구[13]들의 메타분석[14] 결과 포니어 등(Fournier et al.)은 다음과 같은 결론을 내렸다[23].

우울증 증상의 심각성에 따라 위약에 대한 항우울제의 편익 크기는 증가하며, 평균적으로 경미하거나 중등도의 우울 증상이 있는 환자들에게는 그 편익이 최소한이거나 존재하지 않을 수 있다. 우울증이 매우 심한 환자의 경우 위약에 비해 약물의 이점은 상당하다(p.47)… 처방한 의사들, 정책 입안자들 및 소비자들은 약의 효능이 더욱 심한 형태의 우울증을 가진 사람들만을 포함하는 연구에 기초하여 확립되었다는 것을 인식하지 못할 수 있다. 위와 같은 증거기반의 중

---

13. 무작위대조연구(randomized controlled trial, RCT)는 일반적으로 의료기술이나 약제의 효능(efficacy)을 연구할 때 비뚤림(bias)을 줄이기 위한 목적으로 수행하는 임상시험의 한 유형이다. 임상시험에 참여하는 대상자들을 중재군(관심 의료기술 시술 집단이나 약제 투여 집단)과 대조군(위약 투여 집단 혹은 다른 치료를 받는 집단)에 무작위로 할당하여 결과를 비교한다. 무작위대조연구의 장점은 다음과 같다. 1) 비뚤림과 오류의 가능성을 최소화하여 최상의 타당성을 확보할 수 있다. 2) 무작위로 배정한 후에 수집된 연구 자료들은 통계분석의 전제조건인 무작위 확률(random probability)을 충족시키기 때문에 통계분석을 시행할 수 있다. 3) 임상시험에서 표준(standard)으로 인정받고 있음. 한편 무작위대조연구의 단점은 다음과 같다. 1) 연구기간이 너무 짧고, 비용이 많이 든다. 2) 효과보다는 효능에 집중한다. 3) 대상자 수가 적다. 4) 주요 건강 관련 결과만을 보고하여 부작용은 누락되는 경우가 많다.
14. 메타분석(meta-analysis)은 두 개 이상의 개별 연구의 추정치를 종합하여 요약 추정치(pooled estimate)를 합성하는 통계법을 말한다. 다시 말해, 연구들에서 제시된 결과들의 통합된 요약추정치를 정량적으로(quantitatively) 산출하여 효과 및 효율성을 평가하기 위해 사용되는 통계기법이다. 그렇기에 메타분석을 분석들의 분석이라고 부르기도 한다.

요한 특징은 정신과의사와 대중에게 이러한 항우울제를 마케팅할 때 제시되는 암시적 메시지에는 포함되지 않는다. (p.52)

이러한 연구결과는 항우울제를 이용한 치료에서 위험/이익 프로 파일(risk/benefit profile)과 우울증 심각성 평가를 철저히 고려하여 더 욱 신중해야 함을 분명하게 보여준다. 이와 같은 신중함에 관한 내용 은 임상진료지침(clinical practice guidelines, CPGs)에 포함될 것으로 본 다. 하지만, APA의 주요우울장애에 대한 치료 가이드라인에서, 항우 울제는 경증 우울증을 포함한 모든 단계의 우울증에 대한 일차 개입 (first-line intervention)으로 권장된다[1, 2]. 게다가 포니어 등의 메타분 석과 커쉬의 연구결과와는 대조적으로 APA 가이드라인에는 다음 과 같은 언급이 있다. "임상시험에서 항우울제의 반응률은 환자 전 체의 50에서 75%에 달한다. 그리고 몇몇 근거는 경도나 중등도의 우울증상을 가진 사람들보다 중증의 우울 증상을 가진 사람들의 경 우 위약에 비해 항우울제 효과가 더 큼을 시사한다"(p.31). 이러한 언 급과 경도 우울증에 대한 항우울제 권고는 영국의 국립보건임상연 구소(National Institute for Health and Care Excellence, NICE)와 같은 독립 적인 다학제 연구집단의 권고안과 극명한 대조를 이룬다[53]. NICE 는 항우울제의 위험/이익 프로파일을 철저히 다루며, 항우울제를 가 벼운 우울증이 있는 개인에게 일차 개입으로 사용해서는 안 된다고 명시한다. "위험-이익 비율이 낮기에 지속적인 역치 아래의 우울 증 상 또는 경도 우울증을 치료하기 위해 항우울제를 습관적으로 사용 하지 마십시오."([53], 1.4.4.1). 마찬가지로, 최근 나온 네덜란드의 우울증 치료 가이드라인에서는 중증 우울증에 대해서만 항우울제 사용을 권장한다[70]. 또한, 미국의 임상 시스템 개선 연구소(Institute for Clinical Systems Improvement)에서 제작한 가이드라인과 같이 약물치료(pharmacotherapy)를 권장하지 않고, 더 신중하고 단계적인 접근법을 취하는 지침도 있다[49]. 주목할 만한 점은 이러한 가이드라인이 '재정적 이해관계충돌'이 전혀 없거나 거의 없는 패널에 의해 작성되었으며 다학제 패널 구성을 이루었다는 사실이다.

항우울제의 통계적 유의성과 임상적 유의성을 비교 평가하는 최근의 한 연구는 커쉬와 포니어의 메타분석 결과를 확증하고 우울증 치료에 대한 단계 접근을 지지한다[30]. 이 연구의 저자들은 위약과 비교한 SSRI가 통계상 유의한 반응을 보였음에도 불구하고, 이는 (17 항목의 해밀턴 우울증 평가 척도에서 3점의 치료제-위약 차이로 고려된) 임상에서의 유의성으로까지 해석될 수 없다는 것을 발견했다. 그들은 "임상 유의성에 관하여 우리가 사전에 정의한 최소 역치에 기초하더라도 SSRI는 우울증 증상에 대해 임상적으로 유의미한 영향은 없었다."(p.21). 더욱이, 분석을 위해 포함된 131개의 시험 모두 불완전하거나 선택적인 결과보고를 포함하여 여러 가지 이유로 비뚤림의 위험이 높은 것으로 코딩되었다. 또한, 부작용의 위험은 위약을 투여한 환자보다 SSRI를 복용한 환자가 훨씬 더 높은 것으로 밝혀졌다. 게다가 장기간 결과(long-term outcome), 삶의 질(quality of life), 또는 자살 행동(suicidal behaviors)에 대한 데이터는 거의 없었다.

'새로운' 정신과 약물에 대한 연구를 접할 때 우리는 과연 이 문헌을 믿을 수 있는가? 데이터와 출판된 연구를 통해 배포된 자료 사이의 단절에 관한 또 다른 사례연구 Can We Trust the Literature When We Read About "Novel" Psychotropic Medications? Another Case Study of the Disconnect Between the Data and What Is Disseminated in the Published Literature

　제약회사에서 연구비가 지원된 메타분석은 발표된 결과와 결론 사이의 불일치 비율이 더욱 높기 때문에 약의 효능에 관하여 과장된 느낌을 준다[74]. 이러한 은밀한 형태의 비뚤림은 표준 비뚤림-위험 평가 도구를 통해 파악할 수가 없다(예: 코크란 연합(Cochrane Collaboration)[15]에서 개발한 도구[29]). 이 문제는 출판물 및 소셜 미디어와 보도 자료에서 발생하는, 의도하건 그렇지 않건 간에 통계 효용성의 결여에도 불구하고 신약 혹은 새로운 치료의 이점을 강조하기 위해 잘 문서화 된 소위 '스핀(spin)'에 의해 심화된다[9, 16, 75, 76].

　10여 년 전 터너 등(Turner et al.)은 정신과 약물 연구에 출판 비뚤림(publication bias)이 있고(예를 들어, 어떤 약물의 효과에 대해 부정적인 결과가 나온 연구는 출판되지 않는다), 부정적인 연구결과가 나올지라도 긍정적

---

15. 코크란 연합(Cochrane Collaboration)은 보건의료의 효과에 대한 정확하고, 최신의 과학 근거를 제공함으로써, 합리적인 근거중심 의사결정을 내리는 데 도움 주는 것을 목적으로 1993년 Iain Charmers의 주도로 영국에 설립된 국제적 비영리 연구단체다. 코크란 연합은 영국의 역학자인 아키 코크란(Archie Cochrane) (1909-1988)을 기념하기 위해, 그의 이름에서 유래하여 만들어졌다. 그는 1972년에 출판된 *Effectiveness and Efficiency: Random Reflections on Health Services*의 저자로, 더욱 신뢰할 수 있는 정보 제공을 위해 무작위대조연구(RCT) 결과가 중요함을 강조하였다. 코크란 연합은 협력과 능률을 추구하며, 시의적절하고 활용 가능한, 비뚤림의 위험을 최소화하고 신뢰할 수 있는 최신 결과 반영을 주요 목표로 삼는다.

결과를 나타내는 방식으로 쓰인(예: 일차결과변수보다는 이차결과변수를 보고) 명백한 증거를 제공했다[67]. 분명히, 학계, 출판계 및 산업계 간 관계는 규제 기관과 약을 처방하는 의사들에게 약물의 효능 및 안전 관련 데이터를 얻고 해석하고 제시하는 방법에 대한 상업적 비뚤림(commercial bias)를 촉진할 수 있다. 최근, 내가 속한 연구진은 2013년 FDA와 유럽의약품국(European Medicines Agency, EMA)이 승인한 세로토닌 계열의 항우울제인 보티옥세틴[16]의 약물 승인 과정을 조사했다[19]. 세로토닌 계열의 약물에 초점을 맞춘 것은 의도적이었다. 이미 10여 개의 SSRI가 출시되었으며, 취약한 규제 정책은 한계를 가진 제품을 더 새롭고, 효과가 있으며, 안전하게 보일 수 있는 연구 설계를 선택하고, 보고 전략을 가질 수 있게 한다. 또한, 의학 학술지가 임상시험 데이터를 선택하여 균형 있지 못한 보고를 하여 의심스러운 위험/이익 프로파일을 지닌 값비싼 '미투(me-too)' 약품의 마케팅이 이루어질 수 있다.

보티옥세틴의 승인을 위해 FDA와 EMA에 제출된, 출판된 연구와 출판되지 않은 연구를 아우르는 조사를 통해 우리는 정보 전달 과정에서의 '유령관리(ghost management)' 증거를 찾아냈다. 예를 들어, 보티옥세틴과 관련하여 출판된 13개의 논문 중 11개의 주요 저자들은 의약품 제조사 직원들이었으며, 13개 중 9개는 제조사가 데이터 수

---

16. 보티옥세틴(vortioxetine)은 룬드벡(Lundbeck)과 타케다(Takeda)사가 공동개발한 브린텔릭스(Brintellix)라는 상품명을 가진 항우울제의 성분명이다. 세로토닌 조절제(serotonin modulator)로서 세로토닌의 혈중 농도를 높이는 효과를 낸다. 영국에서는 다른 두 종류의 항우울제를 통해 충분한 효과를 경험하지 못한 경우 처방이 가능하다. 성적인 부작용(sexual side effect) 및 인지 부작용(cognitive side effect)이 적다고 알려져 있으며, 소화기 부작용인 변비나 구역감 등은 상대적으로 흔하다.

집·분석·해석뿐 아니라 연구 설계까지 관여한 것으로 밝혀졌다. 이 13개의 연구는 7개의 학술지에 발표되었고, 이들 중 5개의 학술지 편집자들은 보티옥세틴 제조업체와 상업적 관계를 맺고 있었다[19].

발표된 모든 보고서는 유익성을 과대평가하고, 작은 효과 크기 (effect sizes) 및 제한된 연구 기간을 포함하여 실험 데이터의 한계를 충분히 설명하지 않았다. 또한, 대부분의 실험은 다음과 같은 수동 부작용 사건 탐지 프로토콜(passive adverse event ascertainment protocol) 을 사용했다. 이는 "어떤 느낌이 드시나요?"라는 단 하나의 개방형 질문에 대한 자발 보고를 말한다. 성(性)적인 부작용에 대해 능동적 인 부작용 사건 설계(active adverse event design)를 했던 몇몇 연구들조 차 그것을 탐지하는 데 충분한 동력을 발휘하지 못했다. 하지만 출판 된 연구에서는 다음과 같은 내용을 담았다. "남녀 모두 애리조나 성 경험 척도(Arizona Sexual Experiences Scale, ASEX)의 총 점수는 연구 종 료 시에 위약 집단과 보티옥세틴 집단에서 비슷하게 나타났다" [44, p.590]. 이러한 언급은 보티옥세틴이 위약보다 성 관련 부작용 측면 에서 양호하다는 잘못된 인상을 준다. 대부분의 바쁜 정신과의사들 은 논의 부분의 내용에 잘 안 보이게 묻혀 있는 더 정확한 진술을 놓 칠 것이다. "결론을 도출하기에는 연구 샘플의 수가 너무 적다"[44, p.590].

또한 대부분의 정신과의사들은 규제 기관이 약물 승인을 위해 일 대일 비교를 요구하지 않는다는 사실을 모른다. 위약에 대해서만 우 월함을 나타내는 이러한 규제 관행은 특허기간이 끝난 기존 약물과 작용과 효능 면에서 유사하지만 기존 약물보다 더욱 비싼 신약으로 판매되는 '미투' 약물들을 양산했다. 보티옥세틴과 다른 계열 항우울제인 둘록세틴(duloxetine) 또는 벤라팍신(venlafaxine)을 활성 대조군으로 비교한 7개의 실험에 대해 우리 연구팀이 조사해 보았다. 여기에서 네 가지 수준의 용량 중 세 가지에서 대조군이 오히려 유의할 정도로 더 효과가 있었다. FDA와 EMA는 현행 규제 표준에 따라 효과가 있다는 결과가 나온 6개의 연구 중 일부에 근거하여 보티옥세틴을 사용 승인 했다. 이러한 규제 관행은 결과의 전체 그림을 살펴보아야 하는 메타분석 및 체계적 문헌고찰 결과와는 대조된다. 실제로, FDA 및 EMA와 동일한 데이터를 분석한 비영리 순수 연구자들의 체계적인 문헌고찰에서는 보티옥세틴이 시판되는 다른 유사한 약물만큼 **효과가 없다는** 결론을 내렸다[48]. 그리고 위약 대조연구에서 관찰된 통계적으로 유의한 효과는 의미 있는 임상 결과의 차이로 해석되지 않을 수 있다[54]. 그러나 불행히도 대중은 여전히 제대로 된 정보를 알지 못하며, 보티옥세틴은 내약성이 좋으면서(well-tolerated) 효과적인 신약 항우울제로서 제약시장에서 팔리고 있다. 앞서 언급한, 특허가 풀린 제네릭 약물들은 보티옥세틴보다 더욱 효과가 있을 뿐아니라 가격 면에서도 참신하다. 둘록세틴과 벤라팍신 구입 비용은 한 달에 11.42~45.54 미국 달러가 들지만, 보티옥세틴은 한 달 구입에 최소 351.45 미국 달러가 든다(goodrx.com 사이트에서 2018년 1월에 확인된 정보임).

결론

"제약회사와의 관계 그 자체가 연구에서의 비뚤림이라는 가정이 있다. 하지만 이들 APA 가이드라인 저자들은 객관적일 것이다"[58] DSM-5 연구 책임자인 대럴 레지어(Darrel Regier)의 『USA 투데이』인터뷰 중에서).

마주한 모든 것이 바뀔 수는 없지만 마주하지 않으면 아무것도 바꿀 수 없다[6].

본 장에서의 연구 사례와 다른 연구 결과들[37, 46, 67]이 보여주듯이, 정신의학에서의 임상연구는 종종 과학적으로 탄탄한 방식보다는 영리친화적으로 설계되며, 거의 전적으로 제약회사의 지원을 받은 연구자들에 의해 수행되고 해석된다. 이들은 자신들이 DSM 질환과 치료 약물에 대해 균형 있고 정확한 정보를 객관적으로 보고한다고 굳게 믿는다. 비록 적지 않은 의사들은 그들이 제약산업계와의 유대에 영향을 받지 않는다고 생각하지만, 연구는 그렇지 않음을 시사한다. 『프로퍼블리카』[17]의 한 분석에 따르면 제약회사로부터 재정지원을 받은 의사들이 그렇지 않은 의사들에 비해 더 비싼 브랜드 의약품을 처방할 가능성이 더욱 높았다[31]. 누구나 자신의 내재된 비뚤림에 면역력을 가질 수 있다는 가정은 로렌스 레시그가 말한 '윤

---

17. 『프로퍼블리카(ProPublica)』는 미국의 진보 비영리 언론으로 주로 공공의 이익을 위한 탐사보도로 유명하다. 2010년에는 온라인 언론사 탐사보도 분야에서 퓰리처 상(Pulitzer Prize)을 받기도 했다.

리적 터프가이 가정(ethically tough-guy assumption)'과 같다. 이는 어떠한 사안이 살찌지 않기 위해 컵케이크 하나 덜 먹기나, 운전하기 전 술 한 잔을 피하기처럼 단지 한 사람의 의지와 결단력의 문제라고 말하는 것과 같다[40, p.102]. 이러한 가정은 DSM 패널 회원과 가이드라인 개발자들이 제약회사와 상업적 유대를 맺고 있는 데 대한 DSM-5 연구 책임자인 대럴 레지어의 반응에서 명확히 입증된다. 하지만, 레시그는 이에 대해 다음과 같이 간결하게 말한다. "우리가 '터프가이 가정'에 관하여 알고 있는 것은 다음과 같습니다. 그것은 완전히 잘못되었다는 것입니다. 우리의 판단에 작용하는 영향들은 의식 수준에서 작동하지 않습니다. 그것들은 스스로를 드러내지 않습니다… 제도적 부패가 반드시 고려해야 할 심리적인 영향은 바로 그것이 인간의 본질이라는 것입니다" [40, p.103].

이들로부터의 최종 결과는 정신의학의 근거기반이 왜곡되어 비이성적 처방관행과 질 낮은 의료(low-value care)의 동인(driver)이 되었다는 것이다. 오염된 근거기반은 마케팅과 같은 다른 요인들과 함께 신뢰할 수 없는 임상진료지침으로 이어진다. 본 장에서 살펴본 바와 같이, 정신질환의 정의를 지속하여 넓히는 임상진료지침을 만드는 정신과의사들은 종종 시장 확대로 이익을 얻을 수 있는 제약회사들과 광범위한 연계를 맺고 있다. 이러한 관행이 합쳐지면 정상 인간 경험의 의료화, 과잉진단, 과잉처방으로 이어진다.

따라서 상업적 자기 이익과 협회의 자기 이익이 결합할 경우 공식적인 정신과 근거기반에 포함되는 진단 및 치료 권고 사항에 과도한 영향을 미칠 수 있다(예를 들어, DSM의 치료 가이드라인). 그러나 의료 전문가 집단을 포함한 협회 혹은 길드(guild)의 구성원들이 암묵적인 편견과 자기 이익을 반영하는 방식을 스스로 온전히 인식하기를 기대하는 것은 현실에 맞지 않다[57]. 지적 및 '재정적 이해관계 충돌'과 임상시험 데이터에 대한 투명성은 향상되었지만, 보다 포괄적 전략이 필요하다는 것은 분명하다. 아래에서는 정신과의사가 전문 영역 밖의 영향력 있는 경제로부터 적절한 거리를 두는 예방법을 제시한다.

개혁을 위한 해결책 Solutions for Reform

의학적 의사결정(medical decision-making)의 선구자인 해럴드 삭스(Harold Sox)는 이해관계충돌에 관한 『JAMA』의 특별호에서 문제를 간결하게 규명했다. "(이해관계충돌이 존재할 때), 이들 개인과 그들의 공동패널리스트, 대중은 그들의 판단이 이해관계충돌의 영향에서 자유롭다고 확신할 수 없다"[62, p.1739]. 질병의 고전 의료모델로의 정신의학의 패러다임 전환은 제약산업계가 정신과 분류 및 치료에 과도한 영향을 미치는 문을 열어젖혔다. 이제는 정신과 조직(개별 정신과 의사들뿐만 아니라)이 이러한 영향력을 인정하고 그에 따라 대응할 때가 되었다.

첫째, 의미적 의사결정 비뚤림(semantic decision-making biases)은 종종 비판적 사고를 방해하는 방식으로 마케팅 전략과 결합한다는 것을 인식해야 한다. 예를 들어, 환자들뿐만 아니라 정신과의사들까지도 제품 설명서에 나열된 이상반응과 부작용보다는 기업이 홍보하는 정신과 약물의 적응증과 이득을 기억할 가능성이 더 높다. 게다가 의사들은 자동화 사고(automated thinking)[27], '신념에 대한 비이성적 지속성(irrational persistence in belief)'[28], 그리고 새로운 것이 낫다는 비뚤림(newer-is-better bias)에 대해 면역력을 갖고 있지 못하다. 고팔 등(Gopal et al.)이 기술한 것과 같이, 많은 정신과의사는 2세대 또는 3세대 항우울제가 언제나 최우선 치료(treatment of choice)가 된다는 믿음을 내재화해왔다[25]. 한번 처방에 관한 습관이 굳어지면, 바꾸기가 힘들다. 거기에 더하여, 제약회사가 제공하는 세부사항과 마케팅은 "이러한 신약은 어떻게 기존 약물이나 대체 치료법보다 더 나을 수 있는가?"라는 질문보다는 "이 새로운 계열의 약물들 중 어떤 것이 다른 약물보다 더 나은 것인가?"와 같은 질문을 장려한다. 업계가 지배하는 환경에서 합리적인 처방은 다음과 같은 추가 노력을 더욱 필요로 한다. 이러한 미묘하면서도 강력한 영향을 염두에 두어야 하며, 인지 편견이 어디에나 있을 수 있다는 것을 알아야 하며, 치료제에 대한 독립된 정보를 적극적으로 살펴봐야 한다(예: 코크란 데이터베이스, RIAT 재분석, 『PLoS Medicine』 및 『British Medical Journal』 같은 이해 상충에 대한 정책이 강력한 의학 저널에 실린 임상시험 등).

둘째, 의학에서의 기본 원칙 - 무엇보다도 먼저 해를 끼치지 말라(primum non nocere) - 을 수용해야 한다. 물론 이는 쉽지 않다. 무엇인가를 하려 하고 선별하고 개입하려는 양상은 오늘날의 미국 의료에서 특히 강하다. 잘 알려진 바와 같이, 미국 예방 서비스 태스크 포스(the US Preventive Services Task Force)는 처음으로 임신 중 및 산후 기간을 포함하여 13세 이상의 모든 사람들에게 정기 우울증 검진을 권고했다[69]. 하지만 잘 알려지지 않은 사실은 일상에서의 우울증 검진을 뒷받침하는 의학적 근거가 없다는 것이다. 영국의 국가 검진 위원회(United Kingdom's National Screening Committee)[68]와 캐나다의 예방보건 태스크 포스(Canadian Task Force on Preventive Health Care)[34]는 **같은 의학적 근거를 이유로(looking at the same evidence)** 우울증 검진을 권고하지 않았다. 정신과 치료에서 단계적 접근과 신중한 기다림의 중요성은 그것이 의학적 근거에 기반(evidence-based)하고, 환자 중심의 치료(patient-centered care)임에도 불구하고 때로는 오진(malpractice)처럼 여겨지기도 한다. 맨긴 등(Mangin et al.)이 언급했듯이 좋은 치료는 '하지 않음'의 예술(art of 'not doing')이기도 하다[45]. 그건 바로 환자의 최선을 위하는 길이라면 섣불리 치료하지 않고, 검사를 시행하지 않고, 현재의 치료를 멈추기도 하는 까다로운 결정을 내리는 것이다. 예를 들어, 의과 대학이나 정신과 전공의 수련 과정에서는 거의 가르치지 않지만, 우울 증상의 높은 자발적 회복(자연 관해, spontaneous remission)에 대한 보고도 있다 – 한 리뷰 논문은 우울증 발생 3개월 안에 23%, 6개월 안에 32%, 12개월 안에 54%의 자연 회복율을 보고한다[72]. 또한, 다른 연구에서는 우울증의 증상이 약을 사용하지 않은 정신치료에서나[20] 위약 치료[35]에서도 완화되는 것으로 나타났다. 위약 치료가 효과가 있으리라 가정한 이유는 특히 경증 혹은 중등도의 우울증 환자에서 비특이 치료에 순응적이기 때문이다[35]. 위약 연구에서 나타나는 그러한 효과는 따뜻하고 지지적인 환자-의사 관계 때문으로 생각된다[32].

정신의료계가 의약품 산업에 영향을 받는 처방에 대해 면역력을 더욱 많이 얻고자 한다면, 정신과의사들이 먼저 다른 의학 분과 전문가들이 발표하는 가이드라인을 참고해도 된다. 예를 들어, 급성 중이염 치료에 대한 최신 미국 소아과 협회(American Academy of Pediatrics) 가이드라인에서는 항생제를 처방할 때 엄격한 기준이 요구된다[41]. 가이드라인 개발 집단은 재발성 감염을 앓는 어린이에게조차 예방 항생제를 사용하지 말도록 권고한다. 정신의학 분야의 한 리더는 정신질환에 정신과 약을 사용하는 것을 당뇨병에 인슐린을 쓰는 것에 비견할 수 있다는 유명한 발언을 했다[3]. 하지만 정신약물학(psychopharmacology)의 새로운 모델은 아마도 평생 사용하는 인슐린보다는 중이염에 대한 항생제의 신중한 사용과 좀 더 유사할 것이다.

마지막으로, 분명하게도 달성하기 가장 어려운 것은 정신의료 현장에서 전반적 분위기의 변화, 패러다임 전환이다. 유엔 건강권 특별보고관(United Nations' Special Rapporteur on Health)으로 임명된 정신과의사 다이니우스 푸라스(Dainius Puras)는 이러한 노력의 선두에 있었다[56]. 그는 정신건강 분야, 특별히 정신의학에 관하여 탈맥락적인 고찰(decontextualizing), 과잉의료화되는 정서적 고통(over-medicalizing emotional distress)에 대한 고려를 주문한다. 그는 최근 유엔에 제출한 보고서에서 정신질환의 세계 부담에 대한 수사적 및 정책적 이니셔티브(rhetoric and policy initiatives) 대신 '세계 전반에 공통적으로 나타나는 장애물(global burden of obstacles)'에 초점을 두어야 한다고 제안한다. 이는 다시 말해, 정서적 고통의 원인을 설명하는 데 개인 내적인 요인에만 집중하기보다는 정신건강의 사회 결정 요인을 중심에 두어야 한다는 것이다. 과학역사가 미첼 윌슨(Mitchell Wilson)이 약 25년 전에 주장했듯이, 정신과적인 문제들(psychiatric problems)을 '의학적(medical)으로만 바라볼 게 아니라 사회적(social), **정치적(political)** 그리고 법적인 것(legal)'으로 다시 인식해야 한다[73, p.402].

참고문헌

1. American Psychiatric Association. Practice guideline for the treatment of patients with major depressive disorder. 3rd ed. Washington, DC: American Psychiatric Publishing; 2010. https://psychiatryonline.org/pb/assets/raw/sitewide/practiceguidelines/guidelines/mdd.pdf. Accessed 3 Feb 2018.

2. American Psychiatric Association. Practice guideline for the treatment of patients with major depressive disorder, reaffirmed; 2015. https://www.guidelinecentral.com/summaries/practice-guideline-for-the-treatment-of-patients-with-major-depressive-disorder-third-edition/#section-420. Accessed 17 July 2018.

3. Andreasen NC. Brave new brain: conquering mental illness in the era of the genome. New York: Oxford University Press; 2001.

4. Appelbaum PS, Gold A. Psychiatrists' relationships with industry: the principal-agent problem. Harv Rev Psychiatry. 2010;18(5):255- 65. https://doi.org/10.3109/1 0673229.2010.507038.

5. Bachmann q, Aagaard L, Burcu M, Glaeske G, Kalverdijk LJ, Petersen I, et al. Trends and patterns of antidepressant use in children and adolescents from five western countries, 2005- 2012. Eur Neuropsychopharmacol. 2016;26(3):411- 9.

6. Baldwin J. As much truth as one can bear. New York Times Book Review; 1962.

7. Batstra L, Frances A. Diagnostic inflation: causes and a suggested cure. J Nerv Ment Disord. 2012;200(6):474-9. https://doi.org/ 10.1097/NMD. Ob013e318257c4a2.

8 . Pettypiece S. Bloomberg News; 2013. https://www.bloomberg.com/news/articles/2013-01-29/ lilly-profit-beats-anaIyst-estimates-as-cymbaIta-sales-climb. Accessed 22 Aug 2018.

9. Boutron I, Dutton S, Ravaud P, Altman DG. Reporting and interpretation of randomized controlled trials with statistically nonsignificant results for primary outcomes. J Am Med Assoc. 2010;303(20):2058-64.

10. Bracken P, Thomas P, Timimi S, Asen E, Behr G, et al. Psychiatry beyond the current paradigm. Br J Psychiatry. 2012;201(6):430-4.

11. Brauser, D. DSM-5 field trials generate mixed results; 2012. Retrieved from https://www.medscape.com/viewarticle/763519

12. British Psychological Society. DSM 5: The future of psychiatric diagnosis; 2012. Retrieved from https://dxrevisionwatch.files.wordpress.com/2012/02/dsm-5-2012-bps-response.pdf

13. Callaghan GM, Chacon C, Coles C, Botts J, Laraway S. An empirical evaluation of the diagnostic criteria for premenstrual dysphoric disorder: problems with sex specificity and validity [Article]. Women Ther. 2009;32(1):1-21.

14. Carey B. Panel to debate antidepressant warnings; 2006. Retrieved from http://www.nytimes.com/2006/12/13/us/13 suicide.html

15. Carlat D. Unhinged: the trouble with psychiatry - A doctor's revelation about a profession in crisis. New York: First Free Press; 2010.

16. Chiu K, Grundy Q, Bero L. 'Spin' in published biomedical literature: a methodological systematic review. PLoS BioI. 2017;15(9):e2002173.

17. Cosgrove L, Krimsky S, Wheeler EE, Kaitz J, Greenspan SB, DiPentima NL.

Tripartite conflicts of interest and high stakes patent extensions in the DSM-5. Psychother Psychosom. 2014;83(2): 106-13.

18. Cosgrove L, Wheeler EE. Drug firms, the codification of diagnostic categories, and bias in clinical guidelines. J Law Med Ethics. 2013;41

19. Cosgrove L, Vannoy 5, Mintzes B, Shaughnessy AF. Under the influence: the interplay among industry, publishing, and drug regulation. Account Res. 2016;23(5):257-79.

20. Cuijpers P, Karyotaki E, Weitz E, Andersson G, Hollon SD, van Straten A. The effects of psychotherapies for major depression in adults on remission, recovery and improvement: a meta-analysis. J Affect Disord. 2014;159:118-26.

21. Elliott C. Industry-funded bioethics and the limits of disclosure. In: Arnold DG, editor. Ethics and business of biomedicine. Cambridge: Cambridge University Press; 2009. p.150-68.

22. Fontanarosa P, Bauchner H. (Editorial). Conflict of interest and medical journals [Theme issue]. J Am Med Assoc. 2017;317(17).

23. Fournier JC, DeRubeis RJ, Hollon SD, Dimidjian S, Amsterdam JD, Shelton RC, et al. Antidepressant drug effects and depression severity: a patient-level metaanalysis. JAmMed Assoc. 2010;303.

24. Frances A. DSM 5 is guide not bible - simply ignore its ten worst changes; 2012. Retrieved from https://www.psychologytoday.com/blog/dsm5-in-distress/201212/dsm-5-is-guide-not-bible-ignore-its-ten-worst-changes

25. Gopal AA, Cosgrove L, Shuv-Ami I, Wheeler EE, Yerganian MJ, Bursztajn HJ. Dynamic informed consent processes vital for treatment with antidepressants. Int J Law Psychiatry. 2012;35(5-6):392- 7.

26. Gupta H, Kumar S, Roy SK, Gaud RS. Patent protection strategies. J Pharm Bioallied Sci. 201 0;2(1):2-7.

27. Hamm RM. Automatic thinking. In: Kattan MW, editor. Encyclopedia of medical decision making. Thousand Oaks: Sage Publications; 2009a. p.45-9.

28. Hamm RM. Irrational persistence in belief. In: Kattan MW, editor. Encyclopedia of medical decision making. Thousand Oaks: Sage Publications; 2009b. p.640-4.

29. Higgins JPT, Altman DG, Gøtzsche PC, Jüni P, Moher D, Oxman AD, et al. The Cochrane Collaboration's tool for assessing risk of bias in randomised trials. Br Med J. 2011;343

30. Jakobsen JC, Katakam KK, Schou A, Hellmuth SG, Stallknecht SE, Leth-Møller K, et al. Selective serotonin reuptake inhibitors versus placebo in patients with major depressive disorder. A systematic review with meta-analysis and trial sequential analysis. BMC Psychiatry. 2017;17(1):58.

31. Jones RG, Ornstein C. Matching industry payments to Medicare prescribing patterns: an analysis. Pro Publica; 2016. Retrieved from https://static.propublica.org/projects/d4d/20160317-matching-industry-payments.pdf?22

32. Kaptchuk TJ, Friedlander E, Kelley JM, Sanchez MN, Kokkotou E, Singer JP, et al. Placebos without deception: a randomized controlled trial in irritable bowel syndrome. PLoS One. 201 0;5(12):e15591.

33. Keller MB, Ryan ND, Strober M, Klein RG, Kutcher SP, Birmaher 8, et al. Efficacy of paroxetine in the treatment of adolescent major depression: a

randomized, controlled trial. J Am Acad Child Adolesc Psychiatry. 2001;40(7):762-72.

34. Keshavarz H, Fitzpatrick-Lewis D, Streiner DL, Maureen R, Ali V, Shannon HS, et al. Screening for depression: a systematic review and meta-analysis. CMAJ Open. 2013;1(4):EI59- 67.

35. Khan A, Brown WA. Antidepressants versus placebo in major depression: an overview. World Psychiatry. 2015;14(3):294- 300.

36. Kirsch I, Deacon BJ, Huedo-Medina TB, Scoboria A, Moore TJ, Johnson BT. Initial severity and antidepressant benefits: a meta-analysis of data submitted to the food and drug administration. [Comparative study meta-analysis]. PLoS Med. 2008;5(2):e45.

37. Le Naury J, Nardo JM, Healy D, Jureidini J, Raven M, Tufanaru C, Abi-Jaoude E. Restoring study 329: efficacy and harms of paroxetine and imipramine in treatment of major depression in adolescence. Br Med J. 2015;351.

38. Lenzer J. FDA panel urges "black box" warning for antidepressants. Br Med J. 2004;329(7468):702.

39. Lessig L. Republic, lost: how money corrupts congress - and a plan to stop it. New York: Hachette Book Group; 2011.

40. Lessig L. America, compromised. Chicago: University of Chicago Press; 2018.

41. Lieberthal AS, Carroll AE, Chonmaitree T, Ganiats TG, Hoberman A, Jackson MA, et al. The diagnosis and management of acute otitis media. Pediatrics. 2013;131(3):e964-99.

42. Lindsley CW. 2013 trends and statistics for prescription medications in the United States: CNS highest ranked and record number of prescriptions dispensed. ACS Chem Neurosci. 2015a;6(3):356-7.

43. Lindsley CW. 2014 prescription medications in the United States: tremendous growth, specialty/orphan drug expansion, and dispensed prescriptions continue to increase. ACS Chem Neurosci. 2015b;6(6):811-2.

44. Mahableshwarkar AR, Jacobsen PL, Serenko M, Chen Y, Trivedi MH. A randomized, double-blind, placebo-controlled study of the efficacy and safety of 2 doses of vortioxetine in adults with major depressive disorder. J Clin Psychiatry. 2015;76(5):583- 91.

45. Mangin D, Heath I, Jamoulle M. Beyond diagnosis: rising to the multimorbidity challenge. BMJ. 2012;344:e3526.

46. McHenry LB, Jureidini JN. Industry-sponsored ghostwriting in clinical trial reporting: a case study. Account Res. 2008;15(3): 152-67.

47. Mittal M, Harrison DL, Miller MJ, Brahm NC. National antidepressant prescribing in children and adolescents with mental health disorders after an FDA boxed warning. Res Soc Adm Pharm. 2014;10(5):781-90.

48. Meeker AS, Herink Me, Haxby DG, Hartung DM. The safety and efficacy of vortioxetine for acute treatment of major depressive disorder: a systematic review and meta-analysis. Syst Rev. 2015;4:21.

49. Mitchell J, Trangle M, Degnan B, Gabert T, Haight B, Kessler D, Mack N, Mallen E, Novak H, Rossmiller D, Setterlund L, Somers K, Valentino N, Vincent S. Institute for Clinical Systems Improvement. Adult depression in primary care;

2013. Retrieved from http://pcptoolkit.beaconhealthoptions.com/wpcontent/ uploads/ 2016/02/ICSI_Depression.pdf

50. Moynihan R. Caution! Diagnosis creep. Aust Prescr. 2016;39(2):30-1

51. Moynihan R, Cassels A. Selling sickness: how the world's biggest pharmaceutical companies are turning us all into patients. New York: Nation Books; 2005.

52. Moynihan R, Doust J, Henry D. Preventing overdiagnosis: how to stop harming the healthy. Br MedJ. 2012;344:e3502.

53. National Institute for Health and Care Excellence. Depression in adults: recognition and management. Clinical guideline [CG90]; 2016. Retrieved from https://www.nice.org.uk/guidance/cg90/resources

54. Pae CU, Wang SM, Han C, Lee SJ, Patkar AA, Masand PS, et al. Vortioxetine: a meta-analysis of 12 short-term, randomized, placebo-controlled clinical trials for the treatment of major depressive disorder. J Psychiatry Neurosci. 2015;40(3):174-86.

55. Pigott HE, Leventhal AM, Alter GS, Boren 11. Efficacy and effectiveness of antidepressants: current status of research. Psychother Psychosom. 2010;79(5):267-79.

56. Pūras D. Report of the special Rapporteur on the right of everyone to the enjoyment of the highest attainable standard of physical and mental health; 2017. Retrieved from https://www.un.org/en/ga/search/view_doc.asp?symbol=A/72/137

57. Quanstrum KH, Hayward RA. Lessons from the mammography wars. N Engl J Med. 2010;363:1076- 9.

58. Regier D. In Elias, M, USA Today: contlicts of interest bedevil psychiatric drug research; 2009. Retrieved from https://usatoday30.usatoday.com/news/ health/2009-06-02-psychiatry-drugs-conflicts_N.htm

59. Rush AJ, Trivedi MH, Wisniewski SR, Nierenberg AA, Stewart JW, Warden D, et al. Acute and longer-term outcomes in depressed outpatients requiring one or several treatment steps: a STAR*D report. Am J Psychiatr. 2006;163(11):1905-17.

60. Schwartz LM, Woloshin S. Low "T" as in "template": how to sell disease. JAMA Intern Med. 2013;173(15):1460-2.

61. Sismondo S. Key opinion leaders and the corruption of medical knowledge: what the Sunshine Act will and won't cast light on. J Law Med Ethics. 2013;41(3):635-43.

62. Sox H. Contlict of interest in practice guidelines panels. JAMA. 2017;317(17):1739-40.

63. Spitzer RL, Williams JB, Endicott J. Standards for DSM-5 reliability. Am J Psychiatr. 2012; 169(5):537.; author reply 537-538.

64. Trivedi MH, Rush AI, Wisniewski SR, Nierenberg AA, Warden D, Ritz L, et al. Evaluation of outcomes with citalopram for depression using measurement-based care in STAR*D: implications for clinical practice. Am J Psychiatr. 2006;163(1):28-40.

65. Thompson DF. Two concepts of corruption. Edmond J. Safra working papers, no. 16; 2013. Retrieved from https://papers.ssrn.com/sol3/papers.cfm?abstract_ id=2304419

66. Thompson DF. Understanding financial conflicts of interest. N Engl J Med.

1993;329(8):573-6.

67. Turner EH, Matthews AM, Linardatos E, Tell RA, Rosenthal R. Selective publication of antidepressant trials and its influence on apparent efficacy. N Engl J Med. 2008;358

68. UK NSC depression screening recommendation; 2015. Retrieved from https://legacyscreening.phe.org.uk/depression

69. United States Preventive Services Task Force. Screening for depression in adults: US Preventive Services Task Force recommendation statement. J Am Med Assoc. 2016;315:380-7. Retrieved from https://www.uspreventiveservicestaskforce.org/Page/Document/RecommendationStatementFinal/depression-in-adults-screening1#copyright-and-source-information

70. Van Weel-Baumgarten EM, Van Gelderen MG, Grundmeijer HGLM, Light-Strunk E, Van Marwijk HWJ, Van Rijswijk HCAM, et at. NHG-Standard depression (second revision). Huisarts Act. 2012; 252-259. Retrieved from: https://www.nhg.org/standaarden/volledig/nhg-standaard-depressie-tweede-herziening.

71. Woloshin S, Schwartz LM. Giving legs to restless legs: a case study of how the media helps make people sick. PLoS Med. 2006;3(4):e170.

72. Whiteford HA, Harris MG, McKeon G, Baxter A, Pennell C, Barendregt JJ, Wang J. Estimating remission from untreated major depression: a systematic review and meta-analysis. Psychol Med. 2013;43(8):1569-85.

73. Wilson M. DSM-III and the transformation of American psychiatry: a history. Am J Psychiatr. 1993;150(3):399-410.

74. Yank V, Rennie D, Bero LA. Financial ties and concordance between results and conclusions in meta-analyses: retrospective cohort study. Br Med J. 2007;335(7631):1202-5.

75. Yavchitz A, Boutron I, Bafeta A, Marroun I, Charles P, Mantz J, et al. Misrepresentation of randomized controlled trials in press releases and news coverage: a cohort study. PLoS Med. 20 12;9(9):e1001308.

76. Yavchitz A, Ravaud P, Altman DG, Moher D, Hrobjartsson A, Lasserson T, et al. A new classification of spin in systematic reviews and meta-analyses was developed and ranked according to the severity. J Clin Epidemiol. 2016;75:56-65.

4

정신과 약물치료에 대한
대안적 접근

An Alternative Approach
to Drug Treatment in Psychiatry

필자 조아나 몬크리프(Joanna Moncrieff)[1]

소속

(1) University College London, London, UK

키워드 정신약물학(Psychopharmacology) – 항정신병약물(Antipsychotics) – 항우울제(Antidepressants) – 약물작용모델(Models of drug action)

도입: 약물작용모델 Models of drug action

현재 정신과 약물은 특정 정신질환의 증상을 일으키는 원인으로 생각되는 기저의 뇌 이상을 정상화하는 데 도움을 줌으로써 이로운 효과를 발휘한다고 추측된다. 항정신병약물은 정신병적 증상이나 조현병(schizophrenia)을 일으키는 병리를 돌이킨다. 항우울제는 우울증 증상을 일으키는 생물학적 과정에 작용하고, 기분안정제는 비정상적인 감정기복(mood swings)을 일으키는 과정을 정상화한다고 여겨진다. 기저의 병리는 때때로 신경전달물질이나 신경회로의 불균형 때문에 생긴다고 여러 이론이 제시하지만[15], 어느 하나의 이상으로 특정되진 않는다. 제약업계는 약물작용에 대한 이러한 견해를 홍보한다. 이들 회사의 웹사이트에서는 정신과 약물이 "뇌에서 자연적으로 발견되는 화학 물질의 균형을 꾀한다"는 이론이 자주 언급된다[12]. 영국왕립정신의학회(United Kingdom's Royal College of Psychiatrists)와 같은 전문가 협회에서 만든 문헌에서도 같은 내용을 전한다. 예를 들어, 항우울제에 관한 영국왕립정신의학회의 안내 책자에서는 다음과 같이 기술한다. "항우울제는 신경전달물질(neurotransmitters)이라 불리는 뇌에서 작용하는 특정 화학물질의 활성을 증가시킴으로써 작용한다고 여겨진다 … 우울증에 가장 많이 관여하는 화학물질은 세로토닌(serotonin)과 노르아드레날린(noradrenalin)이라고 생각된다"[33]. 미국정신의학회(American Psychiatric Association, APA)는 "뇌 안 화학물질의 수준을 교정하기 위해 항우울제를 처방할 수 있다"고 제안한다[3].

약물 작용에 대한 가정은 잘 논의되지 않지만, 이러한 견해는 필자가 질병중심모델(disease-centred model) 또는 약물작용이론(theory of drug action)이라고 제시하는 것이다([표 4.1]). 질병중심의 정신의학 모델은 일반의학으로부터 차용되었으며, 대부분의 현대 의약품들이 이러한 방식으로 정확하게 이해된다. 비록 대부분의 의학 치료가 원래의 질병 경과를 되돌리지는 않지만, 증상을 일으키는 생리 과정에 작용한다. 예를 들어, 베타효능제(beta agonist) 약물은 기도 폐쇄를 완

[표 4.1] 약물 작용에 관한 두 가지 모델

질병중심모델(Disease-centred model)	약물중심모델(Drug-centred model)
약은 뇌의 비정상 상태가 정상화하는 것을 도움	약이 뇌 상태의 변화를 만들어낼 수 있음
질병 치료 수단으로서의 약	정신활성물질(*psychoactive drugs*)로서의 정신과 약
약은 기저 질환의 과정에 작용하여 치료 효과를 보임	행동 및 정서 문제에서 약물 유도 변화의 상호작용에 의한 치료 효과를 보임

화하고, 항암치료제는 암세포의 비정상 분열에 길항작용을 한다. 파라세타몰(paracetamol)이나 비스테로이드성 소염제(non-steroidal anti-inflammatory drugs)도 통증을 일으키는 생리 과정에 작용하여 질병중심 방식으로 작용한다[1].

질병중심모델은 약물이 특정한 신체 이상이나 질병을 가진 사람들에게만 관련된 효과를 발휘한다고 가정한다. 따라서 약물의 작용은 질병 과정에 대한 치료 효과와 '부작용'으로 의미 있게 나눌 수 있다. 치료 효과는 기저 병리를 가진 사람들에게만 나타난다.

정신질환에서 약물의 영향에 대한 대안적 설명은 약물작용에 대한 '약물중심'모델이라고 할 수 있다. 이 모델은 정신과 약물이 혈액-뇌 장벽(blood-brain barrier)을 가로질러 뇌의 기능에 영향을 미치는 물질(substances)이라는 점에서 '정신활성'약물('psychoactive' drugs)로 여겨질 수 있음을 강조한다. 즉, 이 약물을 복용하는 모든 사람에게 특정 정신, 행동 변화를 유발한다는 것이다[22]. 이 견해에 따르면 정신과 치료제와 알코올 및 코카인 같이 쾌감을 주는 정신활성제의 본질은 다르지 않다. 모든 정신활성약물은 사람들이 생각하고 느

---

1. 수용전념치료(acceptance and commitment therapy, ACT)의 '기능정신약물학(functional psychopharmacology)' 관점은 비판정신의학에서 말하는 '약물중심'모델을 수용하는데 중요한 지침이 된다. 기능정신약물학에서는 환자가 자신의 가치 방향으로 온전한 삶을 사는데 약물이 얼마나 잘 도와주느냐가 핵심이다. 약물을 통해 증상을 완화하여 고통스러운 내적 경험과 맺는 관계를 부드럽게 변화시켜 증상을 기꺼이 경험하고 수용하게끔 하는 것이다. 그렇기 때문에 정신질환의 증상을 없애거나 통제하는 것보다 건강하고 활력 있는 삶을 살도록 약을 적절히 활용함이 중요하다고 말한다. 약은 행동 및 감정회피를 줄이는 용도로 사용할 수 있고, 이를 통해 삶의 참여를 촉진하도록 기능할 수 있다. 수용전념치료에서는 기능정신약물학 원리를 따르다보면 약물을 구체적 목표에 맞춰 정밀하고 한시적으로 사용하게 될 것이라고 한다. 약의 기능적 사용을 위해서는 약의 효과와 부작용을 견주어 적절히 사용하고 적정 때에 서서히 덜어가는 지혜가 필요하다[구버트 저, 나경세 역, 『수용전념치료의 이론과 실제』 참조].

끼고 행동하는 방식에 영향을 미치는 신체, 정신 상태를 변화시킨다. 그리고 다른 종류의 물질은 몸과 마음에 각각 다른 영향을 미친다. 어떤 약물들은 적어도 일부 사람들에게는 그들이 바라는 정도의 효과를 나타내지만, 다른 어떤 약물들은 무언가 불편한 몸과 마음의 변화를 일으키기도 한다. 약물중심모델은 정신과적 증상이 있는 사람들에게 약이 투여되었을 때 보이는 변화가 바로 이러한 정신활성을 일으키는 특성으로 설명될 수 있다고 제시한다. 예를 들어, 벤조디아제핀(benzodiazepine) 및 알코올과 같은 약물은 각성을 감소시키고 기분 좋은 평온과 이완 상태를 유발한다. 이 상태는 극도로 불안해하거나 동요하는 사람에게 안도감으로 경험될 수 있다. 하지만 이런 약을 복용한다고 해서 개인을 '정상' 혹은 증상 이전의 상태로 되돌리는 건 아니다. 이는 단지 약물에 의해 안정된 상태가 불안보다 더 나을 수 있다는 것이다.

현대 의학에서 약물중심모델 방식으로 작동하는 약물의 예는 거의 없다. 하지만 역사를 통해 볼 때 알코올의 정신활성 효과는 진통제 특성의 중요한 부분이다. 마약성 진통제(opiates) 또한 부분적으로는 약물중심의 기전을 통해 작용한다. 통증 자극의 전도를 억제함으로써 직접 통증을 감소시키기도 하지만(질병중심 기전), 정서적 무관심과 분리의 인공적인 상태로 유도하는 정신활성약물이기도 하다. 통증을 줄이기 위해 마약성 진통제를 복용해 본 사람들은 여전히 통증이 있지만 더 이상 문제에 대해 신경을 쓰지 않게 된다고 말하기도 한다. 이것이 바로 약물중심 효과다.

약물중심모델에 따르면, 정신과 약물은 신체의 변화뿐만 아니라 마음과 행동의 변화를 통해 전반적 상태를 바꾼다. 약을 통한 이러한 변화는 정신질환의 증상과 상호작용하며, 때때로 이 상호작용을 통한 조정은 정신질환 당사자뿐 아니라 주변 사람들에게도 도움이 된다고 여겨진다.

약물작용모델의 역사 History of Models of Drug Action

1950년대 현대적 정신과 약물이 소개되기 시작했을 때 각각의 약물은 약물중심모델을 기반으로 이해된다. 예를 들어, 당시에 '주요 신경안정제(major tranquilizer)'로 알려진 항정신병약물(antipsychotics)은 특별한 종류의 진정제(sedative)로 생각되었다. 이들은 단순히 잠을 유도하지 않고도 생각을 늦추고 감정을 둔화시킬 수 있기 때문에 급성 정신병적 에피소드와 같은 상황에서 특히 유용했지만, 이 자체가 병을 표적으로 하는 치료법(disease-targeting treatment)으로 여겨지지는 않았다. 하지만 1970년대에 이르러 이러한 관점은 힘을 잃는다. 그리고 정신과 약물에 대한 질병중심모델이 주류가 된다. 정신과 약물은 기저 질환이나 이상을 표적으로 하며, 이를 전적으로 혹은 부분적으로 돌이키는 구체적인 치료법으로 여겨졌다. 이러한 변화는 약물의 이름이 붙여지고 분류되는 방식에서 가장 분명하게 나타난다. 1950년대 이전에 약물은 각각의 정신 활성 효과에 따라 분류되었다. 하지만 1950년대 이후, 정신과 약물은 그 각각이 치료 효과를 가진다고 생각되는 정신질환의 종류에 따라 명명되고 분류된다. 현대의 약물 범주는 '항정신병약물', '항우울제(antidepressants)', '항불안제(anxiolytics)', '기분안정제(mood stabilizers)' 등으로 분류된다.

질병중심모델의 우위와 진실에 대한 압도적인 증거로 인해 약물 작용모델은 주도권을 잡지 못했다. 과거에나 지금에나 정신과 약물이 질병 중심 또는 질병 표적 작용을 갖는다는 확실한 증거는 없다[22, 25]. 그동안 약물 작용의 대안 이론에 대한 어떠한 실제적인 논쟁도 존재하지 않았다. 질병중심모델이 약물중심 관점을 바로 이어받고, 약물중심모델은 간단히 사라져버린다. 사람들은 정신과 약물이 어떻게 작용하는지 이해하는 또 다른 방식이 있음을 잊게 되었다.

약물 작용의 근거 Evidence on Drug Action

현재 정신건강 문제를 치료하기 위한 약물의 사용은 위약 대조 연구 결과에 달렸다. 그러나 이러한 연구를 통해 약물이 질병중심 작용을 하는지 약물중심 작용을 하는지는 구분하지 않는다. 이 연구들은 약물이 비활성 물질인 위약과 다른 효과가 있음을 나타낼 뿐이다.

약물이 질병중심으로 작용함을 드러내는 증거는 다음과 같다.

정신질환의 신경화학적 기원에 관한 연구

Research on the Neurochemical Origins of Mental Disorders

특정 신경전달물질이 특정한 정신질환의 원인과 관련 있다는 가

설들이 무성하다. 특정 정신질환이 약물에 의해 역전된 어떠한 신경화학적 이상과 관련 있다는 증거가 확인되면, 이는 질병중심 약물작용이론에 대한 근거가 될 수 있다. 예를 들어 항정신병약물은 여러 신경전달물질 중에서 도파민에 영향을 미친다고 알려져 있다. 하지만 조현병이나 정신증에 특이적이나 이전의 약물치료에 독립적인 도파민 계통의 불균형에 대한 증거는 여전히 미약하다[19, 23]. 예를 들어, 사후 뇌 및 도파민 대사 산물의 도파민 함량에 대한 연구에서는 도파민이 음성으로 나온다. 조현병 환자들의 뇌에서 확인된 도파민 D2 수용체의 농도 증가는 약물치료의 영향으로 나타났다. 최근의 연구들은 급성 정신증 환자들의 도파민 활성의 간접적 측정 결과가 때로 비정상적으로 나타난다고 보고한다. 그러나 우리는 도파민이 어떠한 특정 정신질환과의 관계를 혼란시킬 수 있는 각성, 활동, 스트레스를 포함한 기능 범위와 관련된다는 사실을 알고 있다[23]. 게다가 이런 연구들에서 약물 사용 경험이 없는(drug-naive) 연구 참가자의 비율은 낮다.

우울증이 약물에 의해 돌이킬 수 있는 뇌 화학물질의 이상에 의한 것인지에 관한 증거는 더욱 모순적이다. 예를 들어 세로토닌 수용체에 관한 연구들을 살펴보면, 어떤 연구에서는 우울증에서 세로토닌이 증가하고, 어떤 연구에서는 감소하며, 또 다른 연구에서는 차이가 없다고 보고한다[26]. 트립토판[2]의 고갈이 우울증을 유발한다

---

2. 트립토판(tryptophan)은 신경전달물질인 세로토닌, 호르몬인 멜라토닌, 그리고 비타민 B3 등의 전구체다. 트립토판은 5-hydroxytryptophan(5-HTP)으로 전환된 후에 세로토닌으로 바뀐다. 식이를 통한 트립토판의 보충으로 뇌 속의 세로토닌 수치를 높일 수 있다는 가설이 제기되었으나 아직까진 그에 대한 근거가 없다고 알려져 있다.

는 주장이 있지만, 이 연구에서는 이전에 SSRI로 치료한 경험이 있는 사람들과 관련 있다고 나타났으며, 건강한 지원자들을 대상으로 한 관찰에서는 그러한 영향을 볼 수 없다[29]. 2001년 미국의 대표적인 정신과 교과서 중 하나인 『임상정신의학(*Textbook of clinical psychiatry*)』에서는 "우울증에서 세로토닌은 그 기능이 떨어지기도 하고(hypofunction) 높아지기도 한다(hyperfunction)"고 결론지었다[11]. 2013년, 정신약물학자인 스테픈 스탈(Stephen Stahl)은 "기분장애와 우울증에서 모노아민 이론[3]의 직접적인 근거를 여전히 찾지 못했다"고 결론지었다[35, p.262].

비특이적인 약물과의 비교 Comparisons with Non-Specific Drugs

비록 약물은 약물중심 기전을 통해서 유용한 효과를 발휘할 수 있지만, 질병 특이적 효과를 가진 것으로 여겨지는 약물은 그 정의상 비특이적인 약물 유발 효과만을 만드는 약보다 더욱 효과적이어야 한다. 따라서 '항우울제'로 여겨지는 약물은 우울증의 생물학적 근거에 작용하지 않는 약보다 우수해야 하며, 정신병적 증상의 추정 근거에 효과를 발휘하는 약물은 이러한 과정에 작용하지 않는 약보다 우

---

3. 모노아민 이론(monoamine theory)은 우울증의 생물학적 원인에 대한 고전적 이론이다. 이 이론에서는 모노아민 신경전달물질의 부족이 우울증을 야기한다고 설명한다. 모노아민에는 세로토닌(serotonin), 도파민(dopamine), 노르에피네프린(norepinephrine) 이렇게 세 가지가 있다. 과거에는 이 모노아민 중 하나 이상이 부족할 경우 우울증이 생길 수 있고, 우울증의 치료는 모노아민을 보충한다고 생각되었다. 하지만 이 연구에 대한 근거는 부족한 것으로 밝혀졌다. 이후 모노아민 수용체 이론이 부각되었으나 이조차 온전히 우울증 이론을 설명하지 못한다고 알려졌으며, 현재는 수용체 이후 단계의 신호전달(signal transduction) 연쇄반응체계(cascade system)의 이상이 가능성 높은 이론으로 제기되고 있다.

수해야 한다. 그러나 이미 보고된 비교연구는 특이성(specificity)에 대한 견해를 강하게 뒷받침하지 못한다. 예를 들어, 항우울제로 보통 간주하지 않는 수많은 약물은 무작위대조연구에서 위약보다 우수하거나 표준 항우울제와 동등한 것으로 밝혀졌다. 이 목록에는 항정신병약물[32], 벤조디아제핀 및 정신자극제(stimulants)[21] 등과 같은 다양한 작용을 하는 물질이 포함된다. 또한, 항우울제 자체는 다양한 화학물질의 범주에서 비롯되며 다양한 생리적 영향을 유발하기에 그들의 작용에 대한 공통 기저 경로가 있다고 믿기는 어렵다.

항정신병약물이 다른 종류의 진정제(sedative drugs)보다 더 효과 있다는 증거는 거의 없다. 조현병 환자에 관한 초기 두 연구에서는 항정신병약물 도입 이전에 쓰인 가장 일반적인 약물치료인 바비튜레이트(barbiturates)를 복용한 사람에 비해 항정신병약물인 클로르프로마진(chlorpromazine)을 복용한 사람에서 더 큰 효능을 보였다[8, 9]. 그러나 항정신병약물과 벤조디아제핀의 비교에서는 많은 경우 벤조디아제핀이 동등하거나 우월하다고 생각되는 엇갈린 결과를 낳았다[37].

하지만 약물중심모델에 근거를 둔다면 항정신병약물은 사용 초기에 연구자들이 가정한 것처럼, 다른 진정제보다 더 우수할 수 있다. 다시 말해서, 항정신병약물은 근본 질병 과정을 역전시키기보다는 그들이 유도하는 특정 신경학적 상태 때문에 특별히 효과가 있을 수 있다. 정신증의 생물학적 기초에 관여한다고 생각되지 않는 메커니즘에 의해 유사한 상태를 만들어내는 약과 비교해야만 그것들이 질병 특이 작용을 가지는 것을 확인할 수 있었다. 그러한 비교를 찾기는 어렵다. 아편 제제는 항정신병약물과는 다른 성질을 띠고 다른 생리적 및 신경학적 효과 프로파일을 가지지만, 정서적 무관심 (emotional indifference)이라는 특징적인 상태를 유도한다는 점에서 흥미롭다[1]. 이 연구에서는 급성 조현병 치료에서 아편류와 클로르프로마진의 차이를 발견하지 못했다. 따라서 전반적으로 항정신병약물이 다른 진정제보다 더 효과 있다는 근거는 결론을 내기 힘들고, 비슷한 감정 둔화 효과를 가지는 진정제에 대한 우월성도 아직 입증되지 못했다.

리튬(lithium)은 때때로 질병 특이적 정신과 약물의 가장 대표적인 예라고 여겨진다. 하지만 이미 문헌을 통해 입증된 리튬의 진정, 인지속도의 저하와 같은 정신활성 효과는 약물중심 효과에 대한 대안적 설명이 된다[17, 18]. 몇몇 비교 연구에서 리튬이 급성 조증이나 감정 동요가 있는 정신증 치료에서 다른 진정제들에 비해 그 효과가 우수하지 않음을 발견했다[6, 10, 16, 31]. 이러한 연구 중 하나는 다른 종류의 정신증과 비교할 때 조증 환자에 대한 리튬과 피모자이드(pimozide)의 전반적인 효능에는 차이가 없지만, 리튬은 다양한 진단 범위를 가진 사람들의 조증 증상에 더욱 효과 있음을 보여주었다. 그러나 이 점을 지적하기 위해서 복합적인 분석이 필요했으며, 두 가지 약물의 직접 비교는 없었다[16]. 반대로 또 다른 연구에서는 리튬과 클로르프로마진의 차이를 발견하지 못했다[31].

동물 실험 Animal Studies

특정 약물을 선별해내기 위해 정신질환의 동물 실험 모델이 개발되었다. 동물 모델의 타당성에 대해 수많은 비판이 제기될 수 있지만, 특정 약물이 이 모델 안에서 실험된다면 이는 약물 작용의 질병 중심모델을 지지할 근거를 추가하는 기회가 될 수 있다. 각각의 연구에서 다양한 결과가 나올 뿐만 아니라, 우울증의 동물 모델을 통해 암페타민, 아편제제, 항정신병 약물 등 항우울제 외의 약물도 항우울 효과를 낸다는 것을 확인할 수 있었다. 더욱이 SSRI와 같은 항우울제는 때때로 우울증 치료 효과를 나타내지 않기도 한다[5].

암페타민과 같은 정신자극제의 지속 사용은 정신증을 유발한다고 알려져 있다. 정신병의 동물 모델은 '암페타민 유발 상동증(stereotypy; repetitive stereotyped movements)'을 포함한다. 다른 신경전달물질도 관련될 수 있으나, 특히 도파민은 정신자극제 유발 운동장애의 발생에 관여하는 것으로 알려졌다[4]. 따라서 도파민 차단제가 상동증을 감소시킴은 놀라운 일이 아니다. 하지만 이 실험은 항정신병 작용보다는 도파민 차단을 확인하는 연구로 볼 수 있다. 한편, 클로자핀과 같은 상대적으로 약한 도파민 차단 효과를 가지는 비정형 항정신병약물[4]은 상동증을 억제하는 데 그리 효과적이지는 않다[36].

---

4. 비정형 항정신병약물(atypical antipsychotics)은 도파민과 세로토닌 수용체 둘 다에 작용하기에 세로토닌-도파민 길항제(serotonin-dopamine antagonists)라고 불리기도 하고, 주로 도파민 수용체에 작용하는 1세대 항정신병약물과의 차이를 부각하기 위해 2세대 항정신병약물(second-generation antipsychotics)로 부르기도 한다. 비정형 항정신병약물은 정형 항정신병약물(typical antipsychotics)과는 달리 조현병뿐 아니라 우울증, 양극성 장애와 같은 기분장애 치료제로도 쓰여 작용 스펙트럼이 넓다는 특징을 갖는다. 그리고 파킨슨 증후군(Parkinson's syndrome), 급성 근긴장 이상증(acute dystonia), 정좌불능증(akathisia)과 같은 추체외로 부작용이 적다. 하지만 대사증후군(metabolic syndrome)의 발생 가능성이 크다는 단점 또한 가진다.

약물중심모델에 따른 약물 사용 Using Drugs According to a Drug-Centred Model

질병중심모델에 분명한 근거가 없다면, 약물작용에서 약물중심모델이 또 다른 가능성으로 받아들여져야 한다. 이러한 정신과 약물의 '정신활성' 효과가 거의 주목받지 못했을지라도 정신과 약물이 정상 정신 기능을 변화시킬 수 있다는 데에 이의를 제기하는 사람은 아무도 없을 것이다. 이러한 효과가 정신질환의 진단기준을 구성하는 사고와 행동에 아무런 영향을 주지 않는다고 인정하기는 어렵다.

정신과 약물 사용에 대한 약물중심접근은 현재의 정신의학 지식과 진료행위에 근본적인 이의를 제기한다. 정신과의사들은 그 자신이 특정 상태에 대한 치료약을 처방하는 대신에, 사람들에게 도움이 될 수도 있고 그렇지 않을 수도 있는 약물유발 상태를 만드는 약을 제공한다고 봐야 한다. 이를 양심적으로 하기 위해 약을 처방하는 의사는 각각의 정신과 약물이 유발하는 상태의 종류와 약을 짧게 그리고 길게 복용했을 때 겪을 모든 결과에 대한 포괄적인 정보를 알아야 한다. 그래야만 환자가 약 복용을 통해 해악보다는 이득을 얻을 수 있는지를 스스로 선택하도록 도울 수 있다.

불행하게도, 정신과 약물 연구는 질병중심모델에 관점이 제한되어 왔다. 그로 인해 우리는 각 약의 전체 효과 범위에 대해 제한된 정보만 갖고 있다. 우리는 정신과 약을 복용하면 어떤 느낌을 갖게 되는지 거의 알지 못한다. 생리적 및 생화학적 연구는 도파민 또는 세로토닌 수용체 수준과 같은 추정되는 질병 기전에 대한 약물의 영향

[표 4.2] 정신과 약물의 정신활성 효과(Psychoactive effects of psychiatric drugs)

약물의 종류	정신활성 효과[6]
항정신병약물 (Antipsychotics)	진정(sedation), 주관적 및 객관적 인지 둔화 및 손상 (subjective and objective cognitive slowing or impairment), 정서적 둔화/무관심(emotional blunting/indifference), 성욕 감소(reduced libido), 불쾌감(dysphoria)
삼환계 항우울제 (Tricyclic antidepressants)	진정(sedation), 인지 손상(cognitive impairment), 불쾌감(dysphoria)
SSRI 계통의 항우울제 (SSRIs and related antidepressants)	졸리움(drowsiness), 졸음증(lethargy), 정서적 둔화(emotional blunting), 불쾌감(dysphoria)
리튬(Lithium)	진정(sedation), 인지 손상(cognitive impairment), 졸음증(lethargy), 정서적 둔화(emotional blunting), 불쾌감(dysphoria)
벤조디아제핀 (Benzodiazepines)	진정(sedation), 인지 손상(cognitive impairment), 신체적 및 정신적 이완(physical and mental relaxation), 유쾌감(euphoria)
정신자극제(Stimulants)	증가된 각성(increased arousal), 경계유지 및 집중(vigilance and attention), 유쾌감(euphoria)

에 초점을 두고 있으며, 약물이 가지는 다른 많은 영향을 무시했다. 신체가 약물의 다양한 효과에 대한 내성[5]을 만드는 속도와 금단 증상[6]의 특성과 지속시간(duration)을 포함하여, 약물 복용의 장기적 결과(long-term consequences)에 대한 연구가 특히 부족하다.

---

5. 내성(tolerance)은 같은 약물 또는 약리작용이 유사한 약물을 반복적으로 투여한 경우, 효과가 점점 감소하는 것을 말한다. 내성이 생길 경우 같은 효과를 경험하기 위해 더 많은 약물 투여가 필요하기도 하다. 정신과 약물 중에서는 특히 벤조디아제핀 계열 약물이 내성과 금단 증상(withdrawal symptom)이 발생할 가능성이 크다.
6. 약물 금단(withdrawal)은 약물을 장기간 복용하여 약물 없이 견디기 어려워진 다음 그 약물을 중지한 경우에 나타나는, 고통이 수반되는 정신적, 신체적 증상을 말한다. 약의 연속 복용 기간이 길수록 증상으로 인한 힘듦이 더 클 수 있다. 금단 증상으로는 구토, 설사, 혈압상승, 땀남, 빠른맥, 불안 등이 나타날 수 있다.

우리는 아직 많은 것을 탐구하고 명확히 해야 한다. 하지만 환자들과 연구 참가자들의 산발적인 보고와 그들에 대한 상세한 정보를 제공하는 방식으로 탐구한 소수의 연구들로부터 각각의 다른 약들이 유발하는 여러 상태를 어느 정도 이해할 수 있다([표 4.2])[7].

정신증 치료에 대한 약물중심접근 A Drug-Centred Approach to the Treatment of Psychosis

다양한 종류의 약물들은 급성 정신증이나 조증 삽화를 경험하는 사람에게 도움이 될 수 있다. 모든 종류의 진정제는 각성을 줄이는 데 도움이 될 수 있다. 일부 연구에 따르면 벤조디아제핀 같은 진정제는 정신병적 증상을 감소하는 데 도움될 수 있다[37]. 항정신병약물은 단순한 진정 작용으로 설명되지 않는 인지 둔화, 자발성 및 동기의 저하, 그리고 감정의 폭 감소와 같은 신경학적 억제(neurological inhibition)라는 특정 상태를 만들어낸다[7, 27]. 이러한 영향은 감정 고통과 정신병적 증상의 강도를 낮출 수 있다. 일부 연구는 항정신병약물 치료가 비정상 사고를 완전히 없애지는 못하지만, 그것들로부터의 염려는 덜 수 있음을 보여준다[20]. 항정신병약물로 인한 진정 효과와 신체 억제 효과는 급성 정신증과 조증이 있는 사람들에게 미치는 영향

---

7. 정신과 약물 분류에서 각 약물의 효과는 다양하며, 항정신병약물로 분류된 약물들의 효과가 특히나 각기 다른 양상을 보인다. 이 표에서 언급된 정보는 같은 분류 내 각각의 약물의 차이가 있지만 그 안에서 특히 두드러진 특성에 대한 요약이다[필자 주].

에도 상당한 역할을 할 가능성이 있다. 또한, 이러한 효과들을 통해 항정신병약물이 '급성 신경안정제(rapid tranquilisation)'로서 난폭 행동 (aggressive behaviour)에 대한 효과적인 개입으로 작동할 수 있다[2].

하지만 항정신병약물로 인한 변화로 전반적 기능(global functioning) 의 손상을 경험할 수 있음 또한 명백하다. 이는 그중에서도 정신과 약이 처방되는 경우에, 특히 정신증상이 완전히 회복된 사람들에게 중요하다. 이러한 상황에서 체중 증가, 당뇨병, 심혈관 질환, 지연이 상운동증(tardive dyskinesia), 뇌 용적 감소를 포함하여 항정신병약물과 관련된 상당한 피해는, 장기간 치료를 통한 재발 위험 감소로 얻을 수 있는 이득보다 더 클 수 있다[24, 30].

우울증 치료에 대한 약물중심접근 A Drug-Centred
Approach to the Treatment of Depression

삼환계 항우울제는 진정 효과가 강하다. 이는 진정 작용을 위해 쓸 수 있는 진정제의 종류가 많지만, 우울증뿐 아니라 다른 정신질 환에서도 경험되는 불안과 불면 증상에 유용할 수 있음을 시사한다. SSRI 항우울제는 더욱 미묘한 정신활성 효과를 가지며 진정효과는 크 지 않다. 이들 약제는 감정의 강렬함이나 돌출을 감소시키는 감정 억 제 상태를 만들어낸다. 사람들은 마음이 너무나도 괴로운 나머지 이런 효과를 바랄 때가 있다. 하지만 대부분의 사람은 항우울제가 자신들의 증상을 만들어내는 근원적인 생화학 불균형을 돌이켜 그들을 정상 상태로 되돌리는 데 도움을 준다고 믿기에 항우울제를 복용한다.

위약대조군연구(placebo-controlled trials)는 항우울제를 위약과 거의 구분할 수 없으며 그 효과는 임상에서 유의하지 않다는 것을 시사한다[28]. 비록 항우울제는 항정신병약과 관련된 흔하고 심각한 부작용을 보이진 않지만, 일시적 성기능 장애와 같은 일반적인 부작용을 일으킬 수 있다. 드물지만 지속성 성기능 장애나 잠재적으로 생명에 영향을 줄 수도 있는 부작용인 지속성 금단 반응이 발생하기도 한다 [13, 14]. 특히 청소년이나 젊은 성인(18~24세)의 경우, 항우울제가 자살 시도나 공격성과 같은 동요 상태를 일으킬 수도 있다[34]. 따라서 현재까지의 근거는 새로운 항우울제가 정신 변화 효과(mind-altering effects)로 인한 한계이득[8]이 부작용의 위험을 초과하지 않을 가능성이 있음을 시사한다.

결론

정신과 약물이 어떻게 작용하는지에 관한 전통적인 관점, 즉 약물이 질병 과정에 반대로 작용한다는 가설은 아직 충분한 근거가 없다. 정신과 약물이 신체와 정신의 변화된 상태를 유도하는 정신활성물질이라는 사실은 약물이 정신질환 당사자에게 어떤 영향을 미치는지에 대한 대안을 제공한다. 예를 들어, 항정신병약물에 의해 유도되

---

8. 한계이득(marginal benefit)은 경제학 용어로 어떤 행위를 하나 더 실행에 옮길 때 추가로 얻는 이익을 말한다.

는 감정, 신체, 인지의 억제는 급성 정신증 삽화의 증상을 막는 데에 도움될 수 있다. 그러나 정신과 약물을 비정상 신체 상태를 발생시킬 수 있는 물질로 보는 관점은 약물치료를 사용할지 말지에 대한 선택의 기초가 되는 위험-이익에 대한 가정을 수정하게 한다. 약물 때문에 변화된 상태로 인한 이득은, 약의 장기 사용으로 인한 손상 그리고 약물 사용으로 인한 위험 및 이익의 양상과 정도에 대한 불확실성과 균형을 맞출 필요가 있다.

참고문헌

1. Abse DW Dahlstrom WG, Tolley AG. Evaluation of tranquilizing drugs in the management of acute mental disturbance. Am J Psychiatr. 1960;116:973-80.
2. Alexander J, Tharyan P, Adams C, John T, Mol C, Philip J. Rapid tranquillisation of violent or agitated patients in a psychiatric emergency setting. Pragmatic randomised trial of intramuscular lorazepam v haloperidol plus promethazine. Br J Psychiatry. 2004;185:63-9.
3. American Psychiatric Association. Lets talk facts about depression. Reftype: pamphlet. Washington, DC; 2005.
4. Berridge CW. Neural substrates of psycho stimulant-induced arousal. Neuropsychopharmacology.
2006;31(11):2332-40.
5. Bourin M, Fiocco AJ, Clenet F. How valuable are animal models in defining antidepressant activity? Hum Psychopharmacol. 2001;16(1):9-21.
6. Braden W, Fink EB, Qualls CB, Ho CK, Samuels WO. Lithium and chlorpromazine in psychotic inpatients. Psychiatry Res. 1982;7(1):69-81.
7. Breggin P. Brain-disabling treatments in psychiatry. 2nd ed. New York: Springer Publishing Company; 2008.
8. Casey JF, Bennett IF, Lindley CJ, Hollister LE, Gordon MH, Springer NN. Drug therapy in schizophrenia. A controlled study of the relative effectiveness of chlorpromazine, promazine, phenobarbital, and placebo. Arch Gen Psychiatry. 1960a;2:210-20.
9. Casey IF, Lasky JJ, Klett CJ, Hollister LE. Treatment of schizophrenic reactions with phenothiazine derivatives. A comparative study of chlorpromazine, triflupromazine, mepazine, prochlorperazine, perphenazine, and phenobarbital. AmJ Psychiatr. 1960b;117:97-105.
10. Chouinard G. The use of benzodiazepines in the treatment of manic-depressive illness. J Clin Psychiatry. 1988;49(Suppl):15-20.
11. Dubovsky SL, Davies R, Dubovsky AN. Mood Disorders. In: Hales RE, Yudofsky SC, editors. Textbook of clinical psychiatry. Washington, DC: American Psychiatric Association; 2001.
12. Eli Lilly. (2006) Zyprexa website. www.zyprexa.com/bipolar/treating.asp. 7-12-2006.
13. Farnsworth KD, Dinsmore WW. Persistent sexual dysfunction in genitourinary medicine clinic attendees induced by selective serotonin reuptake inhibitors. Int J STD & AIDS. 2009;20(1):68-9.
14. Fava GA, Gatti A, Belaise C, Guidi J, Offidani E. Withdrawal symptoms after selective serotonin reuptake inhibitor discontinuation: a systematic review. Psychother Psychosom. 2015;84(2):72-81.
15. Hyman SE, Nestler EJ. Initiation and adaptation: a paradigm for understanding psychotropic drug action. AmJ Psychiatr. 1996;153(2):151-62.
16. Johnstone EC, Crow TJ, Frith CD, Owens DG. The Northwick Park "functional" psychosis study: diagnosis and treatment response. Lancet. 1988;2(8603):119-25.

194

17. Judd LL, Hubbard B, Janowsky DS, Huey LY, Attewell PA. The effect of lithium carbonate on affect, mood, and personality of normal subjects. Arch Gen Psychiatry. 1977a;34(3):346-51.

18. Judd LL, Hubbard B, Janowsky DS, Huey LY, Takahashi KI. The effect of lithium carbonate on the cognitive functions of normal subjects. Arch Gen Psychiatry. 1977b;34(3):355-7.

19. Kendler KS, Schaffner KF. The dopamine hypothesis of schizophrenia: an historical and philosophical analysis. Philos Psychiatry Psychol. 2011;18:41-63.

20. Mizrahi R, Bagby RM, Zipursky RB, Kapur S. How antipsychotics work: the patients' perspective. Prog Neuro-Psychopharmacol Biol Psychiatry. 2005;29(5):859-64.

21. Moncrieff J. Are antidepressants overrated? A review of methodological problems in antidepressant trials. J Nerv Ment Disord. 2001;189(5):288-95.

22. Moncrieff J. The myth of the chemical cure: a critique of psychiatric drug treatment. Basingstoke: Palgrave Macmillan; 2008.

23. Moncrieff J. A critique of the dopamine hypothesis of schizophrenia and psychosis. Harv Rev Psychiatry. 2009;17(3):214-25. Available from: PM:19499420

24. Moncrieff J. Antipsychotic maintenance treatment: time to rethink? PLoSMed. 2015;12(8):e1001861.

25. Moncrieff J, Cohen D. Rethinking models of psychotropic drug action. Psychother Psychosom. 2005;74(3):145-53.

26. Moncrieff J, Cohen D. Do antidepressants cure or create abnormal brain states? PLoS Med. 2006;3(7):e240.

27. Moncrieff J, Cohen D, Mason JP. The subjective experience of taking antipsychotic medication: a content analysis of internet data. Acta Psychiatr Scand. 2009;120(2):102-11.

28. Moncrieff J, Kirsch I. Empirically derived criteria cast doubt on the clinical significance of antidepressant-placebo differences. Contemp Clin Trials. 2015;43:60-2.

29. Murphy FC, Smith KA, Cowen PJ, Robbins TW, Sahakian BJ. The effects of tryptophan depletion on cognitive and affective processing in healthy volunteers. Psychopharmacology. 2002;163(1):42-53.

30. Murray RM, Quattrone D, Natesan S, van OS J, Nordentoft M, Howes O, Di Forti M, Taylor D. Should psychiatrists be more cautious about the long-term use of antipsychotics? Br J Psychiatry. 2016;209:361-5.

31. Prien RF, Caffey EM Jr, Klett CJ. Comparison of lithium carbonate and chlorpromazine in the treatment of mania. Report of the Veterans Administration and National Institute of Mental Health collaborative study group. Arch Gen Psychiatry. 1972;26(2):146-53.

32. Robertson MM, Trimble MR. Major tranquillisers used as antidepressants. A review. J Affect Disord. 1982;4(3):173-93.

33. Royal College of Psychiatrists. Antidepressants. London: Royal College of Psychiatrists; 2009.

34. Sharma T, Guski LS, Freund N, Gotzsche pc. Suicidality and aggression during antidepressant treatment: systematic review and meta-analyses based on clinical

study reports. Br Med J. 2016;352:i65.

35. Stahl SM. Stahl's essential psychopharmacology. 4th ed. Cambridge: Cambridge University Press; 2013.

36. Tschanz JT, Rebec GV. Atypical antipsychotic drugs block selective components of amphetamine-induced stereotypy. Pharmacal Biochem Behav. 1988;31(3):519-22.

37. Wolkowitz OM, Pickar D. Benzodiazepines in the treatment of schizophrenia: a review and reappraisal. Am J Psychiatr. 1991;148(6):714-26.

196

5

약물중심접근의
임상적 함의

Clinical Implications
of the Drug-Centered Approach

필자 샌드라 스타인가드(Sandra Steingard)[1], [2]

소속

(1) Howard Center, Burlington, VT, USA

(2) University of Vermont Larner College of Medicine, Burlington, VT, USA

키워드 정신약물학(Psychopharmacology) – 항정신병약물(Antipsychotics) –
항우울제(Antidepressants) – 정신자극제(Psychostimulants) – 벤조디아제핀
(Benzodiazepines)

도입

정신질환이라는 포괄 개념 안에 있는 많은 문제는 의료 밖의 방법으로 적절하게 해결될 수 있다. 그럼에도 불구하고 의학 수련을 받은 정신과의사들은 우울, 불안 또는 환청을 경험하는 이들의 상태를 제대로 평가하는 데 중요한 역할을 한다. 내분비 장애, 염증, 비타민 부족 및 종양과 같은 식별 가능한 의학적 상태들도 위와 같은 문제를 일으킬 수 있다. 정서적 고통에 처한 이들을 돕기 위해 수련을 받는 전문가 집단은 점차 늘어가고 있다. 이들 중에서 정신과의사는 이러한 상태의 이유를 평가(assessment)하기에 가장 적합한 존재라고 할 수 있다.

평가가 완료된 후에는 무엇을 해야 할까? 기저의 다른 병인이 확인되는 경우에는 정신과의사가 아닌 다른 과 의사의 도움을 받게 된다. 병의 신체적 원인이 확인되지 않는다면, 이 문제는 정신과적인 것으로 여겨진다. 다양한 치료 전략이 도움되겠지만, 정신과의사들은 주로 약물치료(pharmacotherapy)에 초점을 둔다. 모든 정신과의사가 그렇다는 말은 아니다. 진료 방식은 다양할 수 있다. 정신건강 서비스를 제공하는 여러 치료 환경이 있을 수 있다. 의료 체계 밖에서는 약물 외 방식으로 돕도록 훈련된 의사 외의 전문가들이 있다. 정신과의사의 치료 작업은 보통 진단을 제시하고 정신과 약물을 처방하는 방식으로 이루어진다.

약물치료에 집중되는 것을 비판하는 일부 정신과의사들은 그들이 주로 정신치료자(psychotherapist)로서 역할했던 시대로 돌아가야 한다고 주장할 수도 있다. 하지만 본 글에서 이러한 입장을 설명하려는 건 아니다. 정신과의사는 정신건강 분야에서 가장 엄격하게 의료에 관한 수련을 받은 전문가들이다. 사람들은 자신의 정신 상태와 기분을 변화시키기 위해 수천 년 동안 도움이 될 약을 찾아왔다. 사람들의 이러한 경향은 쉽게 가라앉을 것 같지 않다. 정신활성약물을 가장 잘 사용하는 법을 전문적으로 이해하는 의학 분야의 존재가 중요하다. 하지만 지금까지 이 책에 서술된 바에 의하면, 현재의 정신과 모델에는 결함이 있다. 정신과는 정신활성물질의 처방에 전문성을 가지는 의학의 분과로 남았다. 이에 대해 우리는 바로 이전 장에서 몬크리프 박사가 언급한 '약물중심모델의 관점'을 제안한다.

지난 50년 동안 정신의학은 협회와 제약회사의 이해관계가 결합된 법적 요건의 영향으로 약물중심에서 질병중심으로 접근법을 전환한다. 이 때문에 정신적 고통을 가장 잘 이해하고, 설명하고, 연구하고, 치료할 수 있는 하나의 특정한 방식인 질병중심접근이 우위를 점하게 되었다. 약물중심접근으로 돌아가는 것은 현재의 많은 진료

행태 안에서의 표준보다 약물을 더욱 신중하게 그리고 협력하여 사용하게 할 것이다. 이를 통해 금단 현상을 고려한 약물 중단에 대한 논의를 재발 위험성만큼 열어갈 것이다. 그뿐 아니라 정신과의사들이 환자들과 약에 대해 논의하는 방식과 환자들이 복용하는 약에 대해 생각하는 방식에 변화를 가져올 것이다.

1950년대와 1960년대에 많은 정신활성약물이 임상 진료에 도입된다. 그 당시 약에 대한 이해와 연구는 약물중심 방식에 바탕을 둔다. 약물은 신경안정제(tranquilizers)와 자극제(stimulants)로 분류되고 또한 약물은 방대한 적응증을 갖고 시판된다. 그 시대에는 복합제제(combination drugs)가 인기 있었다. 예를 들어 과식뿐 아니라 우울증을 치료하기 위해 각성제가 시판되었다. 덱사밀(Dexamyl)이라는 인기 약물에는 바비튜레이트(barbiturate)와 자극제가 함께 포함된다. 주부들의 우울증, 불안, 과식, 피로감 등을 치료하기 위해 시판되었으며, 레크리에이션 약물(recreational drug)의 영역으로 넘어가서 '퍼플 하트(purple heart)' 같은 다양한 별명으로 알려지기도 했다.

1962년 미국에서는 탈리도마이드[1] 약물이 심각한 선천성 결함을 유발한다는 발견 이후 식품의약품화장품법(Food, Drug, and Cosmetics Act)에 대한 케바우버-해리스 수정안(Kefauver-Harris Amendments)[2]이

---

1. 독일에서 생산된 탈리도마이드(thalidomide)는 임신부의 입덧을 치료하는 약으로 동물실험에서 부작용이 거의 없어 기적의 약으로 불렸다. 하지만 1950년대 후반부터 1960년대 초반까지 전 세계 50여 개국 임신부들이 사용하였고, 부작용으로 해표지증(Phocomelia; 팔다리 뼈가 없거나 손발이 몸통에 붙어 있는 기형)의 발생 빈도가 증가하여 전 세계에 1만 명이 넘는 기형아가 태어났다.
2. 탈리도마이드 사건 이후 의약품 안정성에 대한 대중의 관심이 커지면서 의약품에 대한 유효성(efficacy)뿐만 아니라 안정성(safety)에 대한 입증을 요구하는 케바우버-해리스 수정안(Kefauver-Harris Amendments)이 통과된다. 이는 임상시험계획승인(Investigational New Drug Application) 신청규정의 기초가 되었으며, 이후 이상반응에 대해서도 의무적으로 보고하도록 된다.

통과된다. 그 이후 약물을 시판하려면 제약회사들은 그 약이 안전할 뿐 아니라 특정 조건이나 적응증에 대해 효과가 있는지 또한 입증해야 했다. 같은 시기에 미국에서는 레크리에이션 약물 사용이 점점 더 대중화하지만, 이에 대한 우려가 커지면서 LSD나 정신자극제 같은 일부 약물 처방을 금지한다. 정신과의사들은 그들이 의학적으로 사용하는 약물과 사람들이 레크리에이션으로 이용하는 약물을 구별해야 할 필요성을 느낀다.

정신의학계 안에서 또 다른 분투가 있었다. 미국에서는 정신분석가들(psychoanalysts)이 1950년대부터 1970년대까지 다수의 주요 정신과 학계를 이끌었다. 하지만 점점 더 많은 정신과의사가 자신들이 더 과학적이고 의학적이라 여겨지는 기반들을 재구축하기 원했다. 여기에는 정신과 진단의 정확도를 회복시키는 데 앞장선 워싱턴 의대 출신 정신의학자들이 포함된다. 신크레펠린주의자들(neo-Kraepelinians)로 알려진 이들은 1980년에 발간된 현대 진단 매뉴얼인『정신질환 진단 및 통계 편람 제3판(the third edition of the Diagnostic and Statistical Manual, DSM-III)』이 등장한 원동력 중 하나다.

신크레펠린주의자들은 연구자들이 현대의 과학적인 방법을 기저 병인과 정신질환의 병리를 밝히는 데 사용하는 진단 접근법을 모색했다. 이를 위해서는 예를 들어 조현병이라는 진단 꼬리표가 달린 사람들이라면 그들이 어디에서 누구로부터 진단을 받았는지에 관계없이 서로 유사성을 가질 가능성이 커지도록 일관되고 체계적인 분류가 필요했다.

1962년 식품의약법으로 인해 이 체계가 중요해진다. 그 이유는 향후 수십 년 동안 급증한 신약 개발 과정에서 진단 분류 체계에 근거하여 치료 목표가 되는 질병을 설정하는 것이 법적으로 요구되었기 때문이다. DSM-III의 출판은 이러한 강력한 세력 ‒ 신크레펠린주의자들과 제약회사 ‒ 의 염원을 담은 것이었다. 또한 이는 약물중심에서 질병중심으로 정신활성약물을 이해하는 정신의학적 접근방식 전환의 마지막 단계였다.

그러나 오늘날까지 워싱턴 대학 그룹과 다수의 추종자에 의해 약속이 예고되었음에도 불구하고, 정신질환의 원인은 아직 모호하다. 이를테면, DSM에 기재된 대부분의 질환에 대해 명확한 병리 생태학(pathophysiology)은 확인되지 않았다. 토마스 인셀(Thomas Insel)은 그가 국립정신건강연구소(National Institute of Mental Health)의 블로그에 쓴 기록에서 이렇게 말한다. "'우울증', '조현병' 또는 '자폐증'과 같은 병명은 그 과학적 가치를 넘어서는 일상용어가 되었다. 그들 각각은 '발열' 또는 '두통'과 같이 증상군(cluster of symptoms)을 지칭한다. 하지만 무리 지어지는 증상을 넘어서, 각각의 병명을 단일 원인과 공통된 치료법을 가진 단일 질환이라고 추정해서는 안 된다"[1].

어떤 면에서는 정신약물치료(psychopharmacotherapy)에 대한 질병중심접근으로 피해 염려가 점차 커진다[2, 3]. 미국 식약처(US Food and Drug Administration, FDA)로부터의 승인은 단지 짧은 기간 동안의 실험만을 필요로 한다. 그리고 약물의 장기 사용으로 인한 영향은 상대적으로 거의 주목받지 못한다. 장기 치료로의 전환은 약물 철수(drug withdrawal)에 대한 연구에 기초한다. 질병중심접근은 약물이 중단될 때 약물치료의 대상이 된 질병이 재발한다는 문제가 생길 수 있다는 가정을 가능하게 한다. 이와는 반대로 약물중심접근은 약물을 중단한 후의 문제 재발로 그 사람이 그 약을 무한정 복용해야 한다고 결론 내기보다는, 약물 중단 시 금단 효과가 나타날 가능성이 있음으로 받아들인다. 흔히 처방되는 특정 군의 약을 더 자세히 살펴보는 것은 질병중심접근과 약물중심접근의 영향을 이해하는 데에 도움이 된다.

정신자극제 The Psychostimulants

정신자극제는 오래된 약물이다. 암페타민(amphetamines)은 1880년대에 처음 합성되고, 메틸페니데이트(methylphenidate)는 1940년대에 처음 나타난다. 여러 해 동안 정신자극제는 다양한 어려움을 겪는 사람들에게 도움이 될 광범위한 효과를 가짐이 확인된다. 정신자극제는 체중감량을 촉진하기 위해 과체중인 사람들에게 쓰이기도 하고, 우울증을 앓는 사람들의 감정을 호전시키기 위해 사용되기도 했으며, 주부들의 고된 일상 일 감당을 돕기 위해 일반 활력 촉진제(general booster)로 – 때때로 정신자극제와 바비튜레이트가 합성된 덱사밀[3]이라는 형태로 – 이용되기도 한다. 1930년대에 정신자극제

---

3. 덱사밀(Dexamyl)은 아모바르비탈 나트륨(sodium amobarbital)과 덱스트로암페타민 황산염(dextroamphetamine sulfate)의 복합 약물이다. 영국에 기반을 둔 다국적제약회사 글락소스미스클라인(GlaxoSmithKline)의 전신인 스미스, 클라인 앤 프렌치(Smith, Kline & French)가 1950년에 시장에 내놓았다. 이 약은 식욕억제 효과가 있는 비만치료제로서 그리고 항우울 및 항불안 효과를 가진 약물로서 시판되었다. 의존과 남용의 위험성이 있는 것으로 알려졌으며 같은 적응증을 가지면서 남용 위험성이 낮은 삼환계 항우울제(tricyclic antidepressant, TCAs)와 모노아민산화효소억제제(monoamine oxidase inhibitors,

는 아이들을 차분하게 하는 데 도움이 된다고 보고된다. 그러나 이는 또한 편집증(paranoia), 초조(agitation), 강박증상, 틱 유사 행동(tic-like behavior)을 포함한 인지변화를 일으킬 수 있다는 것이 밝혀진다. 정신자극제로 정신증과 유사한 상태를 만들어 낼 수 있다는 점이 연구에 이용되기도 한다[4]. 약물중심관점(drug-centered perspective)의 본질은 약물의 광범위한 효과를 인식하는 것이고 – 그 효과에는 좋은 것과 나쁜 것이 있다 – 약을 복용하는 사람은 누구나 다양한 반응을 경험할 수 있다는 것을 대중이 알아야 한다. 어떤 이들에게는 좋은 경험일 수 있지만, 다른 이들에게는 그렇지 않을 수 있다. 또 어떤 사람들에게는 자신을 괴롭히거나 손상시키는 경험을 줄이는 데에 도움이 될 수 있다. 비록 정신자극제의 차분하게 하는 효과(calming effect)가 '역설적(paradoxical)'이고[4] 주의력결핍 과잉행동장애(attention-deficit/hyperactivity disorder, ADHD)에 특이적이긴 하다. 하지만 낮은 용량의 정신자극제는 동물실험에서뿐 아니라 ADHD가 없는 사람에게서도 활동량을 줄이고 집중력을 높인다[5]. 정신자극제의 효과는 질환이 있는 개인에 국한되지 않는다. 정신자극제는 약을 복용한 모든 사람에게 이러한 다양한 방식으로 영향을 준다.

유쾌감(euphoriant effects)을 경험할 수 있다는 이유로 정신자극제는

MAOI)가 소개된 이후 1982년 시판이 중단된다.
4. 정신자극제(psychostimulants)는 역설적 효과(paradoxical effect)가 있다고 알려져 있다. 이는 주의력결핍활동과잉장애(attention-deficit/hyperactivity disorder, ADHD)가 없는 사람들이 활기를 갖도록 하지만 ADHD가 있는 사람들에게는 오히려 과잉행동을 줄이는 것을 말한다. 2012년 데이비드 어리즈(David Erlij) 연구팀은 기저핵(basal ganglia)과 시상(thalamus)의 도파민 D4 수용체가 활성화되면 근육 활동의 활기가 줄어든다는 것을 밝혔다.

광범위하게 남용된다. 1970년대에 '마약과의 전쟁[5]'이 시작된 후, 미국에서 이 약물의 사용은 ADHD 진단을 받은 소아·청소년에 국한된다. 이는 약물중심관점에서 질병중심관점으로의 전환이었다. 정신자극제의 적응증으로 특히 ADHD가 고려된다. 2007년에는 새로운 약이 미국 FDA의 승인을 받는다. 그 새로운 약이란 바이반스(Vyvanse)라는 이름으로 시판된 리스덱사암페타민(lisdexamfetamine)이다. 이 약은 오래된 약물을 화학적으로 변형한 것으로 반감기가 길다. 이미 제약 시장에서 판매 중인 초기 형태의 정신자극제보다 약을 부수어 코로 흡입하거나 주사로 주입하기가 더욱 어렵긴 하다. 하지만 이 약은 본질적으로 정신자극제다.

리스덱사암페타민의 승인과 동시에 정신자극제 사용 적응증이 확대되고, 결과적으로 정신자극제의 적응증에 해당하는 사람들의 수도 증가한다. 우선 ADHD의 정의가 넓어진다. DSM-IV에서는 ADHD의 진단 시 7세 이전의 '임상적으로 유의미한 손상'을 필요로 했지만[39], DSM-5에서는 단지 '사회적, 학업적, 직업적 기능을 방해하거나 감소시키는 증상' 만이 요구되고, 증상 발생 시점도 12세 이전으로 느슨해진다[40]. 게다가 소아·청소년의 경우에는 6가지의 증상이 충족되어야 하지만 성인은 5개의 증상만을 필요로 한다. 이러한 변화는 성인 인구에서 정신자극제 사용의 증가와 동시에 일어났다.

---

5. 마약과의 전쟁(drug wars 혹은 war on drugs)은 미국 연방정부가 주도하는 마약을 포함한 불법 약물사용 금지정책이다. 1971년 미국의 닉슨 대통령이 공식적으로 '마약과의 전쟁(war on drugs)'을 선포하였고, 이후 1973년 마약단속국(Drug Enforcement Administration, DEA)이 만들어졌다. 과거에는 금지약물 사용에 대해 주로 처벌 위주의 정책을 폈으며 아프리카계 미국인의 차별적 구금의 이유가 된다는 비판도 있었다. 하지만 오바마 정부 이후 약물 중독을 질병으로 바라보아야 하고 예방과 치료가 필요하다는 관점이 대두된다.

ADHD는 더이상 나이가 들수록 점차 줄어드는, 뇌의 발달과 관련된 문제로 여겨지지 않는다. ADHD는 이제 평생 경험할 수 있는 고통으로 인정받는다. 점점 더 많은 사람이 성인기에 처음으로 ADHD 진단을 받는다.

리스덱사암페타민의 적응증은 한 번 더 확대된다. DSM-5는 폭식장애(binge eating disorder, BED)를 새로운 진단 범주로 포함한다. 2015년에는 FDA가 폭식장애 치료에 대한 리스덱사암페타민의 사용을 승인한다. 그리고 같은 해에 폐경후 여성의 인지기능을 높일 수 있는지 연구되기도 했다[6].

약물중심접근이 이러한 진단명의 축소와 재확장을 이해하는 데 어떻게 도움이 될까? 질병중심접근에서는 정신자극제가 ADHD와 폭식장애 같은 특정 정신질환에 대한 치료법이다. 이 약들은 이러한 질환들로 손상된 사람들의 고통을 덜어주는 것으로 여겨진다. 하지만 이 특이성이라는 함축은 환상이다. 결국, 이 약들로 경험되는 증상의 경감은 아마도 치료 목표가 되는 질환의 종류에 관계없이 같은 작용 메커니즘을 통해 이루어질 것이다. 정신자극제가 집중력이 부족한 사람들과 폭식을 하는 사람들에게 다른 방식으로 작용할 가능성은 높지 않다. 단지 어떠한 효과가 어떤 사람들에게는 특별히 도움이 된다고 여겨질 뿐이다. 다른 말로 하면 폭식을 하는 사람들이 주의력 변화를 경험할 수 있고, 집중력 낮은 사람의 식욕이 줄어들 수는 있지만, 이런 것들이 약을 복용하는 이유가 되지는 못한다. 두 명의 대학교 기숙사 룸메이트가 있다고 가정했을 때 — 한 명은 ADHD 진단을 받았고, 다른 한 명은 벼락치기 시험공부의 효과를 높이기 위해 이용한다고 했을 때 – 둘 다 약의 같은 효과를 경험한다고 할 수 있다. 하지만 한 사람은 의사의 처방을 따르는 것이고 다른 사람은 사용 원칙을 어기는 것이다. 약물중심접근으로 생각할 때는 정신자극제가 모든 사람의 인지능력에 영향을 미칠 수 있고, 모든 사람의 식욕을 억제할 수 있다. 지난 60년 이상의 시간 동안 넓은 적응증에서 좁은 적응증으로 둘러서 가로질러 온 결과는 각각의 질병마다 맞는 치료제가 있다는 '특이성에 대한 환상(the illusion of specificity)'이라 할 질병중심접근의 필요조건이었다. 하지만 최근에는 다시 적응증이 넓어지고 있다.

질병중심 내러티브(disease-centered narrative)에는 또 다른 심각한 영향이 있을 수 있다. 질병중심접근에서는 ADHD에 대해 정신자극제로 약물치료를 하는 과정에서 나타나는 정신증은 치료자에게 양극성장애와 같은 새로운 정신병적 상태의 출현으로 종종 인식될 수 있다. 이 경우 치료자가 다른 약물을 추가로 이용하여 새로이 진단된 정신과 질환을 치료하고자 할 수 있다. 마찬가지로 질병중심 패러다임에서 진정작용이 있는 약물로 치료받는 사람이 집중력 저하를 경험한다면, 치료자는 이 문제를 진정제의 영향으로 인식하지 않고, 추가적 ADHD 진단으로 접근할 수도 있다. 하지만 약물중심접근에서는 정신자극제 사용 중에 정신증이 나타나면 치료자는 정신자극제를 먼저 중단하고, 진정제 복용 중에 집중력 저하가 관찰되면 치료자는 진정제를 먼저 줄일 것이다. 약물중심 관점에서는 정신 증상이 새로이 나타날 때 이를 또 다른 정신질환이 드러났다고 보기보다는 먼저 사용하던 약물의 영향으로 인식한다.

신경이완제 Neuroleptic Drugs

신경이완제 - 또는 항정신병약물 - 는 여전히 보편적으로 사용되는 가장 오래된 종류의 정신과 약물 중 하나다. 항정신병약물은 정신병 치료에 필수로 여겨진다. 여러 이유로 항정신병약물은 많은 정신과의사가 약물중심 태도로 개념화하기 어려운 화합물의 종류일 수 있다. 대부분의 정신과의사는 입원 병동에서 자신의 경력을 시작한다. 여기에서 초년 정신과의사들은 극도의 정신병적 상태로 입원해서 며칠간 신경이완제를 복용한 후에 환청이나 망상적 믿음에 훨씬 영향을 덜 받는 사람들과 빈번하게 마주한다. 이로 미루어볼 때 항정신병약물에는 뚜렷한 항정신병 효과가 있는 것으로 보인다. 이러한 관찰은 항정신병약물이 정신증 이외의 적응증을 가질 수 있다는 약물중심접근과 어떻게 조화될 수 있을까?

클로르프로마진이 정신병원에 수용된 사람들에게 도움이 될 수 있다는 제안을 처음으로 한 프랑스 정신과의사 앙리 라보리(Henri Laborit)는, 신경이완제가 환자에게 무관심(indifference)을 일으킨다고 기록했다[7]. 2009년 미국정신의학회 출판사(American Psychiatric Association Publishing)에서 발간한 『정신약물학 교과서(*Textbook of Psychophamacology*)』 2009년 판에서 필자들은 항정신병약물이 '환경에 대한 상대적 무관심 상태가 행동 억제 및 정서 반응 저하'를 일으킬 수 있다고 기술한다[8, p.538]. 이러한 인지 무관심은 정신병동에서의 사람들 '관리(manage)'를 더욱 쉽게 만들었다.

1950년대와 1960년대에 항정신병약물이 정신병원에 도입되었을 때 이 약물들은 정신의료 현장을 빠르게 변화시킨다. 1970년대까지 항정신병약물은 곳곳에서 사용된다. 여러 연구는 약을 계속해서 복용한 환자들과 약을 중단한 환자들의 재발률을 비교했다. 그들은 약물이 중단되었을 때 재발률이 높다는 것을 발견한다[9]. 이 결과는 항정신병약물 투여를 평생 지속해야 한다는 권고로 이어진다. 1990년대 초에는 항정신병약물 사용 지연이 경과에 부정적 영향을 미친다는 가설이 널리 받아들여진다[10]. 그 결과 가능한 한 빨리 약물치료를 시작하는 것이 진료의 표준이 된다. 이 모든 것은 단기 입원(short-term hospitalization)이 비용 효과적일 뿐만 아니라 좋은 치료(good care)를 제공하기에 적당하다고 여겨지는 치료 체계 안에서 나타났다. 병원에 입원하는 조현병 환자들은 거의 즉시 약물을 복용하기 시작한다. 신속한 퇴원이 장려되고 치료과정의 속도를 늦추려는 시도는 종종 반대에 직면한다. 일단 퇴원을 하면 항정신병약물의 장기간 유지가 – 때로는 당사자의 반대에도 불구하고 – 요구된다. 만약 그 당사자가 대안적인 접근법을 시도하고 싶다고 해도 어떤 직역으로부터도 – 의료전문가, 보험회사는 물론이고 윤리학자로부터조차 – 지원받을 수 있는 것이 거의 없다. 그들은 치료과정의 지연이 효과적인 치료가 필요한 사람들에게서 기회를 빼앗는 것이라고 주장한다. 그러나 현재의 의료시스템에는 역설이 내재한다. 항정신병약물이 매우 효과적인 약으로 널리 받아들여지고 있지만, 입원 치료의 필요성이 높아지고 심지어 정신병원에서의 장기입원이 증가할 수 있다는 염려가 점차 커진다[11]. 약물중심접근은 항정신병약물이 어떻게 작용하는지 뿐 아니라 우리가 조현병 당사자들의 필요를 다루기 위해 왜 계속 노력해야 하는지를 이해하는 또 다른 방식을 제공한다.

언급한 바와 같이, 항정신병약물의 장기간 사용에 대한 이론적 근거는 이른바 재발연구(relapse studies)에 있다. 이 연구들에서 대상자는 항정신병약물로 안정된 이후 약물 지속 군 또는 위약 군으로 무작위 배정된다. 두 군은 보통 1~2년 동안 추적 관찰된다. 재발연구의 메타분석에서 위약으로 전환된 사람들의 64%가 재발했지만, 효과가 있는 약물로 유지된 사람들에게서는 27%가 재발했다[9]. 동시에 주목할 점은 일부이긴 하지만 상당수의 대상자(36%)가 항정신병약물이 중단된 후에도 재발을 경험하지 않은 것이다. 항정신병약물을 지속 복용하였음에도 재발한 27%를 합치면, 약 40%의 환자만이 연구기간 동안 약을 복용하여 재발방지의 효과를 경험한 것으로 보인다. 임상 진료에서의 도전은 진료실에서 만나는 당사자가 어떤 집단에 속할지 알 길이 없다는 것이다.

정신증의 재발은 많은 당사자와 그들을 돌보는 사람들을 지치게 하는 심각한 문제일 수 있다. 하지만 약물이 중단되었을 때의 재발이 반드시 조현병으로 이름 붙은 만성 지속 상태가 다시 나타나는 직접적인 원인이 아닐 수 있다. 1980년대 초, 일부 정신과의사들은 항정신병약물 투여로 발생한 뇌의 변화가 약물이 중단되었을 때 사람들을 정신증에 더욱 취약하게 만들 수 있는지에 대해 의문을 가진다[12]. 초민감성 정신증(supersensitivity psychosis)이라고 불리는 이 현상은 항정신병약물에 노출되어 생긴 뇌변화의 산물로 생각되었다. 시냅스(신경 연접, synapse) 후 도파민 수용체가 차단되면 뇌는 더 많은 수용체를 생성하는 쪽으로 조정된다는 타당한 증거가 있다[13]. 약물이 몸에 더 이상 남아있지 않으면, 도파민 체계는 과민반응을 일으키고(항정신병약물 같은 도파민 차단제에 의해 억제되지 않기 때문에), 이는 정신증에 대한 취약성을 증가시킬 수 있다[14]. 초민감성 정신증은 여전히 정당하게 평가받지 못한 현상으로 남아 있다. 증상의 재발에 미치는 영향을 완화하는 방법에 관해서는 거의 연구된 바가 없다.

재발연구에는 추가적 한계가 있다. 재발연구는 최대 2년까지만 진행되고, 대부분의 재발연구 기간은 1년 미만이다. 많은 당사자는 수십 년 동안 이 약을 복용한다. 최근 몇 년 간 일부 연구들이 역설적 결과를 제시했다. 내용을 살펴보면 단기간 약물치료의 이득이 있을 수 있지만, 장기간에 걸쳐서는 이 이득이 점차 감소한다. 많은 경우 약물의 위험성이 이득보다 더 클 수 있기 때문이다. 마틴 해로우(Martin Harrow) 등은 정신증의 첫 발병을 경험한 139명을 대상으로 연구를 수행한다. 연구 대상자들에 대해 2~5년 간격으로 20년 동안의 추적관찰을 했다. 기질, 인지능력, 병전기능(premorbid function)과 같은 최종결과에 대한 결정요인을 식별하기 위해 수행되었다. 이 연구는 항정신병약물의 장기 사용이 최선의 진료로 여겨지고, 연구의 초기 목표가 장기 사용의 영향에 대한 평가를 아우르지 않았던 때에 시작되었다. 이 연구에서는 약물 순응도(medication adherence)가 추적된다. 연구진은 예측한 바와 같이 '병전 발달 성취(premorbid developmental achievements)' 정도가 낮은 사람들이 높은 사람들에 비해 예후가 나빴다. 하지만 연구진은 약물 순응도 또한 나쁜 예후와 관련이 있으며, 이 영향력은 병전기능을 통제했을 때도 유지된다는 것을 발견한다[41].

212

해로우(Harrow)의 연구는 자연관찰 연구(naturalistic study)라는 한계를 가진다. 연구 대상자들은 어떤 특정 치료를 받을지에 대해 무작위로 할당되지 않았다. 약물치료를 중단한 사람들은 그들의 더 나은 예후에 기여한 요인들 때문에 약물치료를 중단했을 수 있다. 그들은 더 잘 지내고 있었기 때문에 명확하게 약을 중단했을 수 있다. 해로우의 연구 중 하나는 이 가설에 도전한다[15]. 그는 조현병을 진단받은 두 집단 간 정신병적 증상의 수준을 비교한다. 한 집단은 모든 평가 지점에서 약을 복용했고, 다른 집단은 어느 시점에서도 약을 복용하지 않았다. 이 두 집단은 2년 후 비슷한 수준의 정신병적 증상을 나타냈다. 2년의 시점 이후에 약물을 복용하지 않은 사람들의 증상이 호전되고, 그들의 증상 개선이 연속적으로 여러 지점에서 지속되었다. 반면에 항정신병약물을 복용하는 집단의 정신병적 증상의 크기는 기본적으로 정적인 상태를 유지했다. 만약 약물을 중단한 집단이 증상의 호전을 경험했기 때문에 약 복용을 중단했다면, 2년 평가 시점에서 이를 분명하게 확인할 수 있었을 것이다. 그들이 보여준 회복은 연구 시작 2년 후부터 시작된 것으로 보인다. 긍정 예후 지표의 존재를 통제할 때조차, 해로우는 항정신병약물의 장기간 사용 결과(long-term outcome) 부정적인 영향을 나타낸다고 보고했다.

항정신병약물을 지속 사용하면 특히 기능 지표와 관련하여 더 나쁜 결과를 초래할 수 있다는 것을 시사하는 다수의 무작위대조연구가 있다[16, 17]. 분더링크(Wunderink) 등은 항정신병약물로 6개월 동안 안정된 후 두 치료 집단 중 하나로 무작위 배정된 초발 정신증 환자 연구를 진행했다[18]. 한 군은 약물치료를 유지했고(maintenance treatment, MT군) 다른 군은 약물을 중단했으며(dose reduction/ discontinuation, DR군), 정신증의 재발이 있을 경우 약물치료를 다시 시작했다. 18개월 동안 두 집단을 추적관찰했다. 18개월 시점에서 DR 군은 재발률이 더 높았고 약물 중단의 뚜렷한 이점이 없었다[19]. 그러나 코호트(cohort)는 5.5년 후에 다시 평가되었다. 재평가 시점에서 MT군(17%)에 비해 DR군은 정신증 증상의 관해와 일·사회 관계의 참여로 정의된 훨씬 높은 회복 수준(40%)을 보였다. 게다가 그 차이는 기능적 결과의 차이 즉, 일하고 친구를 사귈 수 있는 능력으로 설명되었다. 각 그룹 안에서 정신증 증상이 없는 사람의 비율로 정의된 증상회복비율(the rate of symptomatic recovery)은 비슷했다(~67%). 또한, 7년 추적조사에서 두 군 사이의 전체 재발률은 비슷했다. 약물의 초기유지는 재발을 지연시키기는 했지만 이를 끝까지 막아내진 못했다. 이러한 결과는 라보릿 등이 관찰하고 본 장 앞에서 논의했던 '약물유발 무관심(drug-induced indifference)'이 시간이 지남에 따라 기능 저하 – 실직상태와 의미 있는 관계를 거의 갖지 못하는 것 – 를 초래할 수 있다는 가설을 뒷받침한다. 이는 우리 대부분에게 깊은 의미를 가지는 삶의 측면들이다.

조현병에 대한 우리의 개념화는 항정신병약물에 장기노출되었을 때의 부정적 영향에 대해 정신과의사들이 관심을 기울이기 어렵게 만들었는지도 모른다. 특히 에밀 크레펠린이 현재 조현병이라고 불리는 조발성 치매(dementia praecox)를 필연적으로 만성에 악화되는 경과를 지니는 상태로 특징지었기 때문이다. 그러나 이러한 상태의 개념화 (conceptualization)는 장기간 연구(long-term outcome studies)에서 일관되게 제시되지는 않았다. 1950년대에 증상이 극도로 심하고 클로르프로마진에 반응이 거의 없었으며, 혁신 재활 프로그램에 참여한 환자들에 대한 주목할 만한 연구에 따르면, 연구 시작 25년 후 68%의 환자들이 정신병적 증상이 거의 혹은 전혀 없었으며 지역사회에서 스스로 생활하고 있었다[20]. 다른 연구들을 통해서 크레펠린 모델에 의해 예측된 것보다 더욱 다양하다고 밝혀졌다[21]. 따라서 모든 부정적 결과를 정신병적 상태의 본질로 언급하는 것은 신중하지 않다.

만약 어떤 정신과의사가 수련과정 중에 질병중심모델로 훈련받고 항정신병약물 복용 후에 더 침착해지고 환청을 덜 신경 쓰는 환자를 관찰한다면, 약물이 이러한 정신병적 경험에 특이한 병태생리에 초점을 두고 있다고 결론 내리기 쉬울 것이다. 환자가 약물을 중단하고 환청에 더 신경을 쓰고 영향을 받는다면, 그 사람은 이제 약물이 한때 효과적으로 치료했던 질병의 재발을 경험한다고 생각하기 쉽다. 정신과의사가 조현병에 대해 크레펠린 모델의 시각에서 훈련을 받았다면, 무감동(apathy), 직업을 갖지 못함, 친구를 사귀지 못함이 질병 때문이라고 가정함은 무리가 아니다. 이러한 약물의 유용성에도 불구하고 입원시설의 필요가 높아짐이 최소한 우리의 현재 치료의 실패라는 경보를 울리지는 않는다.

반면 약물중심 패러다임은 분더링크의 연구 결과를 예측한다. 주된 영향이 인지 및 행동의 둔화를 일으키는 약물을 여러 해 동안 복용한다면 기능손상이 일어날 것으로 예상된다. 질병 특성에 대한 구식의 실증되지 않은 개념과 결합한 질병중심접근은 전문가들이 이런 잠재 문제 인식을 어렵게 한다.

항정신병약물의 중요한 문제는 많은 사람이 복용을 원치 않는다는 것이다. 그들의 의료 조언거부는 그들 스스로 자신의 질병을 인정하지 않음과 관련이 있다. 이 현상을 설명하기 위해 '질병인식불능증(anosognosia)'이라는 용어가 사용되었으며, 일부는 이것이 조현병의 진단기준에 포함되어야 한다고 주장했다[22]. 이러한 개념화는 질병중심접근과 일치한다. 약물중심관점은 신경이완제를 복용하는 사람들이 경험하는, 라보리가 관찰한 무관심과 같은 인지변화가 항상 긍정적인 경험이 되지 않을 수 있다는 가능성을 인정한다. 이 주제는 본서의 7장에서 더 자세히 논의되지만, 약물중심관점과 질병중심관점을 비교하는 맥락에서의 고찰이 중요하다.

약물중심관점으로부터 치료의 다른 패러다임이 나타난다. 우선, 가능하다면 약물치료를 시작하기 전에 기다려볼 수 있다. 정신증은 복잡하고 아직은 온전하게 이해하기 어려운 영역이다. 스트레스, 수면 박탈 및 물질의 사용은 모두 상당한 수의 청년들이 정신증을 경험하는 데 원인이 될 수 있다. 그들에게 안전하고 지지적인 환경을 제공하여 약을 사용하지 않고 그들 중 누가 정신증에서 벗어날 수 있는지를 판단하는 게 효과적인 접근일 수 있음이 입증되었다[23]. 일단 약물 복용을 시작한 후에는 목표 증상이 덜 심해질 때 약물을 덜어내는 것을 고려함이 타당해 보인다. 약을 줄여가고 중단하는 최적의 방법 파악은 중요한 연구 분야로 인식되고 있다. 정신증은 사람들에게 나타날 수 있으며, 약물치료를 평생 지속하지 않아도 되는 상태로 생각된다. 약물 중단과 관련된 재발 위험은 지속적으로 신경 써야 할 심각한 사항이지만 약물치료 지속과 연관된 기능손상, 체중증가, 지연발생운동이상증(tardive dyskinesia)과도 견주어 고려되어야 한다. 정신과의사들과 다른 전문가들은 당사자들이 항정신병약물 복용을 꺼리는 것이 병식의 부족이 아닌 다른 원인에서 기인할 수 있음을 인정한다. 이는 불쾌한 약물의 영향을 경험하는 것과 관련이 있을 수 있다. 이 약을 처방받은 당사자들은 그들에 대해 염려하는 전문가들과 함께 이러한 다양한 위험성과 이득에 대해 신중하고 숙고해야 하는 논의에 초대된다.

항우울제 Antidepressant Drugs

우울증을 완화하는 약물은 수십 년 동안 사용되었다. 항우울제의 사용은 1970년대와 1980년대에 삼환계 항우울제의 도입으로 증가하고, 1990년대가 지나서 선택적세로토닌재흡수억제제(selective serotonin reuptake inhibitors, SSRI)가 소개된 이후 급증한다[3, 24]. 우울증과 함께 항우울제의 적응증은 불안장애, 통증, 강박증, 외상후스트레스장애, 폭식증 등으로 넓어졌다. 이 모든 것이 갈수록 항우울제의 대상 인구가 더 확대되어가는 데 영향을 미친다. 미국의 경우 30년 전에는 50명 중 1명이 항우울제를 복용했지만, 현재는 9명 중 1명이 항우울제를 복용하며, 이 중 25%가 10년 이상 복용한다[25].

하지만 항우울제와 관련된 단기효능(short-term efficacy) 및 장기사용 부작용(adverse long-term outcomes)에 대한 심각한 우려가 있다. 일부 연구에서 항우울제가 위약에 비해 더 효과적인 것으로 보고되었다. 그 영향은 통계적으로 유의미하긴 했지만, 임상적으로 중대한 것은 아니었다[26]. 다시 말하면, 임상 평가 척도에서 활성 약물과 위약 사이의 작은 차이를 감지할 수 있을 만큼 표본 크기가 충분히 크지만, 이 차이는 개인의 안녕감에 아주 큰 영향을 미치지는 않을 것이다[27]. 장기간의 사용을 위한 권고는 재발 데이터에 기초하지만, 신경이완제에서 발견된 것과 유사하게, 항우울제도 장기간의 경과를 악화시킬 수 있다. 비텐질(Vittengyl)은 우울증을 경험한 사람들을 9년 동안 추적 관찰하여 항우울제를 투여한 사람들이 그렇지 않은 사람들보다 더 나쁜 경과를 보인다는 것을 발견한다[28]. 이 결과가 약을 복용 중인 사람들이 더욱 심한 우울 상태에 있기 때문일 것이라는 경쟁 가설을 확인하기 위해, 그는 개개인의 치료 노출 여부와 더불어 증상 심각성과 사회경제 상태 평가가 포함된 국가 표본 자료를 사용한다. 그는 우울증의 심각도를 통제한 후에도 약물치료 노출로 인한 부정적 영향이 지속되었음을 발견한다.

다른 연구들에서도 항우울제를 지속하는 사람들은 약물을 중단하거나 처방받지 않은 사람들보다 경과가 좋지 않았다. 이러한 결과는 치료 중인 상태의 심각도 차이로 설명되지는 않는 것으로 보인다. 우울증 검진 도구의 효과성에 관한 세계보건기구의 연구에서, 검진을 통해 우울증이 있는 것으로 확인되어 항우울제로 치료받은 사람들이 우울증 진단을 받았지만, 항우울제 처방을 받지 않은 사람들보다 경과가 더 나빴음을 발견했다[29]. 기저 중증도 점수(baseline severity ratings)는 두 군 간 차이가 없었다. 만약 어떤 사람이 약물치료에 반응했다가 중단된 후에 재발한다면, 약물치료 재시작이 따라야 할 분명한 길로 보일 수 있다. 그러나 포스터널(Posternal) 등은 초기에 항우울제에 반응했으나 약물이 중단된 후에 재발한 84명의 개인을 연구했다[30]. 그들은 약물치료를 재개하지 않았지만, 1년 만에 85%가 우울 증상으로부터 회복을 보였다.

플루옥세틴이 도입된 직후, 일부에서는 약물로 인해 강렬한 자살충동 또는 공격성이 나타나는 것과 연관될 수 있다는 사례 보고(case report)가 있었다[31]. 이러한 위험성은 소아 및 청소년에서 특히 우려되는 것으로 보인다[32]. 그러나 이 위험은 일부 전문가들에 의해 축소되었으며, 자살 사건은 항우울제를 통해 치료되어야 할 기저 상태인 우울증 탓으로 여겨졌다. 항우울제의 잠재 위험을 경고한 정신과 의사들은 사람들에게 공포를 조장하여 이 약을 복용하지 못하게 했다는 비난을 받았다. 하지만 자살 위험성을 고려하여 FDA가 '블랙박스 경고(black box warning)'를 추가했을 때, 이는 공개된 후 단지 몇 년 동안만 실제 처방에 영향을 준 것으로 보인다[33]. 게다가 SSRI의 처방률과 자살률 감소 사이에 상관성이 있다는 강력한 근거는 없다. 다행히도 자살은 드문 일이며 상관관계가 인과관계를 증명하지는 않는다[34]. 전문가들은 때때로 다양한 통계 분석 방법의 상대적인 장점에 대해서 논쟁한다. 그러나 사람들이 항우울제를 처방받을 때 자살 위험성과 관련한 염려가 사전동의[6] 과정에 포함되지 못할 이유는 없다.

---

6. 사전동의(informed consent)는 '충분한 설명에 근거한 동의'로 번역되기도 한다. 일상 진료 속에서의 윤리행위로 서구에서는 일찍부터 정착 중인 개념이다. 1946년 나치의사들에 대한 뉘른베르크재판 제1조에서 비롯되었다고 하며, 1964년 세계의사회의 헬싱키선언, 1975년 도쿄 개정으로 이어졌다. 사전동의는 세 가지 중대한 구성요건을 갖는데 ① 진실 제시, ② 충분한 이해, ③ 자발성이다. 환자에게 문장화해서 충분히 이해가 되도록 설명을 하고 자발 의지에 의한 동의를 얻은 다음 의료행위를 진행함을 의미한다. 즉 의사에게서 충분한 설명을 들은 뒤 환자나 보호자가 동의한 것으로서, 통고된 동의보다는 서로 합의하였다는 의미를 강조한다[지제근, 『의학용어사전』 참조].

단기 효능에 대한 근거가 크지 않은 데 더하여 부정적인 단기 효과와 장기간의 결과에 관해 존재하는 항우울제에 관한 많은 의문은 신중하게 이 약을 사용해야 함을 시사한다.

벤조디아제핀 Benzodiazepines

정신과의사가 항정신병약물을 약물중심관점에서 고려하기가 더 어려울 수 있지만, 벤조디아제핀의 경우에는 덜 어려울 수 있다. 벤조디아제핀은 다양한 적응증을 가진 상대적으로 오래된 약이다. 이 약물은 의존과 금단 증상을 일으키는 것으로 인식되고 있다. 벤조디아제핀의 단기 이득은 특정 증후군이나 정신질환이 있는 사람들에게 특이한 것이 아니라 약을 복용하는 모든 사람에게 나타나는 것이 명백하다. 이 약은 모든 사람에게 진정효과가 있으며, 바로 수면을 유도하지는 않더라도 이 약을 복용하는 대부분의 사람을 차분하게 만드는 효과가 있다. 같은 벤조디아제핀 계열 안에서도 서로 다른 벤조디아제핀 화합물이 일부 경우에 각기 다른 상태에 대해 처방되지만, 그러한 차이는 전적으로 다른 약동학 특성(pharmacokinetics)에서 기인한다. 이러한 약동학 특성에는 흡수 속도의 차이(different rates of absorption), 임상효과의 시작시점과 종결시점(onset and offset of clinical action), 제거(elimination) 등이 있다. 예를 들어, 빠르게 체내로 흡수되고 제거되는 약물은 수면 보조제로 사용되는 것이 낫고, 흡수가 느리고 제거에 더 긴 반감기가 필요한 약은 불안이 지속되는 경우에 더욱 도움이 된다.

질병중심의 패러다임은 벤조디아제핀 약물에 대한 우리의 이해와 관계가 있다. 이 이해는 이 약과 관련한 우리의 지식기반에 영향을 미치기 때문이다. 다른 약물과 마찬가지로, 초기연구는 단기연구에서 특정 적응증에 대한 효능을 확립하는 데 초점을 두었고, 장기간의 결과에 대한 평가는 그 수가 많지 않다. 벤조디아제핀 약물이 중독성이 있고 남용 가능성이 있음이 오랜 시간 알려져 왔다[7]. 하지만 최근 몇 년 동안에는 특히 이 약물의 사용이 전반적인 사망률 증가와 상관관계가 있다는 증거가 늘어나고 있다[35]. 렘키(Lembke) 등은 1999년부터 2015년까지 미국에서 벤조디아제핀과 관련된 약물 과다 복용 사망자가 거의 9배 증가했다고 보고했다[36]. 벤조디아제핀에 대한 장기간에 걸친 노출은 기억손상 위험성의 증가와 관련이 있다[37]. 또한, 벤조디아제핀은 낙상, 우울증, 감염, 암, 자살, 전반적 사망률 등의 위험성 증가와 연관성을 가진다[35]. 그럼에도 불구하고, 벤조디아제핀 약물은 지속적으로 빈번하게 처방된다. 1996년부터 2013년에 걸쳐 미국에서 벤조디아제핀 처방을 받은 성인 인구는 67% 증가했다[36].

---

7. 벤조디아제핀 계열 약물은 항불안제로 알려져 있다. 항불안 효과가 빠른 속도로 나타나는 장점이 있으나 장기간 사용할 경우에 심리 및 신체 의존성이 있는 것도 사실이다. 그리고 현재는 80, 90년대 이후에 개발된 세로토닌, 노르에피네프린 등에 작용하는 항우울제가 벤조디아제핀보다 만성 불안장애에 더욱 효과적이고 1차 치료제로 인정을 받고 있다. 벤조디아제핀을 처방할 때에는 적은 용량에서 시작해야 하며 처방을 받는 환자가 약물에 졸리움의 특성이 있다는 것과 남용의 가능성이 존재한다는 것에 대해 설명을 들어야 한다. 또한, 장기 사용과 관련된 문제가 있을 수 있기에 벤조디아제핀을 이용한 약물치료가 시작될 때 추정되는 사용기간에 대해 환자와 상의해야 하고, 적어도 한 달에 한 번은 약을 지속할지를 재평가해야 한다[『Kaplan and Sadock's Synopsis of Psychiatry, 11th edition』 참조].

결론

약물치료에 대한 약물중심접근과 질병중심접근의 비교는 여러 종류의 정신활성약물에서 연구될 수 있다. 주제는 비슷하다. 약물이 중단되면 재발위험이 증가하는 단기효능과 만성으로 진행되는 정신질환의 개념화가 합쳐져서 정신과 약물의 장기사용에 대한 권고로 이어진다. 재발과 구별되는 금단 효과(withdrawal effects)에 대한 고려는 많은 사람이 약물치료 없이 회복될 수 있다는 데이터가 무시되는 것과 마찬가지로 가벼이 여겨진다. 각 질병에 대한 약물 특이성의 지속된 익숙함에도 불구하고, 각 약물분류의 적응증은 점차 넓어진다. 이로써 더 많은 사람에게 사용하는 정신과 약물의 가지 수나 약물사용 기간이 무한정 늘어날 수 있다[8]. 시간이 지남에 따라, 이렇게 계속해서 약물사용을 하는 사람들이 약을 끊은 사람들과 비교할 때 경과가 더 안 좋을 수 있음을 드러내는 증거가 부각된다.

이는 의사들의 처방과 관련된 영향에 대한 흥미로운 의문을 제기한다. 무엇보다도, 위약 반응의 개념에 대한 이해가 중요하다. 대부

---

8. 예를 들어, 특히 조절하기 어려운 행동 증상을 보이는 발달장애(지적장애, 자폐스펙트럼장애 등) 환자의 경우에 환자 스스로 자기 표현이 어렵기 때문에 증상의 호전이나 약 사용으로 인한 부작용의 호소를 환자 스스로 의사에게 보고하기는 힘들다. 이로 인해 약 처방이 누적되는 경우가 많고 정신과 약물 장기 사용의 부작용인 대사 증후군, 운동기능의 저하, 인지기능의 저하 등을 경험할 수 있다. 영국에서는 발달장애인의 정신과 약물 장기 사용을 줄이자는 STOMP(Stopping the over medication of people with a learning disability, autism or both)라는 전 국가 캠페인이 수년 전부터 진행되고 있다. 정신과 약물치료에 대해 의료진과 당사자가 알아야 하는 내용에 대해 리플릿, 교육자료, 동영상 등의 형태로 홍보를 한다. 정기적인 약물 재검토(regular medicine reviews)를 받아야 하고, 적정한 양의 정신과 약물을 적절한 이유로, 가능한 한 짧은 시간 동안 복용하도록 해야 하며, 약물치료 말고도 내가 안전하게 잘 지낼 수 있도록 도울 수 있는 다른 방법을 찾아야 한다는 등의 내용을 담고 있다. 물론 이는 여타의 다른 정신질환 당사자들에게도 마찬가지로 적용되어야 할 내용일 것이다.

분은 이를 기대의 영향이 나타나는 것으로 간주한다. 무언가가 일어날 것이라고 기대하는 것만으로도 그렇게 될 가능성을 더 높인다. 단기 결과를 약물이 효과가 있거나 없다는 지표로 해석하는 것은 옳지 않다. 이 논쟁은 오히려 위약과 활성약을 투여받는 사람들 사이에 의미 있는 반응의 차이가 있느냐 하는 질문과 관련된다.

임상 진료에서 우리는 비록 많은 사람이 약물치료에 대해 긍정 반응을 보고하지만, 각각의 상황에서 그러한 호전이 우리가 처방한 약물의 특정 약리학적 속성에서 비롯한 이익인지 위약 반응 때문인지 알 길이 없다는 딜레마에 자주 빠진다. 환자가 약을 복용하면서 기분이 나아지고, 약과 관련한 당장 경험되는 다른 주요 부작용이 없지만, 장기간 사용에 따른 부작용의 잠재 위험성에 대한 염려에 근거하여 약을 정해진 기한 없이 지속적으로 사용하는 것이 합당할지 고려해보자. 약 사용이 중단되었을 때 당사자가 겪을 수 있는 두 가지 단기적 상황이 있다. 그것은 바로 달라지는 게 없거나 정서적으로 악화되는 것이다. 약물중심접근을 이해하는 의사와 환자는 이런 증상의 악화가 점차 없어질 수도 있고, 어려운 시기를 환자가 견디면서 시간이 흐름에 따라 더 많은 이득을 누릴 수 있다는 것을 알고 있기 때문에 잠시 겪는 악화 시기를 극복할 수 있을 것이다. 하지만 의사들은 약 사용 중단 후 증상 악화를 경험하는 환자에 대해 약물 재개를 선호하거나 처음부터 약을 중단하는 시도를 하지 않을 수도 있다. 이는 임상의사결정(clinical decision-making)에 영향을 주는 인지 비뚤림(cognitive biases) 때문일 가능성이 크다.

대니얼 카너먼(Daniel Kahneman) 등 인지 심리학자들은 결과가 불확실할 때 의사결정에 영향을 미치는 치우침의 종류에 관한 연구를 수행했다. 그는 자신의 저서 『빠르게 그리고 느리게 생각하기 (*Thinking, Fast and Slow*)』에서 의사결정에 영향을 미치는 일반적인 발견법(heuristics), 또는 '경험 법칙(rules of thumb)[9]'에 대해 설명한다 [38]. 의사들은 스스로 근거 기반 지침에 근거한 합리적인 법칙에 따라 행동한다고 믿지만, 다양한 치우침은 자신의 분야에서 잘 훈련된 전문가를 포함한 모든 이에게 영향을 미친다. 하나의 강력한 편향은 "이득을 얻는 것보다 손실을 피하고자 함이 더욱 강하게 추동된다"는 손실회피(loss aversion)다(p.302). 또 다른 영향은 가용성 발견법 (availability heuristic)이다. 사람들은 더 쉽게 기억할 수 있는 사건에 영향받는다. 증상의 '재발'이나 악화는 환자와 의사 모두에게 부정적인 결과, 즉 손실로 경험될 것이다. 이 장에서 논의된 위험은 약에 대한 장기노출과 관련이 있다. 따라서 그러한 약물 장기노출로 인한 위험은 단기적이고 더 즉각적인 재발위험보다 의사들의 의사결정에 미치는 영향력이 더 약할 수 있다. 이러한 치우침으로 인해 의사들과 많은 환자가 약 중단을 꺼리게 된다.

그럼에도 불구하고, 약물중심접근에 근거를 둔 보다 온건한 약물치료는 정당하게 여겨진다. 현재 우리가 정신활성약물이 널리 처방되고 적극적으로 홍보되는 문화에서 살고 있다는 점을 감안할 때,

---

9. 경험 법칙으로 번역되는 rules of thumb은 '눈대중, 실용적인 방법, 경험'을 뜻한다. 로마 시대에 엄지손가락을 길이 측정의 수단으로 사용하던 관행에서 비롯된 말이다. 엄지손가락의 관절 윗부분의 길이의 열두 배가 대략 1피트에 해당하는 것으로 간주되었다. 그 밖에 양조업자가 맥주를 만들 때 온도 측정을 엄지손가락으로 했기 때문에 나온 말이라는 설, 중세 시대에 남편이 엄지손가락보다 굵지 않은 매로 아내를 때리는 것이 합법적이었기 때문에 나온 말이라는 설도 있다[강준만, 『교양영어사전1』 참조].

많은 사람이 도움이 되지 않을 뿐만 아니라 실제로 해가 될 수 있는 약물을 복용하고 있을 가능성이 크다. 게다가 정신의학에서 다약제(polyphamacy) 처방이 확산되어 왔으며, 이는 적어도 부분적으로는 질병중심모델과 정신과적 '동반이환[10]' 상태에 대한 개념의 확산이 원인일 수 있다.

약물중심접근을 기반으로 다음의 일반 권고안을 제시할 수 있다.

1. 정신과 진단에 대한 세심한 논의부터 시작하라. 정신과 진단은 경험의 공통군집을 확인하는 데 쓰이는 분류지만, 이것들이 그들이 명명하는 문제의 원인에 대한 정보를 제공하지는 않음을 강조할 필요가 있다.

2. 약물치료를 시작하기 전에 주의 깊은 기다림, 물질 사용 줄이기, 수면과 식이 개선하기 등을 포함한 비약물적인 방안을 고려한다.

3. 약물치료를 제안할 때는, 각각의 약이 질병상태보다는 특정 증상을 목표로 한다고 설명하라.

4. 약물작용에 대해 알려진 것과 약 복용이 당사자의 경험에 어떠한 긍정·부정 영향을 미칠 수 있는지 설명하라.

5. 인구 전체에 걸쳐서 위약의 강력한 영향에 대한 정보를 제공하라.

6. 약을 사용한 치료가 시작될 때, 약물치료의 기간과 차후 감량 및 중단계획에 대해 상의하라.

7. 약 복용을 시작하게 되면 단지 증상에만 초점을 두지 말고, 일반

---

10. 동반이환(comorbid)은 두 개 이상의 질병 과정이 공존하는 것이다[지제근, 『의학용어사전』참조].

정신활성 효과에 대해 관심을 유지하라.

8. 약물이 도움 되지 않거나 부작용이 나타날 경우, 새로 발생한 문제에 대해 다른 약을 추가하기보다 약의 용량을 줄이거나 중단하는 것을 고려하라.

9. 한 번에 한 가지의 약물만 변화를 주라. 명백하게 목표 증상을 확인하라. 약물의 영향을 체계적으로 추적하라. 시간이 지남에 따라 체계적으로 진행 상황을 재평가할 수 있도록 신중하게 기록을 유지하라. 전자 의무기록은 이 과정에 방해가 되기보다는 도움이 되도록 체계를 갖출 필요가 있다.

10. 환자의 상태가 안정되면, 약물 감량 및 중단 가능성에 대해 함께 생각을 나누라.

11. 한 번에 약물치료를 중단하는 데 어려움이 있다고 하더라도, 이는 반드시 이 치료를 평생 지속해야 함을 의미하지는 않는다. 금단 증상을 최소화하기 위해 당사자와 함께 약물을 줄여나가는 작업을 해야 한다. 또한, 약물의 점진적 감량은 시간이 지나면서 당사자의 삶과 관련된 상황에 따라 다시 검토될 수 있다.

종종, 많은 경우 사람들은 이미 하나 이상의 정신과 약물을 처방 받는 도중에 우리와 같은 정신과의사를 찾아오곤 한다. 다음 장에서는 정신과 약물처방을 종결하는 방법에 대해 다룰 것이다.

참고문헌

1. Insel T. Words matter; 2012. https://www.nimh.nih,gov/about/directors/thomas-insellblog/2012/words-matter.shtmI. Accessed 19 Aug 2018.
2. Gøtzsche PC. Deadly psychiatry and organized denial. Artpeople. ISBN 978-87-7159-623-6; 2015.
3. Whitaker R. Anatomy of an epidemic. New York: Crown; 2010.
4. Robinson TE, Becker JB. Enduring changes in brain and behavior produced by chronic amphetamine administration: a review and evaluation of animal models of amphetamine psychosis. Brain Res Rev. 1986;11(2):157-98.
5. Arnsten AF. Stimulants: therapeutic actions in ADHD. Neuropsychopharmacology. 2006;31:2376-83.
6. Epperson CN, Shanmugan S, Kim DR, et al. New onset executive function difficulties at menopause: a possible role for lisdexamphetamine. Psychopharmacology. 2015;232(16):3091-100.
7. Moncrieff J. The bitterest pills. London: Palgrave Macmillan; 2013.
8. Nasrallah HA, Tandon R. Classic antipsychotic medication. In: Schatzberg AF, Nemeroff CB, editors. The American psychiatric publishing textbook of psychopharmacology. Washington, DC: American Psychiatric Publishing, Inc.; 2009. p.533-54.
9. Leucht S, Komossa TM, Heres S, et al. Antipsychotic drugs versus placebo for relapse prevention in schizophrenia: a systematic review and meta-analysis. Lancet.2012;379(9831):2063-71.
10. Wyatt RJ. Neuroleptics and the natural course of schizophrenia. Schizophr Bull. 1991;17(2):325-51.
11. Sisti D, Segal AG, Emanuel EJ. Improving long-term psychiatric care: bring back the asylum. J Am Med Assoc. 2015;313(3):243-5.
12. Chouinard G, Jones BG. Neuroleptic-induced supersensitivity psychosis: clinical and pharmacologic characteristics. Am J Psychiatr. 1980;137(1):16-21.
13. Samaha AN, Seeman P, Stewart J, et al. "Breakthrough" dopamine supersensitivity during ongoing antipsychotic treatment lead to treatment failure over time. J Neurosci. 2007;27(11):2979-86.
14. Chouinard G, Samaha AN, Chouinard VA, et al. Antipsychotic-induced dopamine supersensitivity psychosis: pharmacology, criteria, and therapy. PSychother Psychosom. 2017;86(4):189-219.
15. Harrow M, Jobe TH, Faull RN. Does treatment of schizophrenia with antipsychotic medications eliminate or reduce psychosis? A 20-year multi-follow-up study. Psychol Med. 2014;44(14):3007-16.
16. Gleeson JF, Cotton SM, Alvarez-Jimenez M, et al. A randomized controlled trial of relapse prevention therapy for first-episode psychosis patients: outcome at 30-month follow-up. Schizophr Bull. 2013;39(2):436-8.
17. Johnstone EC, Macmillan JF, Frith CD, et al. Further investigation of the predictors of outcome following first schizophrenic episodes. Br J Psychiatry. 1990;157:182-9.
18. Wunderink L, Nieboer RM, Wiersma D. Recovery in remitted first-episode

psychosis at 7 years of follow-up of an early dose reduction/discontinuation or maintenance treatment strategy. JAMA Psychiat. 2013;70(9):913-20.

19. Wunderink L, Nienhuis FJ, Sytema S, Slooff CJ, Knegtering R, Wiersma D. Guided discontinuation versus maintenance treatment in remitted first-episode psychosis: relapse rates and functional outcome. J Clin Psychiatry. 2007;68(5):654-61.

20. Harding CM, Brooks GW, Ashikaga T, et al. The Vermont longitudinal study of persons with severe mental illness, II: long-term outcome of subjects who retrospectively met DSM-III criteria for schizophrenia. Am J Psychiatr. 1987;144(6):727-35.

21. Harding CM. Course types in schizophrenia: an analysis of European and American studies. Schizophr Bull. 1988;14(4):633-42.

22. Lehrer DS, Lorenz J. Anosognosia in schizophrenia: hidden in plain sight. Innov Clin Neurosci. 2014;11(5-6):10-7.

23. Bola JR, Mosher L. Treatment of acute psychosis without neuroleptics: two-year outcomes from the Soteria project. J Nerv Ment Disord. 2003;191(4):219-29.

24. Center for Disease Control. Selected prescription drug classes used in the past 30 days, by sex and age: United States, selected years 1988-1994 through 2011-2014; 2016. https://www.cdc.gov/nchs/hus/contents2016.htm#080. Accessed 05 Aug 2018.

25. Pratt LA, Brody DJ, Gu Q. Antidepressant use among persons aged 12 and over: United States, 2011-2014 NCHS Data Brief 283;2017. https://www.cdc.gov/nchs/data/databriefs/db283.pdf

26. Cipriani A, Furukawa TA, Salanti G, et al. Comparative efficacy and acceptability of 21 antidepressant drugs for the acute treatment of adults with major depressive disorder: a systematic review and network meta-analysis. Lancet. 2018;17:32802-7.

27. Moncrieff J, Kirsch I. Efficacy of antidepressants in adults. Br Med J. 2005;331(7509):155-7.

28. Vittengyl JR. Poorer long-term outcomes among persons with major depressive disorder treated with medication. Psychother Psychosom. 2017;86:302-4.

29. Goldberg D, Privett M, Ustun B, et al. The effects of detection and treatment on the outcome of major depression in primary care: a naturalistic study in 15 cities. Br J Gen Pract. 1998;48:1840-4.

30. Posternak MA, Soloman DA, Leon AC, et al. The naturalistic course of unipolar major depression in the absence of somatic therapy. J Nerv Ment Dis. 2006;194:324-9.

31. Teicher MH, Glod C, Cole JO. Emergence of intense suicidal preoccupation during fluoxetine treatment. Am J Psychiatr. 1990;147(2):207-2010.

32. Sharma T, Guski LS, Freund N, et al. Suicidality and aggression during antidepressant treatment: systematic review and meta-analyses based on clinical study reports. Br MedJ. 2016;27(352):i65.

33. Kafali N, Progovac A, Hou SS, et al. Long-run trends in antidepressant use among youths after the FDA black box warning. Psychiatr Serv. 2017;69(4):389-95.

34. Safer DJ, Zito JM. Do antidepressants reduce suicide rates? Public Health.

2007;121(4):274-7.

35. Kripke DF. Hypnotic drug risks of mortality, infection, depression, and cancer: but lack of efficacy. F1000Res. 2016;5:918. https://doi.org/10.12688/f1000research.8729.1. eCollection 2016.

36. Lembke A, Papac J, Humphreys K. Our other prescription drug problem. N Engl J Med. 2018;378:693-5.

37. Billioto de Gage S, Moride Y, Ducruet T, et al. Benzodiazepine use and risk of alzheimer's disease: case-control study. Br Med J. 2014;349:1-10.

38. Kahneman D. Thinking, fast and slow. New York: Farrar, Straus and Giroux; 2011.

39. American Psychiatric Association. Diagnostic and statistical manual of mental disorders. 4th ed. Arlington: American Psychiatric Publishing; 1994.

40. American Psychiatric Association. Diagnostic and statistical manual of mental disorders. 5th ed. Arlington: American Psychiatric Publishing; 2013.

41. Harrow M, Jobe TH, Faull RN. Do all schizophrenia patient need antipsychotic treatment continuously throughout their lifetime? A 20-year longitudinal study. Psychol Med. 2012;42(10):2145-55.

6

약덜기와
정신의료에의 적용

필자 스웝닐 굽타(Swapnil Gupta)[1], [2], 레베카 밀러(Rebecca Miller)[2], [3]

소속
(1) Connecticut Mental Health Center, New Haven, CT, USA
(2) Department of Psychiatry, Yale School of Medicine, New Haven, CT, USA
(3) Peer Support & Family Initiatives, Connecticut Mental Health Center, New Haven, CT, USA

키워드 약덜기(Deprescribing) - 정신약물학(Psychopharmacology) - 함께하는의사결정(Shared decision-making) - 회복지향치료(Recovery-oriented care)

약덜기[1]의 개념 The Concept of Deprescribing[2]

사람은 나이 들수록 질병이 늘어날 가능성 또한 크다. 이는 때때로 약물 상호작용, 노화에 따른 약물 대사의 변화 그리고/혹은 개별 약물의 고용량 처방 때문에 잠재적으로 심각한 부작용을 일으킬 수 있는 다양한 약물을 처방받는 데까지 이어진다. 노인의료[3] 및 완화의료[4]에서는 부적절한 약물 처방으로 유병률과 사망률이 증가할 가

---

1. 정신질환 당사자나 그들이 속한 인터넷 커뮤니티에서 '단약'이라는 표현을 심심치 않게 본다. 정신과 약을 스스로 끊는다는 말이다. '단약'에 대한 정보를 교환하고 조언을 한다. 물론 동료지원 차원에서 함께 이야기할 수 있는 것이라고 생각한다. 하지만 정신과 진료실에서 함께하는의사결정을 바탕으로 약의 효과와 부작용에 대해 상세히 듣고 정신과의사와 약의 사용, 감량 및 중단에 대해 함께 결정할 수 있는 여건이 조성되어 있다면 과연 '단약'이 이렇게 당사자들만이 붙잡고 있는 이슈가 될까 하는 생각이 든다. 정신과 약물 처방 시작에 신중을 기하듯이 정신과 약을 계속 사용할 때나 줄여갈 때도 함께 숙고하며 결정해가는 지혜가 진료실에서 발휘되길 바라는 마음 간절하다.
2. 'deprescribing'을 『비판정신의학』 1쇄에서는 '처방종결'로 번역했다. '탈처방'으로 번역하기도 한다. 처방되던 약물의 용량을 줄이는 것과 처방을 종결하는 것의 의미를 모두 아우르는 표현으로 생각되고 직관적인 언어의 느낌을 살리고자 2쇄 개정판에서는 '약덜기'로 번역한다.
3. 노인의료(geriatric medicine)는 의학의 한 분야로 고령자에 대하여 임상 질환과 장애 등 모든 면을 취급하는 학문이다[지제근, 『의학용어사전』 참조].
4. 완화의료(palliative medicine)는 암과 같은 난치 혹은 불치 상태 환자에게 통증을 포함한 고통을 완화하여 당사자의 삶의 질을 높이는 것을 목적으로 하는 의료다. 완화의료는 질병의 완치를 목적으로 하지 않는

능성이 있다. 이 의료 영역에서는 환자의 의학적 상태, 기능, 선호를 염두에 두면서, 당사자의 현재 또는 잠재 위험이 이익을 넘어서면 약물 용량을 줄이거나 중단하는 방식의 진료를 설명하기 위해 '약덜기(deprescribing)'라는 용어가 도입되었다[1].

최근 일차의료, 심장내과, 신경과, 그리고 특히 이 책에서 관심을 갖는 정신과와 같은 여러 의학 분야들이 약물의 장기간 사용에 대해 의문을 가지기 시작했다. 이러한 여러 전문 분과들은 잠재적으로 불필요한 약물이라는 문제에 접근하기 위하여 '약덜기'라는 개념 틀을 도입하기 시작했다. 예를 들어, 일차의료에서 프로톤 펌프 억제제(proton pump inhibitor)[5]라는 약물은 장기 효능에 대한 데이터가 충분하지 않아서 약덜기를 목표로 하는 약물군으로 부각되었다[2-4]. 일부 심장내과 의사들은 심근경색(myocardial infarction) 이후에 사용되는 아스피린, 스타틴, 베타 차단제, 안지오텐신-변환 효소 억제제[6]를 장기간 처방하는 관행에 이의를 제기했다. 이러한 약물 사용에 관한 현행 가이드라인의 격차, 다약제 처방[7]으로 인한 문제, 약물 중단 연구

다[지저근, 『의학용어사전』 참조].

5. 프로톤 펌프 억제제(proton pump inhibitor)는 위산의 분비에 관여하는 프로톤 펌프(수소이온 펌프)를 억제하여 위산을 빠르고 강하게 억제하는 위장약이다. 프로톤 펌프 억제제는 비교적 안전하고 내약성이 좋은 약으로 알려져 있지만, 장기 사용시 특히 고령환자에서 저마그네슘혈증, 고관절 골절, 폐렴 등의 부작용 가능성이 높아진다는 보고가 있다. 이 때문에 최근 연구에서는 프로톤 펌프 억제제의 적정 사용 기간에 대한 논의가 활발해지고 있다.

6. 아스피린(aspirin), 스타틴(statin), 베타 차단제(beta-blockers), 안지오텐신-변환 효소 억제제(angiotensin-converting enzyme inhibitors)는 심근 경색 이후 재발을 막기 위해 꾸준히 처방되는 약들이다.

7. 여러 약제의 사용을 다약제 처방(polypharmacy)이라고 하며, 여러 질환을 가진 고령 인구에서 특히 흔하다. 다약제 처방은 약물 유해 반응, 입원기간 연장, 조기 재입원, 낙상, 심지어 사망과 같은 부작용과 연관된다. 유해 효과의 위험은 약의 개수가 증가할수록 높아지며, 약물 간 상호작용과 약물-질병 간 상호작용 등이 요인이 된다. 고령 환자는 간·신장 기능이 떨어지고, 제지방체중이 가벼우며, 의사소통 능력 및 인지, 움직임의 저하가 있을 수 있기에 다약제 처방의 유해 효과 위험도가 더 높다. 일본 노인의료에서는 다약제

의 부재가 '약덜기'에 대한 관심을 더욱 불러일으켰다[5]. 이와 유사하게 일정 기간 동안 경련 발작이 일어나지 않은(seizure-free) 뇌전증 환자에서의 항경련약물 감량의 가능성[6] 및 이득[7]이 있을 수 있음을 여러 임상시험에서 보여준다. 예를 들어, 이탈리아 항뇌전증연맹(Italian League Against Epilepsy)에서는 어떠한 경우에 항뇌전증 약물(anti-epileptic drugs)의 약덜기가 고려될 수 있고, 약물을 줄여가는 과정을 어떻게 관리할 수 있을지에 대한 가이드라인을 제시했다[8].

정신과에서의 약덜기 Deprescribing in Psychiatry

정신의학 영역에서는 임상시험을 통해 만성 정신병적 장애를 경험하는 사람들의 약물 처방 감소 또는 약물 처방 중단의 가능성을 탐구했다[9-12]. 이러한 연구는 거의 한결같이 항정신병약물의 감소나 중단이 결국 정신질환의 재발로 이어진다고 결론 내렸고, 이에 따라 표준 지침[13]은 항정신병약물의 지속 치료(indefinite treatment)를 권고한다. 마찬가지로 재발성 우울장애의 경우, 항우울제를 계속 복용한 사람보다 복용을 중단한 사람들의 재발률이 더 높은 연구 데이터에 기초하여, 가이드라인은 2회 이상의 우울 삽화(depressive

---

처방의 부작용으로 인한 병적 상태에 대해 또 다른 처방이 이루어져서 처방의 원인과 결과가 꼬리를 무는 무한반복으로 환자의 몸과 마음이 만신창이가 된 상태를 '약절임(藥漬け)'으로 부르기도 한다. 미국 노인병학회(American Geriatrics Society)에서는 노인 환자가 복용하는 약 전체를 검토하지 않은 상태에서는 그 환자에 대해 추가 처방을 내지 않도록 권고한다.

episode)[8] 후에는 항우울제 지속 사용을 권고한다[14]. 그러나 이 연구에서는 정신과 약물을 통한 지속 치료(만성 정신병적 장애의 경우 항정신병약물, 재발성우울장애의 경우 항우울제)가 필요한 사람들과 이득을 계속해서 얻을 사람들과 정신과 약물의 중단 후 재발 위험성이 낮은 사람들을 구분하기 위해 후속 연구가 필요하다는 경고를 추가한다. 항정신병약물은 장기 사용의 경우와 단기 사용의 경우 모두에서 심각한 신경계 및 대사 부작용이 생길 수 있으며, 항우울제는 장기간 지속되어 삶의 질을 낮출 수 있는 체중 변화와 성기능 장애를 일으킬 수 있는 것으로 알려져 있다[15, 16]. 따라서 환자의 맥락과 삶의 목표를 고려하여, 질병의 특정 시점에 있는 어떤 환자의 경우에는 약물의 감소 또는 중단이 필요한 때도 있다. 또한, 환자의 선호도, 가치, 의료적 상태를 치료 선택에 반영할 때, 우리는 가능한 한 가장 안전한 방법으로 정신과 약물의 감량을 실천하기 위해 함께하는의사결정(shared decision making, SDM)을 만들어 가는 데 유용한 약덜기의 틀을 제안한다. 일부 의사와 환자는 약덜기를 긍정적인 개입이라기보다 치료의 중단으로 인식할 수 있지만, 약덜기는 치료계획 시점에서 약물치료 시작하기보다 시간과 노력이 더 많이 필요할 수도 있다. 이해당사자(stakeholders), 지지(supports), 개입(interventions)을 포함한 여러 요소에 대한 신중한 고려는 약 감량 혹은 중단에 대한 면밀한 시도의 핵심이다. 다음은 약덜기를 고려할 만한 상황과 권장되는 단계 및 처방,

---

8. 우울 삽화는 주요우울 삽화(major depressive episode)라고도 한다. 주요우울 삽화의 필수 증상은 적어도 2주 동안의 우울 기분 또는 거의 모든 활동에 있어서 흥미나 즐거움의 상실이다. 삽화라고 표현하는 이유는 우울 삽화 기간과 아닌 기간의 기분 차이가 명백히 존재하기 때문이다. 2회 이상의 우울 삽화를 경험하는 재발성 우울증에서는 항우울제의 지속사용이 상대적으로 더욱 권고된다.

그리고 추가 연구 영역에 대한 대략의 설명이다.

약덜기를 고려할 만한 정신과 임상 상황 Clinical Situations in Psychiatry When Deprescribing May Be Considered

심각하거나 생명을 위협하는 부작용과 약물 상호작용 외에도, 명확한 권고는 없지만 위험/이익 비율(risk/benefit ratio)에 의해 약덜기를 고려할 상황이 있다.

현재의 치료가 환자 선호도와 일치하지 않을 때(When the Current Treatment Is Misaligned with Patient's Preferences) ：환자는 매일의 약 복용보다 때때로 자발적으로 증상 경험하기를 선택할 수 있다. 이는 반드시 부작용 때문이 아닐 수 있다. 오히려 약물이 그들의 생활 기능에 미치는 영향, 약물 및 매일의 약 복용이 그들에게 주는 의미와 더 관련 있을 수 있다.

만성 정신병적장애 또는 양극성장애의 치료유지 단계(Maintenance Phase of Treatment of Chronic Psychotic Disorders or Bipolar Disorder) ：재발 예방(유지)에 필요한 항정신병약물 용량은 급성기 증상 조절에 필요한 투여량보다 적을 수 있음이 밝혀졌다[17]. 양극성장애가 있는 사람들의 경우, 급성기 조증이나 급성기 우울증을 조절하기 위해 항정신병약물이나 항우울제가 기분안정제에 추가 처방될 수 있다. 이 환자들의 경우, 급성 조증이나 우울 삽화가 관해[9]된 후 약 용량을 최소 유효량[10]으로 점차 줄이거나 이후에 약물 복용 중단이 가능하다.

근거 없는 다약제처방(Unjustified Polypharmacy)[11] : 환자가 부작용을 경험하지 않거나 알려진 약물 간 상호작용의 위험이 없더라도 지속적인 다약제 처방의 근거가 없을 때는 약덜기 중재가 필요할 수 있다. 2세대 항정신병약물 또는 항우울제 그리고 증강약제[12], 예를 들면 부스피론(buspirone) 또는 아리피프라졸(aripiprazole) 같은 약물들은 사용 기간에 대한 가이드라인이 없기 때문에 약덜기의 우선순위가 될 수 있다.

특정 부작용을 위한 처방 약물(Medications Prescribed for Specific

---

9. 정신질환에서 관해(remission)란 각 정신질환 증후군이 정의되는 역치 아래로 내려가는 호전이 있는 경우를 말한다. 정신질환의 치료에서 관해가 중요한 이유는 정신질환 당사자의 마음 상태나 기능에 미치는 영향 때문이다. 그리고 관해를 경험하는 경우에 재발의 가능성이 낮아지는 것도 관해가 치료에 중대한 의미를 지니는 또 다른 이유가 된다. 연구나 임상 현장에서는 우울증을 선별하기 위해 시행하는 우울증 자기보고식 척도에서 보통 우울증을 판단하는 기준 점수 미만으로 떨어지는 경우에 관해로 판단하기도 한다.
10. 최소 유효량(minimum effective dose, MED)은 약효를 나타내는 약의 최소 용량을 말한다. 좀 더 구체적으로는 평균 효능에서 임상적으로 유의미한 반응을 제공하는 약의 최저 용량 수준으로 정의된다. 그리고 이는 위약에 의한 반응보다 통계상 유의하게 우월해야 한다.
11. 본문에는 없지만 근거 없는 다약제 처방의 대표적 예는 벤조디아제핀 계열 약물의 다제 사용이다. 불안의 급성 완화를 위해 단기간 사용이 권장되나 여러 벤조디아제핀이 동시에 쓰이면 진정 효과 과도 위험도 있고 의존성 발현이 쉬우며 약을 줄이기도 어렵기에 유용성보다는 해악이 더 높다고 보겠다.
12. 증강약제(augmenting agents)는 치료 저항성 정신질환에 사용하는 전략 중 하나이다. 증강약제를 이용한 증강 전략(augmentation strategy)은 보통 첫 번째 선택 약제와는 다른 기전을 가진, 통상적 항우울제가 아닌 또 다른 약을 추가하는 경우를 말한다. 증강약제는 첫 번째 치료 약이 부분적인 효과는 있지만 완전히 증상을 완화하지 못할 경우에 고려된다. 증강 전략 이외의 치료 저항성 정신질환에 대한 약물치료 전략에는 다른 계열의 약물로 전환하기(switching), 두 가지 이상의 같은 계열 약을 함께 사용하기(combination) 등이 있다.

Side Effects) : 추체외로 부작용[13]을 호전시키기 위한 항콜린성제제 (anticholinergics) 같은 약물은 특정 기간이 지나면 필요하지 않을 수 있다. 항정신병약물의 부작용인 파킨슨 효과[14]에 대한 내성이 생길 수 있기 때문이다[18]. 항콜린성약물을 장기간 사용하더라도, 추가 이득은 없고 부작용만 상당한 정도로 증가할 수 있다.

허가 외 사용을 위해 처방된 약물(Medications Prescribed for Off-Label Uses) : 쿼티아핀(quetiapine) 같은 진정효과가 큰 항정신병약물은 정신병적 장애를 가진 환자의 불면을 치료하기 위해 때때로 처방된다. 마찬가지로 항정신병약물은 정신병 외의 다른 이유로 발생한 공격성과 다른 행동 문제[15] 또는 외상후스트레스장애에서의 일시적인 정신병적 증상에 대해 처방되기도 한다. 다른 덜 위험한 약물이나 수면의 인지행동치료와 같은 행동 중재 효과가 비슷하거나 더 클 수 있는데도[19], 이러한 허가 외 사용을 하게 될 때 환자들이 심각한 부작용을 경험할 수 있다.

---

13. 추체외로 부작용(extrapyramidal symptom)은 근육의 협동운동을 조절하는 뇌에서 척수로 연결되는 신경회로 중에서 추체외로가 침범되어서 의지에 따라 조정된 운동이 되지 않는 상태를 말한다. 도파민 D2 수용체 차단과 관련하여 나타나는 항정신병약물의 흔한 부작용이다. 근육긴장이상(dystonia), 파킨슨증 (parkinsonism), 떨림(tremor), 지연발생운동이상증(tardive dyskinesia) 등이 추체외로 부작용에 속한다. 추체외로 부작용은 항정신병약물 중단의 이유가 되기도 한다. 그렇기에 이런 증상에 대한 적절한 개입과 완화는 중요하다. 항정신병약물의 감량, 부작용을 완화하는 약물 투여가 전략이 될 수 있다.
14. 파킨슨 효과(parkinsonian effect)는 파킨슨증(parkinsonism)이라고도 한다. 떨림(tremor), 운동느림증 (bradykinesia), 강직(rigidity), 자세 불안정(postural instability) 등과 같은 증상이 증후군으로 나타난다. 파킨슨증의 원인은 신경퇴행성질환, 약물, 독성, 대사장애 등 다양할 수 있다. 정신과 영역에서는 주로 항정신병약물 사용과 관련된 부작용으로 나타나는 경우가 많다.
15. 발달장애, 지적장애 환자의 공격성이나 경계선 인격장애의 조절되지 않는 분노에 대해서도 항정신병약물 처방은 효과가 있을 수 있다.

약덜기의 장점과 단점 The Pros and Cons of Deprescribing

부작용에 대한 부담, 약물 상호작용 및 약값에 대한 경제적 부담을 줄이는 것 외에도 약덜기는 다른 이로운 효과를 낼 수 있다. 함께 하는의사결정을 적용하면 치료에서 환자 스스로의 참여를 높여 남은 처방 약물에 대한 충실도(adherence)를 높일 수 있다[20]. 약덜기는 대처 기술 개발이나 개인 정신치료 또는 집단 정신치료와 같은 비약물적 치료전략에 대한 환자의 노력을 높일 수 있다. 정신과 약물 복용을 낙인처럼 느끼는 환자는 약덜기를 통해 희망, 권한부여(empowerment), '평생 정신과 환자(career mental patient)'와는 다른 정체감을 느낄 수 있다.

약덜기의 가장 큰 위험은 기저질환의 재발이다. 이로 인한 영향은 무시할 수 있는 것에서 심각한 것까지 광범위하다. 어떤 경우에는 위기 상황이 피할 수도 있었던 힘겨운 입원으로 이어지거나 당사자의 직업, 학업 또는 관계를 황폐화한다. 약덜기의 위험은 환자의 과거 정신과 병력, 약덜기를 중재하는 시점 및 약덜기를 고려하는 약물 종류에 따라 다를 수 있기에 맞춤식으로 시도해야 한다. 이용 가능한 근거 및 잠재적으로 수용 가능한 결과와 수용 불가능한 결과 측면에서 개입의 위험과 이점 모두를 환자와 함께 상의해야 한다.

약덜기의 과정 The Process of Deprescribing

리브(Reeve) 등은 다양한 연구 집단을 통해 기술된 약덜기 과정의 다섯 가지 필수 요소를 정리한다[21]. 이는 1) 완전한 약물 복용력 (medication history) 얻기, 2) 잠재적으로 부적절한 약물의 식별, 3) 약물의 감량 그리고/또는 중단 가능성 평가, 4) 약물 감량 그리고/또는 중단에 대한 계획 실행, 5) 지속 모니터링과 기록 남기기 및 지지하기로 구성된다. 정신의학 안에서 이 과정은 약덜기 실행 시점과 다른 정신사회적 지지 강화 보완에 초점을 두고 확장·적용된다[22]. [표 6.1]은 정신의학 안에서 약덜기 과정 단계를 요약한 것이다.

[표 6.1] 정신과 약물의 '약덜기'(Deprescribing for Psychotropic Medications)[22]

1단계 올바른 때를 선택하라/ 정신과 병력을 검토하라	정신사회적 위기 또는 정신질환 급성기는 피하라 견고한 치료 동맹을 만들라 활성 물질 남용을 경고하라
2단계 환자가 복용한 모든 약의 목록을 작성하라	용량, 투여경로, 예상되는 사용 기간, 원래의 적응증 현재의 치료 효과와 부작용을 기록하라 잠재적 약물 상호작용과 미래의 위험/이익 비율을 추정하라
3단계 환자와 논의를 시작하라	자신의 약에 대해서 환자는 무엇을 알고 있으며 약에 대한 태도는 어떠한가? 약의 이익과 위험 각각에 대한 인식은 어떠한가? 환자에게 약의 의미가 무엇인지 탐색하라
4단계 어떠한 약이 줄여나가기(taper)에 가장 적절한지 찾아보라	각각의 약을 덜어가는 데 있어서 장점과 단점을 환자와 함께 (collaboratively) 견주어보라 환자의 선호도를 도출하라

5단계 환자에게 약덜기를 소개하라	약덜기의 잠재적 적응증과 과정을 환자에게 알려주라 약덜기에 대한 환자의 생각, 고민, 기대에 대해 소통하라 의사, 환자, 가족 또는 치료팀 각각의 불안에 대해 이야기를 나누라 가족과 간병인(caregiver)을 참여시키라
6단계 계획을 짜라	시작 날짜와 감량 속도를 정하라 약을 감량하면서 다른 약으로 전환할 것인가? 기대 가능한 약 중단의 효과에 대해 알리라 모니터링/추적관찰 계획과 위기 개입 계획에 대해 합의하라
7단계 필요한 경우에 모니터링을 하고 조정하라	감량 속도를 조정하라 약물 중단 증후군 또는 재발을 치료하라 필요한 경우에는 약덜기를 중단/연기하라

약덜기가 적절한 환자 Persons for Whom Deprescribing Might Be Appropriate

약덜기는 정신과 약물 없이 자신의 정신질환을 조절하려는 방법을 탐색하는 사람이라면 누구에게나 고려할 수 있다(하지만 누구에게나 적용되어야 하는 건 아니다). 약덜기의 이상적인 후보자는 큰 증상 없이 치료에 참여 중이면서, 최근 자해나 폭력과 같은 위험 행동을 보이지 않고, 중독성 있는 물질을 사용하지 않으며, 재발을 빠르게 알아채고 적절한 대처를 도울 수 있는 사회적 지지를 받을 수 있는 사람이다. 만약 처방을 담당하는 의사(prescriber)가 현재의 약물 요법에 문제가 있다고 여길 경우(예를 들어, 두 가지 이상의 항정신병약물이나 기분안정제를 뚜렷한 적응증 없이 그리고 병력과 관계없이 사용하는 경우), 의사는 약덜기의 가능성에 염두를 두고 그 당사자에게 접근한다. 약물이 삶의 질을 낮추는 데 영향을 미치는 징후(예를 들어 진정이 많이 될 경우)가 있을 때는 특히 더 그렇다.

함께하는의사결정을 약덜기에 사용하기 Using Shared Decision-Making in Deprescribing

약덜기가 환자의 요청으로 시작되든 의사의 요구로 시작되든 간에, 함께하는의사결정 모델은 환자와 의사의 정보, 태도, 감정 및 선호도의 주고받음을 지원한다. 그리고 함께하는의사결정 모델에는 최선의 의학적 근거와 처방된 약물에 대한 환자 개인의 경험이 더하여진다[23]. 이는 결국 환자의 치료 만족도[24]와 권한부여[25]를 향상시킬 수 있다. 또한 이 전략은 의사와 환자 사이의 동맹을 강화하고, 투명성과 의사소통을 촉진하여 환자의 더 나은 삶의 질로 이어지게 한다. 함께하는의사결정 과정에는 '웰니스 회복 행동 계획'[16]과 같은 재발 예방 계획의 개발이 포함될 수 있다[26]. 이런 계획에는 '조기 경고 징후(early warning sign)'의 식별, 위기 상황에서의 치료에

---

16. '웰니스 회복 행동 계획(Wellness Recovery Action Plan, 이하 WRAP)'은 미국 동부의 버몬트 주 북부에서 매리 엘런 코프랜드(Mary Ellen Copeland)가 주도한 정신건강 회복에 관한 워크숍에서 1997년에 개발된 회복 모델(recovery model)이다. WRAP은 정신질환 당사자 스스로 만들어가는 예방 및 건강관리 프로그램이라고 할 수 있다. WRAP의 정신은 누구나 건강해질 수 있고, 건강을 유지할 수 있으며, 자신이 원하는 삶을 만들어 갈 수 있다는 것이다. WRAP의 내용은 평소에 활용하는 안정 웰니스 도구(safe wellness tools), 초기 경고 징후(early warning signs) 인지하기, 위기 계획(crisis plan) 세우기, 위기 후 계획(post-crisis plan) 세우기 등으로 구성된다. WRAP은 현재 미국 물질남용 및 정신건강서비스국(The Substance Abuse and Mental Health Services Administration, SAMHSA)에서 근거 기반 접근법의 하나로 인정받고 있다. WRAP의 홈페이지는 https://mentalhealthrecovery.com 이다.

대한 선호도, 당사자의 가정 및 직장 복귀를 돕기 위한 '위기 후 계획 (post-criris planning)'이 포함된다. 이러한 계획을 발전시켜 나감으로 가족과 치료자들을 안심시킬 수 있고 그들이 재발을 예방하거나 재발 초기 증상을 인지하는 데 도움이 되는 '경고 신호(warning sign)'를 찾아내도록 도울 수 있다.

약덜기에서 정신과 병력의 함의 The Implications of the Psychiatric History for Deprescribing

한 환자가 약물 중단으로 정신질환이 재발하거나 재입원한 과거력을 가진 경우에 약 처방을 하는 정신과의사는 약덜기에 대한 환자의 생각을 성급하게 무시하기 쉽다. 그러한 반응은 분명히 합리적이고 이해할 수 있는 것이나, 정신과 병력을 해석할 때 추가로 고려할 것들이 있다. 이러한 고려 사항에는 약 감량의 속도, 정신과의사와 협력하여 진행되는지 여부, 약 중단 이유, 그 시기 당사자 인생 상황과 맥락, 물질 사용, 과거 재발의 심각도, 그리고 그 당사자 고유 변수 등이 있다. 게다가 환자의 마음이 약 감량을 시도하기 위해 재발 위험을 감수하고자 하는 쪽으로 바뀌었을 수도 있다. 바꾸어 말하면 약물 중단으로 인한 재발의 과거력이 있다고 해도 약덜기는 다시 고려할 수 있다. [표 6.2]에서는 약덜기를 고려할 때 당사자의 정신과 병력 중에 주목해야 하는 내용을 제시한다.

[표 6.2] 약덜기를 행할 때 정신과 병력 중에서 중요한 의미를 갖는 정보

과거의 약덜기 시도 (Past history of attempts at discontinuing medications)	어떤 약을 얼마의 용량에서 사용하다가 중단했는가? 약 감량 속도는 어떠했는가? 당시 환자의 증상은 어떠했는가? 약덜기 시도는 처방을 담당한 의사의 도움을 받았는가 그렇지 않은가? 당시에 추가적인 정신사회 지지가 있었는가? 금단증상은 발생하지 않았는가? 재발이 발생했다면, 어느 때 발생했는가?
마지막 입원과 관련한 병력 (History related to the last hospitalization)	마지막 입원은 언제 했는가? 몇 개월 혹은 몇 년 전인가? 무엇이 입원을 촉발했는가? 마지막 입원 당시에 주요 증상은 무엇이었는가?
위험과 관련된 병력 (History of risk)	자살 기도 폭력(살인 포함) 과도한 소비, 도박, 난폭운전, 마약류 사용과 같이 환자 또는 가족이 염려하는 행동
법적 상황과 관련된 병력(Legal history)	정신과 약물치료 명령(Mandated medication treatments)

적절한 약덜기 시기 Appropriate Timing of Deprescribing

　이상적으로 약덜기는 실직, 불안정한 주거, 사별, 결별(환자가 잘 참여하고 있던 정신치료를 담당하는 치료자 혹은 약물치료를 담당하는 정신과의사와의 분리를 포함하여) 등의 갑작스러운 심적 사회적 위기의 때를 피해야 한다. 각각의 환자들에게는 각자가 선호하는 약덜기 시기가 있을 수 있다. 예를 들면, 어떤 사람은 연휴 기간을 피하고 싶을 수 있고, 누군가는 일로 바쁜 시기를 피하고 싶을 수 있으며, 다른 누군가는 시험이나 예정된 수술 같은 임박한 스트레스 요인을 피하고 싶을 수도 있다.

정신질환의 경과와 관련하여 약덜기 시기를 결정할 때 각각 다른 종류의 숙고 사항들이 있을 수 있다. 예를 들어 한 번의 정신병적 삽화가 완전 관해(full remission) 된 지 3개월 후에 항정신병약물 감량을 고려할 수 있을까? 마찬가지로 어떤 사람이 두 번의 중등도 우울 삽화를 경험한 후에 항우울제의 점진적 철회를 계획할 수 있을까? 이러한 상황에서 약 처방을 담당하는 의사는 환자의 선호도와 안전을 유지하는 동시에 사용 가능한 치료 가이드라인과 근거에 대해 열린 마음을 갖고 환자와 상의해야 한다.

금단증상 관리 Managing Withdrawal Symptoms

벤조디아제핀을 비롯한 많은 정신과 약물은 환자를 고통스럽게 하는 금단증상을 일으킬 수 있다. 벤조디아제핀은 의존(dependence)과 잠재적으로 심각한 금단(withdrawal)을 일으킬 수 있다고 널리 알려져 있다. 한편, 선택적세로토닌재흡수억제제(selective serotonin reuptake inhibitor, SSRI)를 갑작스럽게 중단할 때 생길 수 있는 SSRI 금단 증후군에서는 독감 유사 증상(flu-like symptom), 어지러움(dizziness), 이상 감각(paraesthesia), 기분 불안정(mood lability), 심지어 조증(mania)이 나타날 수 있다[27]. 금단 정신증 또는 초과민성 정신증[17]은 갑작

---

17. 조현병, 조현정동장애, 급성정신병적장애 치료제인 모든 종류의 항정신병약물은 도파민(dopamine) D2 수용체와 상호작용하여 도파민을 매개로 하는 신호전달을 감소시킨다. 항정신병약물은 D2 수용체를 차단시킨다. 고용량의 항정신병약물이 투여되면 D2 수용체가 상향조절될 수 있다. D2 수용체의 농도와 기능이 증가하고, 치료 내성이 증가되어 이전보다 치료 효과를 가지는 약물의 용량이 높아진다. 장

스러운 항정신병약물의 중단 이후에 생길 수 있다[28]. 항정신병약물에 의해 도파민 수용체가 지속적으로 차단되어 발생한 도파민 D2 수용체의 상향조절(upregulation)이 금단 정신증의 기전으로 제시되었다[29]. 비록 금단 증후군 치료에 대한 공식적인 과학 문헌은 부족하지만, 이너 컴퍼스 이니셔티브(Inner Compass Initiative)[30]의 약물 중단 프로젝트와 같은 소비자 포럼과 이카루스 프로젝트(Icarus Project)의 간행물[31]은 금단 증후군의 직접 경험으로부터 나온 지침을 제공한다. [표 6.3]은 흔히 나타나는 금단증상과 그 치료 전략을 제시한다.

[표 6.3] **흔히 사용되는 정신과 약물과 관련된 금단 증후군과 추천되는 치료법**(Discontinuation syndromes associated with commonly used psychotropic medications and recommened management)

분류/ 약물(들)	증상	치료
세로토닌 관련 약물 (Serotonergic) - SSRI, SNRI, TCA, 그리고 MAOI 항우울제 [27]	어지럼(light headedness/dizziness), 현기증(vertigo), 운동실조(ataxia), 지각이상(paraesthesia), 전기충격 유사감각(electric shock-like sensations), 무감각(numbness), 졸음증(lethargy), 두통(headache), 떨림(tremor), 땀남(sweating), 식욕부진(anorexia), 불면증(insomnia), 악몽(nightmares), 과도한 꿈(excessive dreaming), 구역(nausea), 구토(vomiting), 설사(diarrhea), 과민성(irritability), 불안(anxiety), 초조(agitation), 불쾌감(dysphoria)	감량 속도 줄이기[a] 플루옥세틴 (fluoxetine)과 같은 반감기가 긴 약으로 전환 항히스타민제를 대신 사용

기간 투여될 경우에 도파민에 대한 행동과 관련된 초과민성이 발현될 수 있다. 이를 초과민성 정신증 (supersensitivity psychosis)이라고 한다. 초과민성 정신증은 항정신병약물의 중단과 관련하여 더욱 두드러지게 나타날 수 있기에 금단 정신증(withdrawal psychosis)이라고 표현하기도 한다. 최소 치료 용량 유지는 초과민성 정신증 예방 전략이 될 수 있다.

분류/ 약물(들)	증상	치료
항히스타민 (Antihistaminergic) - 하이드록시진 (hydroxyzine), 디펜히드라민 (diphenhydramine)	과민성(irritability), 불안(anxiety), 무관심(inattention), 불면(insomnia), 가벼운 항콜린성 반동 부작용 (Mild anticholinergic rebound)	감량 속도 줄이기[a] 수면 위생교육 및 수면에 관한 다른 개입법 사용
항콜린제 (Anticholinergic) - 벤즈트로핀(benztropine), 트리헥시페니딜 (trihexyphenidyl) [32], [33]	구역(nausea), 구토(vomiting), 땀남 증가(increased sweating), 수면 문제(sleeping problems), 독감 유사 증상(flu-like symptoms), 항콜린성 반동 증상 (symptoms of cholinergic rebound)	감량 속도 줄이기[a] 항히스타민제를 대신 사용
리튬(Lithium)	약물 중단으로 인한 조증과 우울증의 재발, 자살사고의 재발(recurrence of suicidality), 신체 금단증상을 언급한 문헌은 없음	감량 속도 줄이기[a] 운동 혹은 추가적 정신사회적 개입법 이용
발프로에이트 (Valproate)	약물 중단으로 인한 조증과 우울증의 재발, 신체 금단증상을 언급한 문헌은 없음, 경련발작(seizure)	감량 속도 줄이기[a]
항정신병약물 (Antipsychotic medications) [34], [35]	콜린성 반동 부작용 (cholinergic rebound) - 저역가 항정신병약물 [18]에 특이적, 고열(hyperthermia) - 클로자핀에 특이적, 이상운동증(dyskinesia), 근육긴장이상증(dystonia), 좌불안석증(akathisia), 초과민성 정신증(supersensitivity psychosis)	감량 속도 줄이기[a] 항히스타민제를 대신해서 사용
GABA관련 약물 (GABAergic) - 벤조디아제핀 계열 약물 (benzodiazepine) 및 'Z약물("Z" drugs) [19][36]	불안(anxiety), 안절부절증(restlessness), 불면(insomnia), 초조(agitation), 과민성(irritability), 근육 긴장(muscles tension), 떨림(tremor) 경련발작(seizure), 정신증(psychosis)	감량 속도 줄이기 [20][a] 클로나제팜 (clonazepam) 혹은 디아제팜 (diazepam)과 같은 반감기가 긴 약제로 전환

    a 감량 속도를 줄이는 방법(reducing the rate of taper)에는 동일한 약의 다른 용량 사용, 약제를 잘라서 사용, 가능할 경우 액상 제제(liquid formulation) 활용, 기저질환의 치료보다는 금단증상을 조절하기 위한 개별 맞춤 요법 이용 등이 포함된다.

약덜기의 윤리학 The Ethics of Deprescribing

리브(Reeve) 등은 약덜기가 누락 오류(error of omission)로 여겨질 수 있기에, 그 윤리 기반을 단단하게 하는 것이 훨씬 더 중요해졌다고 주장한다[37]. 사회 이익(societal interests)뿐만 아니라 환자의 낮은 병식(insight)과 판단력(judgement)은 정신의학에서의 강압 혹은 강제치료(coercive or mandated treatments)를 찬성하는 의견의 근거가 되어왔다. 하지만 의료 윤리 영역에서는 환자의 자율성이 항상 지켜져야 한다고 규정한다[38]. 만약 환자가 약물치료의 잠재 위험과 이익에 대해 알고 있고 약덜기에 관심을 갖고 있다면, 처방 의사는 복용하던 약의 용량을 줄여가는 데 있어 불편을 최소화할 수 있는 방법을 환자에게

18. 항정신병 약물의 역가(potency)란 단위 용량의 효과 정도다. 저역가(low potency) 약물은 높은 용량에 비슷한 효과를 발휘하고, 고역가(high potency) 약물은 낮은 용량에 비슷한 효과를 발휘한다. 저역가 약물은 초조, 불안, 불면증 등의 증상에 대해 강한 진정효과를 보인다. 하지만 장운동 감소, 입마름, 요축적, 산동과 같은 항콜린성 부작용이 비교적 심하다. 고역가 약물은 환청, 망상과 같은 양성증상에 비교적 높은 효과를 보이며 상대적으로 항콜린성 부작용은 약하나 근긴장증, 파킨슨 증상, 정좌불능 같은 추체외로 부작용은 심한 편이다. 항정신병약물의 등가용량을 알 수 있는 사이트: (https://bmcpsychiatry.biomedcentral.com/articles/10.1186/1471-244X-9-24/tables/1)

19. 'Z'약물("Z" drugs)은 벤조디아제핀 계열과 유사하게 GABA(gamma-aminobutyric acid) 수용체에 작용한다. 특정 하부단위(subunit)에 선택적으로 작용하여 진정, 수면 유도 효과는 보이나 근육 이완 및 항경련 효과는 없다. 'Z'약물은 벤조디아제핀의 단점을 극복했다고 초반에 소개되었으나 장기 추적 결과 이 또한 의존성과 내성을 보였다. 대표적인 'Z'약물은 졸피뎀(zolpidem)이다. 졸피뎀은 야간 폭식, 몽유병과 같은 부작용도 발현될 수 있다.

20. 정신의학 교과서 『Synopsis of Psychiatry』에서는 의존성의 이슈가 있는 벤조디아제핀 계열 약물을 줄여갈 때는 반응을 살피며 수 주에서 수 일에 걸쳐 10~25%씩 서서히 줄여가도록 조언한다. 그렇지 않으면 금단 증상이 나타나서 삶의 질을 저하할 수 있다. 금단 증상으로는 불안, 떨림, 예민함, 감각 과민, 이인증, 불면, 근육 긴장 이상, 집중력 저하, 구역감, 섬망, 경련 발작 등이 나타날 수 있다. 벤조디아제핀 계열 약물의 등가용량을 활용하여 반감기가 긴 디아제팜으로 일부 혹은 전부를 변환하여 1mg씩 줄여보는 방법이 유용하다(임상 경험으로 볼 때 클로나제팜은 역가가 높고 적은 mg 용량에서도 큰 효과를 나타내는 약이어서 서서히 줄여가기 힘든 아쉬움이 있다). 대략적으로 디아제팜 5mg=로라제팜 1mg=알프라졸람 0.5mg=클로나제팜 0.25mg=트리아졸람 0.125mg=졸피뎀 10mg의 등가용량을 갖는다. 감량 과정 중에 보조약물로 진정 작용을 갖는 교감신경차단제 프로프라놀롤이나 항우울제를 활용할 수도 있다.

제공해야 할 것이다. 환자의 인지 결함으로 의료에 대한 의사결정을 할 수 없는 상황에서는 법률대리인(legal surrogate)이 처방 의사와의 논의에 참여할 수 있다. 더 나아가 약덜기 개입이 잠재적으로 부작용 감소, 사회적 또는 직업적 기능 향상, 비용 감소로 이어진다면, 이는 악행금지의 원칙과 선행의 원칙[21]에도 충실한 것이다.

약덜기의 문서화 Documentation of Deprescribing

약덜기 과정의 문서화는 중요하다. 아직 표준 가이드라인이 없어서 의료법과 관련한 우려가 제기될 수 있기 때문이다. (가능하다면) 원래의 처방 목적에 더불어 모든 약의 이득과 부작용 기록은 약덜기 개입을 정당화하고 실행 전 적절한 계획을 드러내는 데에 도움이 될 것이다. 약덜기를 하려는 약을 골라내기 전에 의사결정 과정에 대한 정확한 기록 남기기, 잠재적 재발 관리 계획을 세우기, 환자에게 교육자료 제공하기, 일차의료 의사나 약사와 상의하기, 가족 및 중요한 타인과 함께 만나기 등은 약덜기 과정에서의 의무를 다하는 것이다. 마지막으로 전화 상담과 주변 정보 수집을 포함하여 후속 진료의 문서화도 반드시 필요하다. 철저한 임상 기록은 의료법과 관련한 이슈를 다루는

---

21. 의료윤리(medical ethics)에서 가장 중요하고 영향력 있는 저서 중의 하나는 Tom L. Beauchamp와 James F. Childress가 1979년 공동으로 저술한 <Principles of Biomedical Ethics>일 것이다. 현재 8판 까지 나온 이 책에서는 의료윤리의 4대 원칙으로 자율성(autonomy), 악행금지(non-maleficence), 선행 (beneficence), 정의(justice)를 제시한다. 의료윤리와 관련된 딜레마 상황일수록 4원칙 사이의 균형이 중 요할 것이다.

것뿐만 아니라 같은 환자의 향후 치료나 비슷한 병력을 가진 다른 환자를 치료할 때도 도움될 수 있다.

앞으로의 방향 Future Directions

약덜기를 고려한 논의와 연구는 정신의학 문헌에서 이제 막 등장하기 시작했다. 연구 집단을 설정하여 신경영상학과 유전학 같은 새로운 연구 도구를 통해 잠재적으로 재발 가능성이 낮은 개인을 식별하기 위해 항정신병약물 중단에 대한 무작위대조연구 진행이 필요하다. 각각 다른 감량 전략에 대한 검토가 필요하다. 게다가 재발을 조기에 발견하고 관리하기 위해 기분과 행동을 추적하는 모바일 애플리케이션과 같은 새 기술을 활용할 수도 있겠다. 조사와 질적 인터뷰(qualitative interview)[22]를 통해 정신의료 소비자의 필요, 태도, 선호도 및 경험에 대해 알아내는 것도 중요하다. '약덜기 전문진료(deprescribing clinic)'는 외래 정신과 진료의 일부로서 또는 협진 서비스로서 장래성 있는 분야가 될 것이다. 약덜기의 영역에서는 개인 맞춤형 치료 계획과 함께 약 관리와 특히 약 줄여가기를 결합한 연구가 필요하다.

---

22. 질적 인터뷰(qualitative interview)를 통한 질적 연구(qualitative research)는 현상의 빈도가 아닌 의미를 기술하고, 그 이유를 파악하고자 하는 연구 방법이다. 20세기 초반 사회학, 인류학 영역에서 사용되기 시작했다. 질적 연구는 양적 연구(quantitative research)와 반대되기도 하지만 어느 하나가 더 우위에 있다고 할 수 없고 각각의 장단점이 있으며 서로 상호보완적인 측면이 있다. 전통적인 양적 연구 방법론 중 하나인 무작위대조연구 같은 경우는 치료의 효과를 살펴보기 위한 대표적인 방법이다. 한편 질적 연구는 효과가 있다고 알려진 치료가 왜 효과적으로 작동하지 않는지 알아볼 방법이기도 하다. 질적 연구는 자연 세팅에서 사회 현상을 이해하고, 어떠한 현상의 의미를 좀 더 깊이 파악하며, 연구 참여자의 경험과 관점을 알아보는 방법이다. 당사자 경험의 중요성을 염두에 둔 연구 방법론이라고 할 수 있다.

참고문헌

1. Scott IA, Hilmer SN, Reeve E, Potter K, Le Couteur D, Rigby D, et al. Reducing inappropriate polypharmacy: the process of deprescribing. JAMA Intern Med. 2015;175(5):827-34.
2. Boghossian TA, Rashid FJ, Thompson W, Welch V, Moayyedi P, Rojas-Fernandez C, et al. Deprescribing versus continuation of chronic proton pump inhibitor use in adults. Cochrane Database of Systematic Reviews 2017, Issue 3. Art. No.:CD011969. https:/ldoi.org/l0.l002l14651858.CDOI1969.pub2.
3. Reeve E, Andrews JM, Wiese MD, Hendrix I, Roberts MS, Shakib S. Feasibility of a patient-centered deprescribing process to reduce inappropriate use of proton pump inhibitors. Ann Pharmacother. 2015;49(1):29-38.
4. Walsh K, Kwan D, Marr P, Papoushek C, Lyon WK. Deprescribing in a family health team: a study of chronic proton pump inhibitor use. J Prim Health Care. 2016;8(2):164-71.
5. Rossello X, Pocock SJ, Julian DG. Long-term use of cardiovascular drugs: challenges for research and for patient care. J Am Call Cardiol. 2015;66(11):1273-85.
6. Aktekin B, Dogan EA, Oguz Y, Senol Y. Withdrawal of antiepileptic drugs in adult patients free of seizures for 4 years: a prospective study. Epilepsy Behav. 2006;8(3):616-9.
7. Dash D, Aggarwal V, Joshi R, Padma MV, Tripathi M. Effect of reduction of antiepileptic drugs in patients with drug-refractory epilepsy. Seizure. 2015;27:25-9.
8. Beghi E, Giussani G, Grosso S, Iudice A, Neve AL, Pisani P, et al. Withdrawal of antiepileptic drugs: guidelines of the Italian League Against Epilepsy. Epilepsia. 2013;54(s7):2-12.
9. Gilbert PL, Harris MJ, McAdams LA, Jeste DV. Neuroleptic withdrawal in schizophrenic patients: a review of the literature. Arch Gen Psychiatry. 1995;52(3):173-88.
10. Leucht S, Arbter D, Engel R, Kissling W, Davis JM. How effective are second-generation antipsychotic drugs? A meta-analysis of placebo-controlled trials. Mol Psychiatry. 2009;14(4):429-47.
11. Leucht S, Tardy M, Komossa K, Heres S, Kissling W, Salanti G, Davis JM. Antipsychotic drugs versus placebo for relapse prevention in schizophrenia: a systematic review and meta-analysis. Lancet. 2012;379(9831):2063-71.
12. Viguera AC, Baldessarini RJ, Hegarty JD, van Kammen DP, Tohen M. Clinical risk following abrupt and gradual withdrawal of maintenance neuroleptic treatment. Arch Gen Psychiatry. 1997;54(1):49-55.
13. American Psychiatric Association. American Psychiatric Association Practice Guidelines for the treatment of psychiatric disorders: compendium 2006; 2006. American Psychiatric Pub.
14. Geddes JR, Carney SM, Davies C, Furukawa TA, Kupfer OJ, Frank E, Goodwin GM. Relapse prevention with antidepressant drug treatment in depressive disorders: a systematic review. Lancet. 2003;361(9358):653-61.

15. Bet PM, HugtenburgJG, Penninx BW, Hoogendijk WJ. Side effects of antidepressants during long-term use in a naturalistic setting. Eur Neuropsychopharmacol. 2013;23(11):1443-51.

16. Masand PS, Gupta S. Long-term side effects of newer-generation antidepressants: SSRIs, venlafaxine, nefazodone, bupropion, and mirtazapine. Ann Clin Psychiatry. 2002;14(3):175-82.

17. American Psychiatric Association. Clinical practice guidelines: treatment of schizophrenia. Can J Psychiatr. 2005;50(13):7S.

18. Pecknold J, Ananth J, Ban T, Lehmann H. Lack of indication for use of antiparkinson medication: a follow-up study. Dis Nerv Syst. 1971;32(8):538-41.

19. Taylor OJ, Pruiksma KE. Cognitive and behavioural therapy for insomnia (CBT-I) in psychiatric populations: a systematic review. Int Rev Psychiatry. 2014;26(2):205-13.

20. Reeve E, Wiese MD. Benefits of deprescribing on patients' adherence to medications. Int J Clin Pharm. 2014;36(1):26-9.

21. Reeve E, Shakib S, Hendrix I, Roberts MS, Wiese MD. Review of deprescribing processes and development of an evidence-based, patient-centred deprescribing process. Br J Clin Pharmacol. 2014;78(4):738-47.

22. Gupta S, Cahill JO. A prescription for "Deprescribing" in psychiatry. Psychiatr Serv. 2016;67(8):904-7.

23. Deegan PE, Drake RE. Shared decision making and medication management in the recovery process. Psychiatr Serv. 2006;57(11):1636-9.

24. Adams JR, Drake RE. Shared decision-making and evidence-based practice. Community Ment Health 1.2006;42(1):87-105.

25. Hamann J, Leucht S, Kissling W. Shared decision making in psychiatry. Acta Psychiatr Scand. 2003;107(6):403-9.

26. Copeland ME. Wellness recovery action plan. Brattleboro: Peach Press; 1997.

27. Haddad PM. Antidepressant discontinuation syndromes. Drug saf. 2001;24(3):183-97.

28. Chouinard G. Severe cases of neuroleptic-induced supersensitivity psychosis: diagnostic criteria for the disorder and its treatment. Schizophr Res. 1991;5(1):21-33.

29. Moncrieff J. Does antipsychotic withdrawal provoke psychosis? Review of the literature on rapid onset psychosis (supersensitivity psychosis) and withdrawal-related relapse. Acta Psychiatr Scand. 2006;114(1):3- 13.

30. Delano L. 2017. https://withdrawal.theinnercompass.org/. Accessed 14 Feb 2018.

31. Hall W. 2012. http://www.willhall.net/files/ComingOffPsychDrugsHarmReductG uide2Edonline.pdf. Accessed 14 Feb 2018.

32. Baker LA, Cheng LY, Amara I. The withdrawal of benztropine mesylate in chronic schizophrenic patients. Br J Psychiatry. 1983;143(6):584-90.

33. Jellinek T, Gardos G, Cole J. Adverse effects of antiparkinson drug withdrawal. Am J Psychiatry. 1981;138(12):1567- 71.

34. Dilsaver S, Alessi N. Antipsychotic withdrawal symptoms: phenomenology and pathophysiology. Acta Psychiatr Scand. 1988;77(3):241-6.

35. Tranter R, Healy D. Neuroleptic discontinuation syndromes. J Psychopharmacol. 1998;12(4):401-6.

36. Schweizer E, Rickels K. Benzodiazepine dependence and withdrawal: a review of the syndrome and its clinical management. Acta Psychiatr Scand. 1998;98(s393):95-101.

37. Reeve E, Denig P, Hilmer SN, Ter Meulen R. The ethics of deprescribing in older adults. J Bioeth Inq. 2016;13(4):1-10.

38. Sjostrand M, Helgesson G. Coercive treatment and autonomy in psychiatry. Bioethics. 2008;22(2):113-20.

7

강압치료와
비판정신과의사

Coercion
and the Critical Psychiatrist

필자 니콜라스 바드레(Nicolas Badre)[1, 2], 숀 반스(Shawn S. Barnes)[1], 데이비드 레맨
(David Lehman)[1], 샌드라 스타인가드(Sandra Steingard)[3, 4]

소속
(1) Department of Psychiatry, University of California San Diego School of
    Medicine, La Jolla, CA, USA
(2) Department of Counseling and Therapy, School of Leadership and Education,
    University of San Diego, San Diego, CA, USA
(3) Howard Center, Burlington, VT, USA
(4) University of Vermont Larner College of Medicine, Burlington, VT, USA

키워드 강압치료(Coercion) - 강제치료(Involuntary treatment) - 치료명령(Civil
commitment) - 능력(Capacity) - 사전동의(Informed consent) - 폭력과 정신질환
(Violence and mental illness)

도입

　세계 곳곳의 정신과의사들은 우리 사회에서 정신질환을 갖는 것이 어떤 의미인지 규정할 뿐 아니라 정신질환으로 괴로워하는 사람들의 운명을 결정하는 역할을 한다. 이 권한은 많은 사람에게 지대한 영향력을 미친다. 정신과의사들은 병원 입원, 병원 안에서 격리와 강박, 정신 활성 약물 투여를 강제하는 권한을 갖는다. 정신과의사들은 정신질환자들이 경제적, 의학적 결정 능력을 얼마나 가지는지 그리고 어떤 사람을 투옥 대신 정신과 입원치료를 받게 할지에 대한 의견 제공 요청을 받는다. 이 책에서 살펴보는 여러 주제는 비판정신과의사들에게 이러한 책임을 감당할 때 필요한 정당성과 지혜에 관한 시급한 질문을 던진다. 비록 적지 않은 정신과의사는 이러한 사안에 대해 고민할 필요가 없는 진료 환경(이를테면, 외래진료만 하는 정신과의원-역자)을 택함으로써 이 딜레마를 피할 수 있다. 하지만 행동조절의 어려움으로 자신 혹은 주변 사람들을 위험에 처하게 하거나 사회의 기대에 걸맞게 행동하지 못하는 정신증 및 다른 극단상태 경험 당사자를 만나는 정신과의사들에게 이 장의 내용은 중요한 주제다.

비판정신과의사들이 다루어야 하는 몇 가지 질문이 있다. 각각의 질문이 적극적으로 다루어지면 다음 질문으로 이어진다. 이 질문들을 순서대로 검토함으로써 정신과의사들은 강압적 진료에 어느 정도까지 참여할 수 있는지 결정할 수 있다. 첫째, 강제성이 필요한 것인가? 둘째, 때때로 강제성이 필요하다고 결론짓는다면, 이 과정에서 정신과의사의 역할이 있는가? 셋째, 정신과의사에게 역할이 있음을 받아들인다면, 어떻게 윤리적, 지적으로 일관된 방식으로 이 책임을 받아들일 것인가?

강제성이 과연 필요한가 Is Force Ever Necessary?

미국의 경우 개인의 자유를 중요하게 생각하는 주(state)에서도, 정부는 때로 개인보다 공공의 이익을 더 우선시할 수 있다. 이러한 영역은 경제권과 토지소유권 관리뿐만 아니라 사회이익과 법질서 증진도 포함한다. 후자의 두 가지 목표를 달성하기 위해 일부 사회에서는 사형제도, 부모의 영향력으로부터 아이를 분리시키는 정책, 그리고 민사로든 형사로든 강제 구금(involuntary confinement)을 시행했다. 의사들은 이러한 많은 작업에 참여했다. 일부 역할(functions)에서는 도덕적 모호성을 수행하기도 했으며, 전문가로서의 윤리 의무에 반하는 위치에 서 있기도 했다. 예를 들어 사형 약물을 투여하거나, 노예를 진단과 치료의 대상으로 삼기도 했으며, 고문의 효과를 높이는 데 대해 조언을 하기도 했고, 안락사를 장려하기도 했다. 강제 정신과 입원 및 치료가 전문가 윤리에 의문을 제기하는 범위에 대한 다양한 의견이 있다.

19세기와 20세기 동안, 사회진화론[1]은 각 개인의 결함이 있는 유전형질이 공중 보건과 국가 안보 위험을 가져올 것이라고 단정 지었다. 심지어 사회진화론은 성적 재생산(procreation) 가치가 없다고 여겨진 사람들의 강제 불임시술을 정당화하기도 했다. 그 당시에 의학, 정신의학, 대중문화에서 널리 받아들여지던 사회진화론은 나치가 그들이 유전적으로 열등하다고 여긴 유대인 및 장애인, 정신질환자들이 아리아 인구의 건강을 해친다며 국가 안전 위협에 대한 공중 보건 대응이라는 명목 아래 행해진 홀로코스트 참상 이후 오명을 얻고 추락한다.

독일 국가가 건전하고 잘 작동하는 경제를 유지하기 위해 노동자와 소비자의 정신건강에 관심을 가질 때, 정신의학계는 그 문제를 다룰 힘이 자신들에게 있음을 주장한다. 그러나 독일 국가는 정신질환자에 대한 정신과 치료가 비용이 많이 들며 노력할 만한 가치가 없다고 판단했다. 이는 끔찍하고 의도치 않은 결과로 이어진다. 독일의 정신과의사 에른스트 피에니츠(Ernst Pienitz)가 치료 수용소(therapeutic asylum)로 만들고자 했던 손넨슈타인 클리닉(Sonnenstein Clinic)[38]은

---

1. 사회진화론(Social Darwinism)은 19세기 말 찰스 다윈(Charles Darwin)의 자연선택설(natural selection)과 적자생존(survival of the fittest)을 위시한 진화론(evolutionary theory)을 사회정치학에 적용한 것이다. 사회진화론은 한 세기가 넘는 시간 동안 제국주의, 인종주의, 우생학, 사회불평등을 정당화하는 데 활용되었다.

결국 나치의 악명 높은 T4 프로그램[2]의 영향을 받아 세계 최초의 가스실 중 하나가 되었다[22]. 대략 한 세기 이상 정신과 입원치료가 개발되는 동안 대부분의 국가는 치료 수용소가 비용이 많이 들며, 정신질환을 이해하고 치료하기는 실망스러울 정도로 어렵다는 것을 발견한다. 다양한 비극적인 해결 방법을 통해 문제를 없애고자 하는 유혹이 있었다. 거기엔 살인도 포함되었다. 미국은 살인을 그 수단으로 이용하지는 않았지만, 방치와 안락사(euthanasia) 같은 방법을 사용한 때가 있다[3, 39]. 나치는 그 극단의 한 예다. 그들의 접근법은 한때는 광적인 추앙을 받았으나 이제는 전혀 인정될 수 없는 방법이다. 나치의 예는 전문가들에게 일종의 경고문으로 비판 정신과 영역에서 널리 인용된다.

그럼에도 불구하고, 보통 정부는 공동체의 안전을 강화하는 합법적인 역할을 한다고 여겨진다. 한 개인이 공동체의 기준에 순응할 수 없을 때 법 집행이 개입한다. 이 경우에 그 사람은 범죄로 기소될 수 있고, 유죄가 확정되면 처벌을 받게 된다. 문제는 비이성적으로 행동하는 사람들을 어떻게 다루느냐는 것이다. 서구 문화권에서 정신보건전문가는 '미친 대 나쁜(mad vs. bad)'이라는 질문의 심판자로 여겨져 왔다. "미쳤다"고 여겨지는 사람들은 정신병원으로, "나쁘다"고 여겨지는 사람들은 감옥에 보내진다. 강압치료에서의 정신과의 역할에

---

2. 'T4 프로그램(T4 Program)'은 나치 독일에서 장애인에게 자행한 강제 안락사 정책이다. T4 프로그램은 나치 독일의 우생학적 믿음에 뿌리를 두고 있다. T4는 안락사 프로그램의 본부가 설치된 주소지인 티어가르텐 4번가(Tiergartenstraße 4)의 줄임말이다. 2차 세계대전 후에 'T4 프로그램'이라는 이름으로 불리게 되었다. 1939년에서 1945년에 걸쳐 나치 독일 치하에서 희생된 정신병원 입원 환자 수는 275,000명에서 300,000명(2십7만 5천명에서 30만명)으로 추정된다.

대해 가장 비판적인 사람들조차도 법을 어기는 자들에 대한 대응을 꼭 반대하는 건 아니다.

1961년 토마스 사스(Thomas Szasz)는 『정신질환의 신화(Myth of Mental Illness)』를 출간했다. 그는 정신질환이 본래 의학과 심리학 개념의 일관성 없는 결합이라 주장했다. 그는 사회규범이나 도덕적 행위로부터의 단순한 일탈을 강제로 억류, 치료, 면책하기 위한 정신의학 이용에 반대했다. 그는 "정신병원은 의료기관이 아니라 교도소 같고, 강제 정신과 입원은 의료적 치료가 아닌 수감의 일종이며, 강압치료를 수행하는 정신과의사는 의사 혹은 치유자가 아닌 법관과 교도관으로 기능한다"고 주장했다. 그는 무력 그 자체에 반대하지는 않았지만, 정신의학이 강제력을 사용하는 것에 반대했다. 사스는 위험한 사람들이 법을 어기면 투옥해야 하며, 의료 전문가들이 이 경찰 기능에 참여해서는 안 된다고 주장했다[35].

정신장애인의 권리를 보호하기 위해 바젤론 센터[3] 같은 단체(organizations)가 설립되었다. 그들은 개선된 보호를 주장하지만, 강압 방법의 완전한 제거를 주장하지는 않았다. 그들의 가장 중요한 입법 관련 성공 사례 중 하나는 정신질환자의 치료 받을 권리를 법에 적용한 것이었다. 마인드프리덤 인터네셔널[4]은 때때로 자신의 의지에

---

3. '바젤론 센터(Bazelon Center)'는 1972년에 미국의 항소심 전담 판사였던 데이비드 바젤론(David L. Bazelon)의 이름을 따서 만들어졌다. 데이비드 바젤론은 1966년 D.C. 항소법원에서 있었던 「루스 대 카메론 판례(Rouse v. Cameron)」에서 민사적으로 정신질환자에게 치료권이 있다고 주장한 미국 최초의 항소심 판사였다. 바젤론 센터는 정신장애인에 대한 시민권, 평등권, 차별금지를 옹호하는 기관이다.
4. '마인드프리덤 인터내셔널(MindFreedom International)'은 미국에서 시작되어 14개국의 100여 개 풀뿌리 단체들 및 수천 명의 회원들과 함께하며 정신장애인의 권리와 대안을 위해 활동하는 비영리 기관이다. 이 단체는 1990년에 조직되었으며 강제 투약, 강박, 강제적 전기경련치료를 비판하는 목소리를 내어 왔다. '마인드프리덤 인터내셔널'은 정신장애인으로 규정된 사람들의 권리 보호를 미션으로 삼고 있으며,

반해 정신과 치료를 경험한 사람들을 강압으로부터 지키고자 하는 이들이 모여 만든 단체다. 이들의 활동 목표는 다음과 같다. "정신의료 생존자(psychiatric survivors)와 정신건강 서비스 이용자(mental health consumers)의 자기결정(self-determinations)을 지원한다", "정신의료 안에서 안전하고 인간적이며 효과 있는 선택을 촉진한다"[23]. 전문가 집단에 대한 그들의 도전은 정신의료의 근본 전제조건에 관한 것이다. 사스와 마찬가지로, 이들은 의료의 합법 범위 안에서 제대로 정의된 실체로서의 정신질환의 정당성에 대해 의문을 제기한다. 강압적 방법에 이의를 제기하는 이런 주장들은 궁극적으로 어떤 사람이 위험한 혹은 비이성적인 방식으로 행동할 때, 이에 대한 개입을 위해 강제력을 사용할 필요가 전혀 없다는 것은 아니다. 그보다는 이러한 치료 시도 안에서의 합리적인 정신과의 역할이 무엇인가에 대한 의문을 제기해야 한다는 것이다. 이들은 대안적 접근법과 강제치료 위험에 처한 사람들의 시민권 증진을 주장한다.

이 과정에서 의료 전문가의 역할은 무엇인가 What Is the Role of the Medical Profession in This Process?

18세기 말 필립 피넬[5]은 수용소에 거주하는 사람들에 대해 좀 더

이 뜻에 동참하는 모든 이가 참여 가능하다.
5. 필립 피넬(Philippe Pinel)은 18~19세기에 활동했던 프랑스의 정신의학자다. 피넬은 쇠사슬에 묶인 환자를 해방시키고, 신체에 고통을 가하는 비인도주의 방법을 배제했으며, 환자에 대한 긴밀한 접촉과 세심한 관찰을 하는 등 인도주의에 기반을 둔 정신과 치료를 실행했다. 이를 오늘날에는 도덕치료(moral

인간적으로 접근해야 한다고 주장한다. 피넬과 퓌생[6]은 정신질환자들의 정신병원 수용이 치료보다는 처벌을 뜻하던 시대에 급진적인 치료개념과 진료방법을 도입했다. 도덕치료(moral treatment)라 불리던 피넬의 접근법은 족쇄를 이용한 신체 구속, 끝없는 고립, 신체 처벌을 사회 참여 증대, 일상 활동 참여, 강박 최소화로 대체했다. 정신과의사들은 수련과정 가운데 비세르트병원(Bicetre Hospital)에서 정신질환자의 쇠사슬을 푼 피넬의 업적에 대해 배움으로써 이 중요한 시기를 기린다. 이러한 정신과 치료의 인간화(humanization)는 정신과의사들 및 운동에 동참하는 다른 이들이 강제치료에 대한 접근 방식을 개혁하고자 하는 이후 시도들의 주춧돌이 된다.

정신분석학자들은 정신증이 스트레스원(stressor)에 대한 정신적 방어일 수 있다고 가정함으로써 정신증 개념화에 대한 주류 정신의학의 접근에 계속해서 의문을 제기해왔다. 정신증이 때로 자연스럽거나 유익하다는 주장은 이러한 신념의 연장선이라 할 수 있다. 자신의 박사학위 논문에서 자크 라캉(Jacques Lacan)은 에이미의 증례(case of Aimee)를 다루었다[20]. 라캉은 에이미의 정신증 경험이 회복에 의미가 있었고 유용했을 수 있다고 주장했다. 그는 에이미의 정신증이

---

treatment)라고 일컫는다. 그는 정신질환의 분류에도 기여했으며 '현대 정신의학의 선구자'로 불리우기도 한다.
6. 필립 피넬은 1793년 비세트르 병원(Bicêtre Hospital)에 부임한 이후 장 바티스트 퓌생(Jean-Baptiste Pussin)을 만나게 된다. 퓌생은 당시 비세트르 병원 정신과 병동의 관리자였다. 비록 퓌생은 의학 지식은 없었지만 정신질환자를 인간으로서 존중하며 비폭력으로 대하였으며, 이러한 자신의 심리적 치료 접근에 대해 기록을 남기기도 했다. 피넬은 퓌생으로부터 많은 영감을 받았고, 살페트리에르 병원(Salpêtrière Hospital)으로 근무지를 옮길 때 조력자로서 퓌생을 함께 데리고 간다. 토니 로베르 플뢰리(Tony Robert Fleury)의 1876년 그림 작품인 「1795년 살페트리에르 병원의 의사 필립 피넬(Dr. Philippe Pinel at the Salpêtrière, 1795)」에서 쇠사슬을 풀라 지시하는 이가 피넬이고, 여성 환자의 쇠사슬을 풀어주는 이가 퓌생이다.

자기 처벌의 필요로 기능했음을 논한다. 에이미는 자신이 앓은 정신증 때문에 범죄를 저질렀다. 이후 유죄 판결을 받자 정신증이 자신에게 처벌로 작용할 필요가 없어지고 정신증은 사라졌다. 라캉과 다른 정신분석학자들의 가르침은 특정한 경우에 정신증이 단순히 현실과의 무의미한 분리가 아니라 심리 욕구의 발현이라는 이론을 세우는 데 이용될 수 있다. 정신증을 경험하는 누군가에게 이런 방식의 의사소통을 중단하길 강요하는 것은 치료적이 아니라 오히려 마음에 더 해로울 수 있다.

1960년대에 정신과의사 랭과 데이비드 쿠퍼는 필라델피아 협회[7]를 이끌었다. 그들의 작업은 정신증을 포함한 마음의 고통이 있는 이들이 자신의 개인 경험을 통해 관계를 맺어갈 수 있는 사람들과 일상의 환경에서 함께 사는 것이 가장 좋다는 사상에 기반한다. 때문에 그들은 킹슬리 홀[8]을 환자와 전문가의 구분이 없는, 개방적이며 자발적인 치료 공동체로 사용했다. 환자들은 치료를 경험하기보다는 그 환경 안에서 살기 위해 킹슬리 홀로 찾아왔다. 주류 정신과 치료와 동떨어진 이러한 접근을 반정신의학 운동(anti-psychiatry movement)의 전 단계로 여길 만큼 논란이 많았다[5].

---

7. '필라델피아 협회(the Philadelphia Association)'는 정신질환으로 인한 고통을 이해하고 이를 경감시키는 데에 관심이 있는 영국의 자선단체. 1965년에 급진 정신과의사이자 정신분석가였던 랭(R. D. Laing)과 그의 동료 데이비드 쿠퍼(David Cooper), 조셉 버크(Joseph Berke) 등이 함께 한다.
8. '킹슬리 홀(Kingsley Hall)'은 영국 런던의 동쪽 끝에 있는 커뮤니티 센터이다. 지역사회 교육과 공동체에 도움이 되면서도 여가를 위한 공간을 만들기 위해 예산을 기부하고 26세의 젊은 나이에 세상을 떠난 킹슬리 레스터(Kingsley Lester)의 이름을 따서 킹슬리 홀이라는 이름을 붙였다. 1920년대에는 노동자의 파업을 돕는 쉼터로 쓰이기도 했다. 1965년 랭과 그의 동료들은 이 공간을 정신질환자의 치유를 돕는 대안 공동체 공간으로 사용할 수 있었다. 이후 필라델피아 협회에 의해 강박이나 약물을 사용하지 않는 치료 공간으로 활용된다. 이곳에서 환자와 치료자는 함께 생활했다.

미셸 푸코(Michel Foucault)는 정신의학을 비판한 가장 유명한 비판가들 중 한 명이다. 그의 저서 『광기의 역사(*Madness and Civilization*)』[12]는 정신질환자로 간주되는 사람들의 치료에 대한 현대사회의 접근 방식의 한계를 주제로 했다. 이 책은 많은 사람에게 영향을 끼쳤다. 그는 역사를 통해 통상 치료라고 여겨지는 것과는 다르면서 낙인으로 작용하지 않는(less stigmatizing) 치료의 예를 볼 수 있다고 주장한다. 르네상스 시대에 정신증 환자들이 사회 안에서 지혜가 있는 존재이고 그들만의 역할이 있었음을 지적하기도 한다. 그러나 사회가 발전함에 따라 정신증 환자들은 부담으로 여겨지고 일반 인구로부터 추방되었다. 현대사회는 이러한 해악을 고치려는 시도로 의사들이 정신질환자를 돌보도록 한다. 정신병원에서 근무하기도 한 푸코는 이런 단순한 변화를 정신질환자의 지속적 수용이 개선되었다는 근거로 사회가 간주한다고 주장했다. 푸코는 수용소와 정신과 안에서의 강제치료 개입이 정신과의사들을 국가의 감시관으로 만들었고, 이것으로 인해 더 이상 그들 자신의 환자들을 돌보지 않게 되었다고 말한다.

푸코는 자본주의 경제가 상품과 서비스의 지속 생산 및 소비를 유지하기 위해 건강한 인구를 필요로 한다고 논했다. 고로 국가는 경제의 관점을 갖고 국민의 건강에 관심을 가진다. 의료계는 더 넓은 사회의 건강한 경제 인구를 유지하기 위해 대중을 돌보는 역할을 한다. 정신질환(mental illness)의 치료가 그렇게나 국가의 중대한 관심사가 되는 것은 이러한 관계에서 비롯한다. 정신질환은 자본주의 경제에서 다루어야 할 심각한 문제다. 중독, 우울증, 정신증, 치매는 산업혁명과 현대의 시간관념에서 비롯된 업무 양식과 일정에 큰 비용의 차질을 빚는 것이다. 농업 경제에서는 늦됨, 중독, 손상된 사회기술에 대한 융통성이 있었다. 이와 반대로 공장 작업에서는 이러한 어긋남이 용납되지 않는다.

이러한 주장들은 강압 방식으로 정신의료의 권위를 사용하는 데 반대한다. 또한 강제력 동원 시 신중한 접근의 필요성을 이야기하는 근거가 된다. 이 상황에서의 도전은 일부 개인들이 전형 범죄와는 다른 비합리적인 방식으로 행동한다는 것이다. 비록 어떤 사람이 그러한 행동의 원인을 신자유주의나 다른 사회 요인으로 인한 황폐함 때문이라고 하더라도, 사람들은 불안정하게 행동하거나 이성을 사용할 수 없는 것처럼 보이는 이들에게 어떻게 대응해야 할지에 대한 난관에 봉착한다. 수 세기 동안, 대부분의 사회에서는 정신질환 당사자를 범죄자로 취급하는 것을 비인간적으로 여겼다. 그리고 이들에게 처벌보다는 치료를 제공하기를 원했다. 이러한 관점으로 말미암아 형사책임을 판단하는 가이드라인이 세워졌다.

미국의 판사 바젤론(Bazelon)은 '더럼 대 미국 판례'[9]에서 다음과 같이 지적함으로써 정신병적 방어에 대한 도덕적 정당성을 표명했다[9]. "우리의 집단 양심은 책임을 지울 수 없는 처벌을 허용하지 않는다." 정신질환자에 대한 미국 대부분의 판결은 1843년 '맥노튼 판

---

9. '더럼 대 미국 판례(Durham v. United States)'은 미국의 D.C. 항소법원에서 1954년에 있었던 판례다. 피고인 더럼의 주거 침입과 강도죄에 대한 유죄 판결은 그의 정신질환을 고려하지 않았기 때문에 잘못된 것이고, 범죄자의 범죄 행위가 정신질환 혹은 정신 결함의 산물로 인한 것이라면 피고에게 범죄에 대한 책임을 물을 수 없다는 최종 판결로 마무리되었다. 이를 「더럼 규칙(Durham rule)」이라고도 한다. 하지만 이에 대한 비판과 논쟁은 계속되고 있다. 자기 행동의 잘못을 인지하지 못할 정도의 심한 정신장애가 있는 경우에만 책임이 없다는 개념이 대안으로 제시되고 있다.

례'[10]에 기반을 둔다[24]. 이는 범죄 당시 그리고 정신질환의 결과로 어떤 사람이 자신이 저지른 행위의 본질을 이해할 능력이 부족하거나, 이러한 능력이 어느 정도 있다고 해도 옳고 그름을 구별할 능력이 부족한 경우에 대한 기준을 세우는 것을 포함한다[14]. 정신보건전문가들은 이러한 결정을 내리는 데 있어서 어떠한 역할을 할 것을 요구받는다. 어떤 경우에 불법 행위가 없었음에도 정신질환으로 인해 사람들이 자신이나 타인에게 위험을 가하는 것처럼 보일 때, 정신보건전문가들은 이에 개입해달라는 요청을 받는다.

일부 비판정신과의사들은 동의하지 않을 수 있다는 것을 인식한다. 하지만 우리 필자들은 사회가 이런 결정을 시도하고 일부 개인에 대한 형사처벌의 대안을 제시하거나 상당한 위험성을 띤 사람들에 대해 강제치료감호(protective custody) 처분을 내리는 데 법의 역할이 있다고 믿는다. 우리는 정신보건전문가(mental health professionals)에게 이러한 일을 맡기는 것이 타당하다고 생각한다. 이는 비판정신과의사의 역할을 고려한 다음 질문으로 이어진다.

---

10. '맥노튼 판례'는 1843년 영국에서 있었던 다니엘 맥노튼(Daniel M'Naghten)에 의한 살인사건의 판례다. 맥노튼은 수년 동안 피해망상에 시달리고 있었다. 공상 속의 박해자는 당시 영국 총리였던 로버트 필(Robert Peel)이었다. 하지만 그는 로버트 필의 비서였던 에드워드 드루먼드(Edward Drummond)를 총리로 오인하여 총으로 쏘아 숨지게 했다. 이에 대해 재판부는 정신이상자의 책임성에 대한 기준을 만들고 맥노튼에게 무죄를 선고했다. 정신질환을 판결에 어떻게 반영할지에 대한 이 기준을 「맥노튼 규칙」이라고 한다. 이는 만일 범죄를 저지를 때 자신의 행동 내용, 질 및 결과를 알지 못하는 정신 상태에서 범죄를 저질렀거나 자신의 행동이 잘못이라는 사실을 깨달을 능력이 없는 경우라면 피고인이 정신질환을 이유로 유죄가 될 수 없다는 것이다.

위험을 줄이기 위한 강제치료는 과연 효과적인가 Can
Forced Treatments Be Effective in Reducing Harm?

정신의학에서는 진단과 치료 모두에 대한 우리의 논의에 확신이 만연해 있다는 환상이 있을 수 있다. 진단 및 통계 편람(Diagnostic and Statistical Manual)은 많은 사람으로 하여금 과학 연구로 묘사된 개별 질병이 있음을 떠올리게 한다. 이 가정과 관련된 문제들은 2장에서 자세히 다루어진다. 약물 처방 담당 정신과의사들은 약물치료로 인한 호전 과정이 '당뇨 환자들에 쓰이는 인슐린처럼' 화학 불균형을 바로 잡는 거라고 설명한다. 미국 50개 주 중에서 46개 주에서는 오랜 기간 당사자들에게 항정신병 약물이 효과가 있다는 가정하에 외래치료명령제도(involuntary outpatient commitment laws)를 시행해왔다. 유감스럽게도 이 책의 앞부분에서 논의된 바와 같이 이러한 가정에 이의가 제기되었다. 강제치료를 고려할 때는 환자의 의사에 반하는 치료에 대한 효과와 안정성을 뒷받침하는 강한 의학 근거가 필요하다. 우리는 강제치료를 둘러싼 확실성의 환상에 초점을 두고 근거를 살펴볼 것이다.

강제 정신과 치료가 최근 수년 동안 증가하고 있다. 하지만 그 의학 근거가 뒷받침되는지는 의문이다[30]. 정신과의사들은 자 · 타해의 위험이 있다는 판단을 근거로 그 당사자를 입원시킬 수 있다. 그러나 자살이나 미래의 위험한 행위를 정확하게 예측할 수 있다는 생각은 경험 근거와는 배치된다. 환자의 사망 예방은 의학의 근본 목표 중 하나이다. 예측 능력이 떨어지는 상황에서 의사들은 누락오류와 수행오류[11]의 위험을 비교해서 따져볼 필요가 있다. 의사들은 자신이나 타인에게 해를 끼칠 수 있는 개인을 입원시킬 때와 그렇지 않을 때의 상대 위해성을 따져보아야 한다.

자살 Suicide

우리가 아는 한 강제 개입이 자살을 감소시키거나 예방한다는 신뢰할 수 있는 근거를 찾아낸 무작위대조연구(randomized controlled study)나 체계적 고찰(systematic review)은 없다[1]. 입원으로 인한 잠재된 손해(신체 고립, 개인 물품 제한, 낙인 친구와 가족들로부터의 사회고립 등)가 있지만, 강제입원이 자살로 인한 죽음의 위험을 개선시킨다는 근거는 거의 없다. 후버(Huber) 등은 독일에서 폐쇄병동과 개방병동에 입원한 15만 명의 환자들의 치료 결과를 비교했다[17]. 증상의 심각성을 통계적으로 통제하고 나서 그들은 폐쇄병동이 개방병동 자의입원에 비해 최종 사망률이 조금 더 높다는 것을 발견했다. 미국 조지아(Georgia) 주의 풀턴 카운티(Fulton County)는 1996년 예산 제약으로 폐쇄형 정신병원에의 입원을 줄일 수밖에 없었다. 물질사용장애 환자나, 성격장애 환자, 상습 비행 환자가 그해 동안 입원하지 않았고 그 덕분에 입원율이 56% 줄었다. 그러나 풀턴 카운티의 자살률은 본질적으로 변하지 않았다. 강제적이건 아니건 입원은 자살률을 낮추지 않음을 시사했다[13].

---

11. 누락오류(errors of omission)는 해야 할 일을 하지 않거나, 포함해야 할 것들을 포함하지 않아 발생하는 오류를 말한다. 반면 수행오류(errors of comission)는 하지 말아야 할 일을 하거나, 포함하지 말아야 할 것들을 포함해서 발생하는 오류를 말한다.

위험 Dangerousness

왜곡된 믿음이 자리 잡은 또 다른 영역은 정신질환자들에 대해 제기되는 위험성과 관련이 있다. 미국의 오로라, 뉴타운, 산타바바라, 찰스턴에서 일어난 다중 살인(mass murders) 중에서 정신질환의 결과로 판단된 범죄가 전혀 없었음에도 대중의 관심은 정신질환과 폭력(violence)의 관련성에 집중되었다. 모든 진영의 정치인은 정신질환자들이 폭력을 일으킨다는 믿음을 대중에게 심었다. 현 미국 대통령 도널드 트럼프(Donald Trump)는 이렇게 말했다. "이것은 총기의 문제가 아니다. 이건 정신건강 영역의 문제다… 이들은 병든 사람들이다."[41] 한편 전 미국 대통령 버락 오바마(Barack Obama)는 다음과 같이 말했다. "폭력 사건들은 계속해서 미국의 정신건강 시스템 위기를 바라보게 한다."[10] 이런 메시지들은 "폭력성이 있는 광인을 거리에서 몰아내자."[6] 그리고 이는 "정신질환자들이 위협하고, 흥분하고, 혼란 속에서 동요하며, 대량 살상을 한다"[11]는 언론의 헤드라인 기사로 확대 재생산된다.

일반 대중은 정신질환자로 확인된 사람들 중에서 위험행동의 비율이 높을 것이라는 편견을 갖고 있다. 하지만 과학 근거는 이러한 견해를 반박한다. 정신질환자의 폭력성이라는 주제에 대한 대부분의 고찰은 피널스(Pinals)와 애너커(Anacker)의 연구와 비슷한 결론에 도달한다[27]. 이들은 다음과 같이 주장했다. "정신질환이 있는 것으로 밝혀진 사람들이 위험한 행동을 할 것이라는 대중의 믿음에도 불구하고 과학 근거는 그러한 시각과 모순된다." 스완슨(Swanson) 등은 1

년 이상 정신질환을 앓은 사람들과 일반 인구 1만 명 이상을 대상으로 연구한 결과 심각한 정신질환은 공격 행동에 4% 정도밖에 기여하지 않는다는 것을 발견했다. 이들은 공격 행동 발생 예측 요인 세 가지를 발견했다: 공격자들은 주로 남성이거나 빈곤계층이거나, 약물을 남용했다[34]. 스완슨은 이 연구로 두 가지 잘못된 믿음을 밝혀냈다. 첫 번째 잘못된 믿음은 정신질환자들이 모두 위험하다는 것이다. 연구의 결과 대다수는 위험하지 않다는 것이 밝혀졌다. 두 번째 잘못된 믿음은 정신질환과 공격성은 전혀 관계가 없다는 것이다. 그러나 이 또한 옳지 않다. 연관성은 작지만 있다. 완전히 존재하지 않는 것은 아니다[19].

폭력의 문제와 그 예방에서 정신의학의 역할은 미래의 공격 행동을 예측할 수 있는 능력을 전제한다. 미국에서는 재정 인센티브(financial incentives)에 고무되어 폭력을 예측하는 검사와 도구가 급증했다. 일반 보험계리적 접근법(popular actuarial approach)[12]은 개인에게 점수를 부여하기 위해 범죄 행동과 통계적 관련이 있는 것으로 밝혀진 가중 위험과 보호 요인을 사용한다. 그러나 메타연구(meta-analysis)에서 싱(Singh) 등은 자신들이 진행한 연구가 독립연구자들에 의해 진행된 연구에 비해 미래의 폭력을 예측하는 능력이 두 배 더 크다는 것을 발견했다[31], 하트(Hart) 등은 인구집단 단위에서보다

---

12. 폭력, 범죄 영역에 있어 일반적인 보험계리적 접근법은 통계적 확률평가를 활용하여 개인이 미래에 폭력에 가담할 확률을 추정하는 도구인 보험계리적 위험 평가 도구(Actuarial risk assessment instruments, ARAIs)로 위험성을 판단하는 방법이다. 본문에서 인용된 Hart 등의 연구에서는 위험성을 예측하기에는 집단 오류와 개별 오류의 가능성이 있고, 신뢰 구간이 너무 넓을 수 있기 때문에 확신을 갖고 사용되어서는 안되며 주의깊게 사용하거나 사용하지 말아야 한다고 결론짓는다[16].

는 개인 단위에서 폭력성 예측 관련 검사의 타당도(validity)가 한계가 있다고 보고한다[16].

항정신병약물 Antipsychotic Drugs

이 책의 4, 5장에서 논의한 바와 같이 정신질환을 가진 이들을 위한 최적 치료로 항정신병약물 장기간 사용이 필수로 권고된다. 이러한 치료 관습에 도전하는 실질적인 근거가 있다. 그러나 기존 관습으로 장기간의 항정신병 약물치료가 많은 곳에서 강제로 투여될 수 있다는 점이 우려된다. 미국의 외래치료명령제(outpatient commitment law)는 완곡한 표현으로 외래치료지원제도(assisted outpatient treatment, AOT)라고 부르기도 한다. 이는 (위험 행동의 가능성을 동반한) 정신장애인이 지역사회에서 자유를 누리기 위한 조건으로 약물치료를 포함한 정신과 치료를 따르도록 강제하는 데 사용되는 법이다[2]. 이 치료 명령은 보통 장기간 적용된다. 뉴욕 주는 미국에서 AOT 프로그램에 대해 수집된 데이터가 가장 많은 지역이다. 전체 AOT 사례 중에 강제치료를 1년 이상 받은 경우는 61%, 2.5년 이상 받은 경우는 25%였다[28]. 항정신병약물이 정신증 급성기 때 정신증상을 감소시킨다는 강력한 근거가 있지만, 장기간의 항정신병약물 치료의 효능에 대한 근거는 부족하다.

2012년 코크란 리뷰는 시간이 지남에 따라 항정신병약물의 효과가 줄어듦을 발견했다. 약물 사용 2년이 지난 후에는 재발 예방 확률이 0에 가깝게 수렴했다[21]. 솔러(Sohler) 등은 2년 이상 항정신병약물에 노출된 환자와 그렇지 않은 환자의 결과를 비교한 연구를 시행했다[33]. 그들은 연구 대부분의 질이 좋지 않다는 것을 발견하고 결론을 도출하기 힘들다는 결론을 내렸다. 무작위대조연구에서 분더링크(Wunderink) 등은 정신증의 첫 번째 삽화에 대해 치료를 받은 128명을 연구했다[40]. 2년 동안 한 집단은 항정신병약을 계속 유지했고, 다른 집단은 증상이 안정되었을 때 약을 점차 감량하고 덜어냈으며 정신증이 재발하면 약물치료를 다시 시작했다. 그들은 첫 연구가 끝난 5년 후 시작 코호트 중 103명을 재평가했다. 비록 용량 감소/중단 집단 환자들은 첫 2년 내 초기 재발이 있을 가능성이 높았지만, 두 집단 모두 7년의 기간 동안 거의 같은 재발률을 갖는 것으로 밝혀졌다. 항정신병약물을 통해서 재발이 지연되는 듯 보이지만 완전히 재발을 막지는 못한다. 두 집단은 7년 시점에서 정신증 증상이 존재할 확률은 대략 30%로 비슷했다. 하지만 일을 다시 하거나 인간관계를 지속하는 등의 기능 회복(functional recovery)에서는 현저한 차이가 있었다. 용량 감소/중단에 무작위로 배정된 집단은 지속 치료 집단에 비해 두 배 높은(각각 40%와 18%) 기능 회복률을 보였다. 결과는 용량과 상관관계가 있었다. 낮은 용량의 항정신병약물을 복용한 경우 높은 용량을 복용한 사람들보다 훨씬 나은 기능 회복을 보였다.

기존 치료 가이드라인에 이의를 제기하는 이 연구결과는 최근 전문가들의 항정신병약물 사용에 대한 재검토를 촉진했다[15]. 이 재검토 논문의 저자들은 오랜 시간 동안의 항정신병약물 노출이 정신병을 악화시킨다는 핵심 증거가 없다고 결론 내릴 수밖에 없었다. 이 논문은 현재 가이드라인의 방향을 유지해야 하는 이유로 재발 위험의 증가를 들었지만, 이 외의 장기간 항정신병약물 사용 이점에 대해서는 제시한 내용이 없었다[15]. 그들은 재발 위험이 치료 초기에만 더 높아진다는 관찰 결과에 대해서는 이의를 제기하지 않는다. 일부 환자들은 항정신병약물의 무기한 복용을 선택할 수 있지만, 이러한 연구 자료들은 그들의 바람에 반하는 지속적 약물복용 강요에 대한 의문을 제기한다.

사전동의와 결정 능력 Informed Consent and Capacity

현대 의학에서는 환자가 치료에 참여하는 데 **사전동의(informed consent)**가 필요하다. 여기에는 환자 상태 특성, 제안되는 치료법, 치료 동의 여부에 따른 각 위험과 이득에 대해 환자에게 알리기 등이 포함된다. 이 과정에 참여하려면 환자는 자신의 건강 상태에 관한 결정을 내릴 **결정 능력(capacity)**이 있어야 한다. 여기서 '**능력(capacity)**' 이란 개인이 합리적 결정을 내릴 수 있는지를 말한다.

결정 능력 판단은 임상 평가의 일종이며 종종 정신과 평가의 한 요소가 되기도 한다. 여기서는 다음 능력을 평가한다.

1. 상황 이해를 표현하는 능력

예) "나는 경찰이 내가 낯설게 행동한다고 생각하여 병원까지 오게 되었습니다"라고 하는지 혹은 "나의 뇌를 가지고 실험을 하기 위해 CIA가 나를 여기로 데려왔습니다"라고 하는지

2. 선택을 표현하는 능력

예) "저는 병원을 떠나고 싶습니다. 왜냐하면 집에 있는 것을 더 좋아하기 때문입니다"라고 하는지 혹은 "여긴 악마의 소굴입니다. 이곳에서 나와서 다른 안전한 데로 가야 합니다"라고 하는지

3. 위험, 이득, 대안 치료에 대해 표현하는 능력

예) "정신과의사는 내 행동 증상을 낮게 하기 위해서 항정신병약물 리스페리돈[13]을 추천하였는데, 그것을 복용하면 체중이 늘 수 있습니다. 이에 대한 대안으로는 정신치료, 다른 항정신병약물 사용, 일단 기다려보기 등이 있을 겁니다"라고 하는지 혹은 "당신은 나에게 독약을 먹이려 해요. 물엔 독이 들어 있어요. 난 두려워요. 아무것도 먹지 않을 거예요"라고 하는지

4. 선택에 대한 일관된 근거를 표현하는 능력

예) "나는 치료를 거부하겠습니다. 다른 사람들이 나와 비슷한 상황에서도 약을 복용하지 않아도 괜찮은 모습을 보았기 때문입니다"라고 하는지 혹은 "나는 치료를 거부하겠습니다. 내가 할로페리돌[14]을

---

13. 리스페리돈(risperidone)은 1993년부터 미국에서 시판되기 시작한 대표적인 2세대 항정신병약물(second generation antipsychotics)이다. 2세대 항정신병약물을 비전형 항정신병약물(atypical antipsychotics)이라고 부르기도 한다. 주로 세로토닌(serotonin)과 도파민(dopamine) 같은 신경전달물질의 균형을 도모한다. 2세대 항정신병약물은 파킨슨증(Parkinsonism), 급성 근긴장이상(acute dystonia), 좌불안석증(akathisia) 등의 추체외로 부작용이 적게 나타난다. 하지만 상대적으로 체중 증가, 혈당 상승, 혈압 상승, 고지혈증과 같은 대사증후군 부작용의 가능성이 높다. 약물의 부작용은 치료순응도를 낮추는 이유가 될 수 있기에 이에 대해 치료자는 지혜롭게 접근해야 한다. 환자의 부작용 호소에 귀를 기울이고 부작용을 낮출 방법을 함께 탐색해야 한다. 부작용에 대한 접근법은 1) 치료약의 용량을 낮추거나 2) 치료약을 다른 종류로 바꾸거나 3) 치료약의 부작용을 낮추는 다른 약을 사용하는 방법 등이 있다.
14. 할로페리돌(haloperidol)은 1958년 발명된 대표적인 1세대 항정신병약물(second generation

복용하면 나의 어머니가 돌아가실 것이기 때문입니다"라고 하는지

　위의 예들은 한 개인이 정신병적 상태일 경우에 그들의 상황에 대한 근본 관점이 바뀔 수 있음을 강조한다. 섬망[15]이 발생한 개인은 자신이 병원에 있다는 사실조차 인지하지 못할 수 있고 의사소통이 어려울 수 있다. 판단력, 주의력이 떨어지기에 섬망이 발생한 환자에게 추천되는 치료의 특성에 대해 설명하기 어려울 수도 있다. 한편, 정신병적 상태에 있는 사람들은 소통에 참여할 수는 있지만 현실검증력이 떨어질 수 있다. 결정을 내릴 능력이 있으려면 의사가 제시하는 치료를 이해해야 한다. 문제가 자기 자신의 마음이 아닌 외부에 있다고 생각하는 경우에(예를 들어, 외계인이 생각을 외부에서 자신에게 주입한다는 망상이 있을 때) 판단력이 손상되었다고 여길 수 있다.

　이것은 중요한 고려 사항이다. 왜냐하면 '병식(insight)'은 의사결정 능력과 관련하여 정신과 영역에서 두드러지는 부분이기 때문이다. 일부 환자들은 신경의학 용어 중 신경학적 손상과 관련된 현저한 인식 부족을 일컫는 질병인식불능증(anosognosia)이 나타나는 경우가 있다. 질병인식불능증은 우반구 뇌졸중(right hemisphere strokes)을 경

---

antipsychotics)이다. 신경전달물질 중에서 주로 도파민의 균형에 영향을 미친다. 1세대 항정신병약물은 파킨슨증, 근긴장이상, 좌불안석증 등의 추체외로 부작용이 많은 특징을 가진다. 특히 지연성운동이상증 (tardive dyskinesia)은 영구적으로 남을 수 있는 주의 깊게 살펴봐야 할 부작용이다.
15. 섬망(delirium)은 병적인 신체 상태로 인해 수시간에서 수일 동안의 비교적 짧은 시간 동안 발생하는 급성 혼란을 말한다. 집중, 의식, 인지에 일시적인 장애가 발생하는 일종의 증후군이다. 섬망의 원인에는 진정수면효과가 큰 약물이나 알코올의 사용, 신경학적 질환, 질병의 과정에서 경험되는 감염, 저산소증, 발열, 치료 합병증, 수술 후 상태, 통증 혹은 중환자실 입원 등이 있다. 고령, 치매, 탈수상태, 청력 혹은 시력의 장애 등이 기저에 있을 경우 더욱 쉽게 발생할 수 있다. 치료에서는 섬망에서 회복하기 위하여 섬망의 원인일 수 있는 상태에서 벗어나도록 하고, 섬망으로 인한 추가 합병증 발생 예방이 중요하다.

험한 후 자신의 좌측 편마비(left-sided hemiplegia)를 감지하지 못하는 사람들에게서 가장 흔히 볼 수 있다. 자신이 정신질환을 앓고 있음을 받아들이지 못하는 사람들을 설명하기 위해 이 용어를 사용한다는 것은 비슷한 특정 신경학적 이상이 있음을 의미한다. 이 논의에서 중요한 점은, 강제치료 사용을 촉진하고자 하는 기관에서 자신의 주장에 힘을 싣기 위하여 질병인식불능증의 개념을 사용한다는 것이다 [37]. 그들은 질병인식불능증이 있는 사람들의 경우 이 증상이 없는 사람들과 비교해 뇌영상검사에서 발견되는 차이가 강제치료를 정당화할 수 있는 질병 과정의 결과라고 주장한다. 그러나 뇌영상학 검사에서 변동이 있다고 해서 뇌의 병리가 있다고 단정 지을 수는 없다. 예를 들어 오른손잡이의 경우 영상 검사에서 왼손잡이와 뇌영상학 관찰 소견에서 차이가 있을 수 있지만, 이를 근거로 어느 한쪽에 병이 있다고 말할 수는 없다. 게다가 질병인식불능증이 있다고 판단되는 경우에 보이는 뇌의 이상 소견은 여러 연구를 통해서 일관된 결과를 보이지 않는다[36]. 질병인식불능증이라는 용어는 동상을 입었지만 신체손상을 의식하지 못하고 영하의 날씨에 실외에서 잠을 자겠다고 고집을 부리는 사람에 대한 적절한 묘사일 수는 있다. 그러나 진정과 체중 증가의 부작용이 약물치료로 인한 이득을 넘어서는 경우에 약을 거절하는 사람을 이해하는 데는 도움이 되지 않는다. 우리 필자들은 강압적 치료 주장을 정당화하기 위한 이 용어의 사용을 경계한다. 왜냐하면, 질병인식불능증이라는 용어는 아직 의학적 근거로 입증되지 않은 일종의 뇌기능장애를 뜻할 뿐만 아니라, 뇌의 차이가 존재한다는 것이 강압치료에 대한 합당한 근거임을 암시할 수 있기 때문이다.

치료의 이득에 대해서는 의견이 분분하다. 정신과의사들은 환자들이 유의미하게 잠잠해지고 생각에 일관성을 갖게 된다고 본다. 하지만 환자들 자신은 이러한 변화를 감지하지 못할 수 있다. 정교한 신경학 용어를 부정확하게 사용함으로써 효율적이지 못하고 복잡한 대화로 이어질 수 있다. 누군가에게 타인을 통제할 힘을 갖게 하는 결정은 주관성을 가질 수 있으므로 법체계의 엄격하고 철저한 감독을 받아야 한다. 이는 강제치료 논쟁에서 중요함에도 불구하고 종종 간과되는 주제다. 우리는 강제치료가 양극화되고 있다는 것을 알고 있다. 하지만 역량이 있는 강제치료와 그렇지 않은 강제치료의 차이를 알아차리지 못하면 필요 이상으로 문제를 단순화시킬 수 있다.

비자발적(nonvoluntary)이라는 용어는 판단력이 없는 환자들에 대한 치료 명령의 경우에 쓰이는 용어인 **강제적(involuntary)**이라는 용어와는 구분되는 말로 판단력이 어느 정도 있는 환자에 대한 치료 명령을 설명하기 위해 쓰인다[32]. 이러한 종류의 명명법은 누군가에 대해 치료 명령을 행하는 심각하고 중요한 행위에 대한 오해를 없애기 위함이다. 이 구분은 유용할 수 있다. 사회는 판단력이 떨어지는 환자에 대한 의학 치료를 오랫동안 인정해왔다. 대부분의 사법 체계에서 환자가 섬망 상태이거나 심각하게 무능력한 상태에서 병원에 입원할 경우에, 치료 결정은 사전 명령, 지정된 의료대리권, 혹은 친족에 의해 이루어진다. 친족이 없을 경우에는 치료진에 의한 임상 판단에 의해 치료 결정이 이루어지기도 한다. 의료 결정 능력은 환자가 자신의 판단력을 회복하는 경우 바로 그 자신에게 돌아간다.

미국 정신의료의 맥락에서는 치료 관련 결정을 해야 할 때, 법원의 명령이 이러한 다른 기전들에 우선한다. 환자들은 때때로 의료 결정을 내릴 권리를 되찾기 위해 법정으로 되돌아가기도 한다.

강압치료와 비판정신과의사 Coercion and the Critical Psychiatrist

강제로 병원에 입원을 하거나 약 복용을 하는 환자들은 강제 개입 역할을 받아들이는 정신과의사를 자신들에게 도움 되는 존재로 인식하지 않을 것이다. 법의학 평가나 후견인 평가를 해야 하는 경우, 정신 상태를 평가하는 사람이 치료를 담당하지는 않는다. 하지만 많은 국가에서 시행하는 시민 대상 정신과 치료명령 청문회(civil commitment hearings)의 경우 정신과의사들은 이중 역할을 감당한다. 그들은 법원에 치료명령을 신청할 수 있고, 청문회에서 증언을 하며, 그 환자를 치료하는 정신과의사로서의 역할을 맡기도 한다. 이는 비판정신의학 관점의 맥락에서 탐구되어야 하는 쉽지 않은 상황이다.

한 사람의 자유와 자기결정권 침해는 아마 모든 정신과의사에게 가장 심각하고 어려운 행동일 것이다. 그것은 특히 전문가로서 여러 기본 신념에 의문을 던지는 비판정신과의사 입장에서는 난처한 일이다. 필자들은 어떤 상황에서는 법을 통한 강압치료의 사용이 그나마 가장 덜 나쁜 대안일 수 있다고 본다. 한 사람이 사회규범에 걸맞게 행동하지 못해 법을 어기거나 범죄에 대해 기소될 위험에 있을 때, 그 사람이 정신증과 같은 극단의 정신적 고통 속에 있는 경우 감옥보다 정신병원이 더 나은 방안일 수 있다. 어떤 사람이 타인에게 심각한 폭력을 가할 위험이 있을 때, 정신과 입원이 그 당사자(문제 행동을 일으킬 위험은 있으나 다른 정신 상태 또는 구금 상태에서는 자신의 행동을 후회할 수도 있는 사람)에게뿐만 아니라 그 표적이 될 수 있는 타인에게도 이익이 될 수 있다. 누군가가 자해에 대한 의도를 심각하게 표현할 때, 입원은 그 사람이 자해 행위에 대해 다시 생각할 시간을 줄 수 있다. 관련하여 미국 샌프란시스코 금문교(Golden Gate Bridge)에서 뛰어내리고도 살아남은 사람들에 대한 연구가 흔하게 인용된다. 여기에서 자살 기도를 통해 죽음에 가까운 체험을 한 사람들의 일부는 자신들이 살아남은 데 대해 안도감을 드러낸다[29]. 어떤 사람이 자신의 의식주에 대한 최소한의 필요를 채울 능력이 부족할 정도로 무력해 보일 때, 우리는 그 사람 개인의 선택을 엄격하게 존중하기보다 강제입원치료 제공이 더욱 인간적이라고 믿는다. 동시에 우리는 이러한 각각의 결정에 가치 판단이 작용한다는 것을 인식한다. 수행오류가 생길 수도 있다는 말이다. 자신이나 타인에게 해를 끼치지 않는 사람들이 오히려 병원에 입원할 수 있다. 그리고 극도로 손상이 있어 보이는 사람들이 입원을 하지 않게 될 수도 있다. 강제입원 및 강제 약물치료 대상자들이 적절한 법률 자문을 받을 수 있도록 규정하는 등 이러한 과정에 대한 높은 수준의 사법 감시가 보장되어야 한다.

비판정신과의사들의 중요한 역할은 그들 자신의 권한을 이용하여 정신과의사의 치료 개입으로 생길 수 있는 위험과 위해를 인정하고, 강제치료의 필요성을 줄이는 사회 진보를 옹호하는 것이다. 강제외래치료명령(forced outpatient commitment)에 대한 연구에서, 나아진 결과가 강제치료로 인한 것인지 혹은 치료 명령의 일부로 향상된 치료 서비스가 제공되어서인지 판단하기 어려울 수 있다[26]. 치료 접근성의 향상은 강제치료가 적용되기 전에 강제력 없이 제공되어야 한다. 비의료적 치료 접근법을 포함하여 유연한 종류의 치료법을 제공하는 프로그램 개발과 예산 확보가 중요하다. 소테리아[16]의 동료지원센터(peer respite), 최소한의 음주를 허용하는 주취자 쉼터(wet shelters) 등이 이러한 프로그램의 예다. 정신건강 법원(mental health courts)은 개인들이 병원과 감옥 둘 다 피할 수 있게 해주는 또 다른 대안이다.

동료지원센터 같은 자발적, 비의료적 기관들은 전통 의료 서비스보다 환영받는 대안이 될 수 있다. 이 프로그램 중 하나가 서구 대중 회복 학습 공동체 아피야[17]다. 이곳의 책임자인 세라 다비도우(Sera Davidow)는 "'낙인(stigma)'은 누군가가 (입원으로 표현되는) 감금(incarceration) 결과를 감당하지 못하고, 자신의 고통의 크기를 고백할 수 없을 때 발생한다"고 주장한다[7]. 그는 누군가가 죽음을 맞겠다

---

16. '소테리아(Soteria)'는 정신질환 혹은 이로 인한 위기를 경험하는 당사자들이 머물 공간을 제공하는 공동체로 스웨덴, 핀란드, 독일, 스위스, 헝가리, 미국 등 여러 나라에 존재한다. 회복 모델(recovery model)에 기초하여 비의료인 직원이 상주하고 있으며, 이곳에 머무는 정신질환 당사자들 각자의 역량, 사회 지지 체계, 상호 책임성을 존중한다. 정신증을 가진 당사자와 함께 있어 주는 것을 중요하게 생각하며 항정신병 약물의 최소한의 사용을 추구한다. 위기 개입과 같은 동료지원을 제공하기도 한다.
17. '서구 대중 회복 학습 공동체 아피야(Western Mass Recovery Learning Community's Afiya)'는 2012년 미국 메사추세츠(Massachusetts)에서 시작되었다. 그 당시 미국 전역에는 13곳의 동료지원 기관이 있었다고 한다. 아피야는 정신의 어려움을 경험하는 당사자들에게 동료지원과 위기개입을 기반에 둔 대안 거소 기관으로 기능하고자 했다. 위기를 배움과 성장의 기회로 바꾸는 데 동료지원의 초점을 두고 있으며 1박에서 7박까지 보낼 수 있게 되어 있다. 이용자가 원하는 경우에 정신의료 지원에 대한 연결도 무료로 제공한다.

는 강한 의지를 드러낼 때의 어려운 입장에 대해 인정한다. 다비도우는 아피야에 머무는 동안 자살을 계획했다고 말한 한 사람에 대해 묘사한다. "저는 그에게 다음과 같이 설명해야 했습니다. 아피야라는 공간에 머무는 동안 당신이 자살하려고 하는 건 우리에 대해 화를 내는 것과 같이 느껴지기도 한다고요… 그리고 나는 그가 죽는 동안 우리가 그의 곁에 있어 주길 바라는 것이 얼마나 부당한지에 대해서 이야기했습니다." 다비도우는 그 사람과의 관계 형성에서 전환점이 있었다고 말한다. "삶에 대해 다시금 생각하길 돕기 위해 내가 할 수 있는 것이 무엇인지 그에게 묻는 대신 저는 그냥 이렇게 말했어요." "그래요. 당신이 죽고 싶다는 건 알겠어요. 자살할 거란 것도요. 그런데 혹시 그렇게 되기 전에 당신 자신이 무언가 하고 싶은 게 있나요?"[8] 이 사람은 이 세상에서 살아갈 방법을 계속해서 찾을 것이고 자신의 공동체에 의미 있는 공헌을 할 것이다. 다비도우와 동료들은 '자살의 대안(Alternative to Suicide)'이라는 접근법을 개발했다. 이것은 동료지원 집단(peer support groups)과 훈련을 포함한다. 훈련된 집단은 자신의 공동체에서뿐만 아니라 다른 공동체에서도 역할을 할 수 있다. 다비도우는 이 훈련에 대해 다음과 같이 기록한다. "우리가 주고자 하는 건 세상의 어떤 것들보다도 배움을 버리는 것에 가깝다. 경보음을 울리지 않고도 다른 사람들과 함께 탐험할 수 있는 더 나은 위치에 있을 수 있도록 더 풍성한 자기 탐구를 하는 것이다." 이 접근법은 사람들이 자신의 자살 사고(suicidal thoughts)에 따라 행동할지 말지보다, 자신의 경험을 인정하고 그에 대해 호기심을 갖는 것뿐 아니라 공동체를 형성하고 연결되는 것에 초점을 둔다. 전통 정신의료 시스템 밖에서의 대안으로 개발되었지만, 이러한 접근은 전통 치료 환경에 통합될 수 있는 방법이다. 이 주제에 대한 다른 관점들은 8장에서 논의된다. 정신과의사들은 아피야와 같은 회복 공동체에서 치유를 경험한 사람들로부터 많은 것을 배울 수 있다.

비판정신과의사들은 또한 회복 공동체로부터 치료를 경험한 사람들을 통한 연구를 촉진할 수 있다. 의학자들과 제약회사가 가장 일반적으로 구상하고 수행하는 무작위대조연구(randomized controlled trials, RCT)는 정신과 약을 복용하는 사람들의 관점은 배제한다. 하지만 점차 많은 연구가 기존의 관습적 연구와는 다른 관점을 제시한다[25]. 무작위대조연구는 근거중심의학(evidence-based medicine)의 최적 기준(gold standard)으로 여겨진다. 무작위대조연구는 치료 가이드라인뿐만 아니라 정신과치료명령 청문회에서의 의학적 의견에도 큰 영향력을 갖는다. 정신질환 당사자들로부터 정보를 얻거나 이들 주도로 수행한 연구는 정신과 약물 복용 경험에 대한 풍부한 이해를 제공한다. 이는 정신과 진료의 모든 영역에서 가치가 있다. 그리고 사전동의를 얻는 과정에서 중요하다. 하지만 정신과의사가 환자들에게 강제로 투약할 때 특별히 두드러진다.

때때로 우리는 어떤 사람이 위기에 처했을 때 처음 만나기도 하지만, 종종 위기가 발생하기 전에 사람들을 만난다. 우리는 강압치료의 잠재 사용을 포함한 치료의 모든 영역에서 정직과 투명성이 필요하다고 본다. 사전동의는 자발 치료뿐만 아니라 강제치료 행위의 사용과도 관련이 있다. 환자들은 언제 정신과의사가 강제치료 개입을 해야 하는 상황인지에 대해 교육을 받을 수 있다. 환자 개개인에게 '웰니스 회복 행동 계획'[4] 같은 한 걸음 더 나아간 지침이나 도구를 성취하도록 북돋는 것은 행위 주체감(sense of agency)을 높이는 데뿐만 아니라 어떤 종류의 치료가 도움이 된다고 느끼는지 표현하도록 격려하는 데 도움이 될 수 있다. 이는 개인이 이미 강제치료 개입을 받은 경우에 특히 중요할 수 있다. 또한 당사자의 트라우마 경험 다루기를 돕고 정신과의 권위 앞에서 무력감을 줄이는 방법이 될 수 있다. 병원에 입원한 사람들은 격리와 강박의 적용과 퇴원 기준에 대해 설명을 들을 권리가 있다. 이러한 정신병원의 규칙들은 진단에 의문을 가지는 정도나 처방된 약물에 대한 순응도가 아닌 객관적 행동에 근거해야 한다. 예를 들어, 입원 시설에 머물도록 강요하는 의사가 처방한 약을 당사자가 거부한다고 해서 그것이 입원의 근거가 되어서는 안 된다. 자신과 타인에 대한 진행형의 폭력, 식사 거부, 몸치장의 어려움, 자기 관리 계획에 대한 소통의 어려움 등이 입원치료 연장의 더욱 적절한 이유가 된다. 신뢰와 겸손에 바탕을 둔 관계를 만들어가는 시도를 하지 않음으로써 생기는 악영향이 보호 감금을 통한 이득보다 클 수 있다.

투명성(transparency)은 모든 환자와 좋은 치료 관계를 형성하는 데 핵심이다. 하지만 이는 당사자에게 강압치료를 적용할 때 특히 중요하게 여겨진다. 여기에는 치료 이익에 대한 우리의 지식의 한계를 당사자와 공유하기뿐만 아니라, 어느 정도 유익할 수 있는 치료 개입이 동시에 해를 끼칠 수 있음을 인정함이 포함된다[18]. 질병인식불

---

18. 6장 역자 주 14) 참조

능증이라는 용어 사용은 이런 복잡한 이슈에 대한 투명하고 정직한 논의를 진전시키지 못한다. 예측의 한계를 인정함이 근거 없는 확실함보다 낫다. 예를 들어 다음과 같이 환자에게 말할 수 있다. "당신이 오늘 제게 말한 것을 바탕으로 하여, 당신을 퇴원시킨 데 대한 책임을 지고 싶지 않습니다. 만약 당신에게 무슨 일이 생긴다면, 저는 다른 사람들 – 당신의 가족, 제 지도교수, 그리고 저 자신 – 에게 답을 해야 할 것입니다. 그리고 제가 생각하기에 당신이 안전하다고 여겨지는 이곳 병동에 머물도록 하지 않은 것에 대해 변명을 하기는 어려울 것입니다." 이러한 표현은 다음과 같이 말하는 것과는 매우 다르다. "당신이 아프고 안전하지 못하기 때문에 제가 당신을 이곳에 있도록 하는 것입니다." 당사자를 강제입원 시킬 때, 우리는 잘못된 판단을 할 수도 있다는 것을 인정한다. 이러한 어떠한 행위가 이익이 될 수도 있지만 동시에 해로울 수 있다는 인지 부조화(cognitive dissonance)는 지속하기 어려울 수 있다. 그렇기에 많은 정신과의사가 더 확실하고 덜 모호한 위치로 물러나는 것처럼 보일 수도 있다. 그러나 우리의 투명성이 높을수록 강제로 치료를 받게 된 사람들에 대해 치료 태도를 견지하며 진료하는 능력이 향상될 수 있다.

정신의학에서의 강압치료는 반정신의학운동이 존재하는 이유가 된다. 본 장의 필자들은 몇 가지 지침을 제시하긴 하지만 이것이 근본 질문이나 의견 차이를 해결하리라 착각하지는 않는다. 적어도 우리는 우리의 동료들이 사회가 우리에게 부여한 힘을 인정하고, 신중함과 겸손함으로 이를 실천해 나가길 바란다.

참고문헌

1. Albert M. Coercion breeds coercion: response to Sashidharan and Saraceno. Br Med J. 2017;357:j2904.
2. Barnes SS, Badre N. Is the evidence strong enough to warrant long-term antipsychotic use in compulsory outpatient treatment? Psychiatr Serv. 2016;67:783-5.
3. Bouche T, Rivard L. America's hidden history: the eugenics movement. Learn science at scitable. [online] Nature.com. 2014. https://www.nature.com/scitable/forums/genetics-generation/america-s-hidden-history-the-eugenics-movement-123919444/. Accessed 05 Aug 2018.
4. Copeland ME. Wellness recovery action plan. Brattleboro: Peach Press; 1997.
5. Crossley N. RD Laing and the British anti-psychiatry movement: a socia-historical analysis. Soc Sci Med. 1998;47(7):877-89.
6. Daily News. Nov. 19, 1999.
7. Davidow S. Suicidal tendencies, part II: The real 'stigma' of suicide. 2018a. https://www.madinamerica.com/2018/03/suicidal-tendencies-part-ii-real-stigma-suicide/. Accessed 10 Aug 2018.
8. Davidow S. Suicidal tendencies, part III: So when do I get to call the cops? 2018b. https://www.madinamerica.com/2018/08/suicidal-tendencies-part-iii/. Accessed 10 Aug 2018.
9. Durham v. United States, 214 F.2d 862 (D.C. Cir. 1954).
10. Fact sheet. 2016. New executive actions to reduce gun violence and make our communities safer. Obama white house archives. https://obamawhitehouse.archives.gov/the-press-office/2016/01/04/fact-sheet-new-executive-actions-reduce-gun-violence-and-make-our. Accessed 05 Aug 2018.
11. Fessenden F. 2000. They threaten, seethe and unhinge, then kill in quantity. New York Times. Available at https://www.nytimes.com/2000/04/09/us/they-threaten-seethe-and-unhinge-then-kill-in-quantity.html. Accessed 05 Aug 2018.
12. Foucault M. Madness and civilization: a history of insanity in the age of reason. New York: Vintage Books; 1988.
13. Garlow SJ, D'Orio B, Purselle DC. The relationship of restrictions on state hospitalization and suicides among emergency psychiatric patients. Psychiatr Serv. 2002;53(10):1297-300.
14. Giorgi-Guarnieri D, Janofsky J, Keram E, Lawsky S, Merideth P, Mossman D, Schwart-Watts D, Scott C, Thompson J Jr, Zonona H. AAPL practice guideline for forensic psychiatric evaluation of defendants raising the insanity defense. J Am Acad Psychiatry Law. 2002;30(2 Suppl):S3-40.
15. Goff DC, Falkai P, Fleischhacker WW, et al, The long-term effects of antipsychotic medication on clinical course in schizophrenia. Am J Psychiatr. 2017;174(9):840-9.
16. Hart SD, Michie C, Cooke DJ. Precision of actuarial risk assessment instruments: evaluating the margins of error of group v. individual predictions of vioience. Br J Psychiatry. 2007;190(49):s60-5.
17. Huber CG, Schneeberger AR, Kowalinski E, et al. Suicide risk and absconding

in psychiatric hospitals with and without open door policies: a 15-year naturalistic observational study. Lancet Psychiatry. 2016;3(9):842-9.

18. Katsakou C, Priebe S. Outcomes of involuntary hospital admission - a review. Acta Psychiatr Scand. 2006;114(4):232-41.

19. Konnikova, M. Is there a link between mental health and gun violence? The New Yorker, November 19 2014. https://www.newyorker.com/science/maria-konnikova/almost-link-mental-health-gun-violence. Accessed 22 July 2018.

20. Lacan J. De la psychose paranoïaque dans ses rapports avec la personnalité. Paris: Editions du Seuil; 1975. (Original work published 1932)

21. Leucht S, Tardy M, Komossa K, et al. Maintenance treatment with antipsychotic drugs for schizophrenia. Cochrane Database Syst Rev. 2012;5:CD008016.

22. Lin Strous RD. Nazi euthanasia of the mentally ill at Hadamar. Am J Psychiatr. 2006;163(1):27-27.

23. Mind Freedom "Who We Are". http://www.mindfreedom.org/who-we-are. Accessed 04 Aug 2018.

24. M'Naghten's Case, 10 Cl. & F. 200, 8 Eng. Rep. 718 (H.L. 1843).

25. Ostrow L, Jessell L, Hurd M, Darrow SM, Cohen D. Discontinuing psychiatric medications: a survey of long-term users. Psychiatr Serv. 2017;68(12):1232-8.

26. Phelan JC, Sinkewicz M, Castille OM, Muenzenmaier K, Link BG. Effectiveness and outcomes of assisted outpatient treatment in New York state. Psychiatr Serv. 2010;61(2):137-43.

27. Pinals DA, Anacker L. Mental illness and firearms: legal context and clinical approaches. Psychiatr Clin North Am. 2016;39:611-21.

28. Program Statistics: Length of Time in AOT. Albany, New York State Office of Mental Health. 2016. Available at: https://www.omh.ny.gov/omhweb/statistics/. Accessed 06 Aug 2018.

29. Rosen DH. Suicide survivors. A follow-up study of persons who survived jumping from the Golden Gate and San Francisco-Oakland Bay bridges. West J Med. 1975;122:289-94.

30. Sashidharan SP, Saraceno B. Is psychiatry becoming more coercive? Br Med J. 2017;357:j2904.

31. Singh JP, Grann M, Fazel S. Authorship bias in violence risk assessment? A systematic review and meta-analysis. PLoS One. 2013;8(9):e72484.

32. Sisti DA. Nonvoluntary psychiatric treatment is distinct from involuntary psychiatric treatment. J Am Med Assoc. 2017;318(11):999-1000.

33. Sohler N, Adams BG, Barnes DM, et al. Weighing the evidence for harm from long-term treatment with antipsychotic medications: a systematic review. Am J Orthopsychiatry. 2016;86(5):477-85.

34. Swanson JW, McGinty EE, Fazel S, Mays VM. Mental illness and reduction of gun violence and suicide: bringing epidemiologic research to policy. Ann Epidemiol. 2015;25(5):366-76.

35. Szasz TS. The myth of mental illness: foundations of a theory of personal conduct. New York: Harper Perennial; 1974.

36. Treatment Advocacy Center. Serious mental illness and Anosognosia. 2016. http://www.treatmentadvocacycenter.org/key-issues/anosognosia/3628-serious-

mental-illness-and-anosognosia. Accessed 10 Aug 2018.

37. Treatment Advocacy Center. #Anosognosia is a key issue. 2017. http://www.treatmentadvocacycenter.org/fixing-the-system/features-and-news/3826-anosognosia-is-a-key-issue. Accessed 10 Aug 2018.

38. Wallace ER, Gach J, editors. History of psychiatry and medical psychology: With an epilogue on psychiatry and the mind-body relation. Springer Science & Business Media; 2010.

39. Wharton L, Wharton T. The black stork. New York: Sheriott Pictures Corp; 1917.

40. Wunderink L, Nieboer RM, Wiersma D, Sytema S, Nienhuis FJ. Recovery in remitted firstepisode psychosis at 7 years of follow-up of an early dose reduction/discontinuation or maintenance treatment strategy: long-term follow-up of a 2-year randomized clinical trial. JAMA Psychiat. 2013;70(9):913-20.

41. Yablon A. The political strategy behind the GOP's post-shooting 'Mental health' playbook. The trace. 2015. Retrieved from: https://www.thetrace.org/2015/09/gop-mental-health-republican-trump/. Accessed 05 Aug 2018.

8

당사자 목소리에
귀 기울이기

필자 에밀리 쉬라 커틀러(Emily Sheera Cutler)[1]

소속
(1) College of Behavioral and Community Sciences, University of South Florida, Tampa, FL, USA

키워드 매드프라이드(Mad Pride) - 신경다양성(Neurodiversity) - 장애의 사회모델
(Social model of disability) - 인지 자유(Cognitive liberty) - 자살(Suicide) - 강제치료
명령(Involuntary commitment)

도입

생물정신의학(biomedical psychiatry)이라는 주류 모델에 대한 중요한 비판 중 하나는 심리학자나 정신보건전문가가 아닌, 정신적 고통을 겪고 정신과 진단을 받았으며 정신과 치료 경험이 있는 이들에게서 나온다. 비판정신의학계와 활동가 커뮤니티에서, 이들은 '당사자[1]'라고 불린다.

많은 학자, 지지자 및 당사자 활동가들은 자신들의 정체성에 있어서 정신의학의 식민지화 효과(colonizing effect)에 대해 말과 글로 표현해왔다. 미국정신의학회(APA)에 따르면, 정신의학은 '정신, 감정, 행

---

1. 당사자(people with lived experience)는 말 그대로 그들의 산 경험을 존중하는 언어다. 이는 의료모델의 틀 안에서 그동안 주로 수동적인 존재로 머물렀던 '환자'라는 말을 넘어서는 표현이다. 한국에서는 '정신질환 당사자' 혹은 '정신장애인 당사자'라고 풀어서 표기하기도 한다. 당사자 경험을 당사자 언어로 풀어내는 것 또한 당사자 운동의 중요한 가치라고 할 수 있다. 대한민국에서는 2000년대 이후 정신질환 당사자 운동이 점차 활성화하는 추세다. 한국의 정신장애인 당사자 단체로는 멘탈헬스코리아, 송파정신장애동료지원센터, 수원마음사랑, 정신장애와인권 파도손, 침묵의 소리, 펭귄의 날갯짓, 한국정신장애인자립생활센터, 한국정신장애연대(Korean Alliance for Mobilizing Inclusion, KAMI), 한국정신장애인협회, 희망바라기 등이 있다.

동 장애의 진단, 치료 및 예방에 초점을 둔 의학의 한 갈래'다[3]. 논란의 여지는 있지만, 정신의학은 개인을 정신장애가 있거나 정신적으로 건강하다고 구분 짓는 체계라고 할 수 있다. 정신질환의 진단 및 통계 편람(DSM)은 병적인 내적 경험과 외적 표출의 종류를 규정하는 틀로서 기능한다. 이 틀 안에서, 정신과의사와 여타의 정신보건 전문가는 당사자 경험의 가치, 의미, 정상성, 건강성 및 합리성의 전문가로 여겨진다. 정신의학의 주류 모델 안에서는 먼저 내담자가 정신과의사에게 자신들의 경험에 대해 말한다. 그러고 나면 정신과의사는 내담자에게 그들을 이해하기 위한 진단 용어, 언어, 패러다임을 제공한다. 내담자는 자신의 경험을 하나 이상의 치료법을 통해 관리되어야 하는 증상으로 보아야 한다고 설명 듣는다.

학자, 지지자, 활동가들은 당사자들이 자기 마음과 겉으로 드러나는 행동에 대해 스스로 이해하고 개념화할 여지가 거의 없다는 점에서 정신의학모델(model of psychiatry)을 비판했다. 많은 당사자는 이른바 증상을 통해 의미 혹은 가치를 발견하고 증상을 병적 상태로 생각하지 않으며 그들 내면의 고통이나 차이에 대해 접근하는 것을 선호한다. 예를 들어 내담자들은 자기 경험을 치료가 필요한 질병이 아니라 1) 자기 정체성의 긍정 요소, 2) 외상 환경에 대한 합리적 반응, 3) 시간이 지나면 흘러갈 일시적 상태, 혹은 이 셋 모두로 여길 수 있다.

당사자들은 내면의 고통과 차이를 개념화하기 위한 여러 가지 대안적 개념틀을 개발했다. 이 장에서는 두 가지의 틀에 초점을 두고자 한다. 하나는 매드프라이드[2] 운동이고 다른 하나는 신경다양성[3] 영

2. 매드프라이드(Mad Pride)는 정신장애 당사자들과 그들을 지지하는 사람이 자신의 '미친' 혹은 '광기

역이다. 신경다양성 분야는 정신장애의 증상으로 분류되는 생각, 느낌, 특성 및 성향을 자연적으로 발생하는, 인간 다양성의 건강한 형태로 재정의한다. 매드프라이드의 철학도 비슷하다. 매드프라이드 운동은 광기 혹은 정신질환으로 구축된 경험에 가치를 두고 자부심을 가지는 당사자들로 구성된다. 이 두 가지 패러다임의 중심은 '당사자들이 자신의 상태와 특성에 대해 어떠한 용어를 쓰고 어떤 의미를 붙일지에 대해 그들 스스로 선택해야 한다'는 명제다.

이 장에서는 매드프라이드와 신경다양성 운동의 원칙(principles), 사상(ideas), 신조(tenets)를 다룬다. 주지할 점은 매드프라이드와 신경다양성 운동가들 모두가 같은 견해를 공유하지는 않는다는 것이다. 사실, 두 운동 모두 어떤 단일한 조직활동(unified campaigns)이라기보다는 개인과 조직들 사이의 느슨한 연대라는 표현이 더 적합하다. 이 장의 목표는 모든 매드프라이드와 신경다양성 활동가 견해의 나열이 아니다. 대신 두 운동 발전의 배경이 된 몇몇 원리를 파악하고자 한다. 또 한 가지 염두에 둘 점은 매드프라이드와 신경다양성 운동 사이에 상당한 차이가 있긴 하지만 이 장에서는 유사성에 초점을 맞출 것이다.

어린' 정체성에 자부심을 느껴야 한다는 메시지를 띈 대중 운동이다. 1993년 캐나다 토론토 온타리오의 파크데일 지역에서 정신질환자 주거시설에 대한 지역주민의 편견에 맞서 최초의 매드프라이드 운동이 열렸다. 이후 세계 여러 나라로 매드프라이드가 확산되었으며 대한민국에서도 처음으로 2019년 10월 26일 '매드프라이드 서울'이 열렸다. 하지만 주최측 내외부의 상황으로 2021년의 3회까지만 개최되고 이후 지속되지는 못했다.

3. 신경다양성(neurodiversity)은 뇌, 신경 혹은 마음의 차이는 정상적이며 이를 장애나 질병으로 바라보지 말아야 한다는 관점이다. 이 개념은 학습 능력이나 생각의 차이로 인한 낙인을 줄이는 데 도움이 될 수 있다. 호주의 사회학자 주디 싱어(Judy Singer)가 1998년 신경다양성이라는 표현을 처음으로 사용했다. 미국의 저술가 하비 블룸(Harvey Blume)은 생물다양성(biodiversity)이 인간의 삶에서 일반적인 것처럼 신경다양성 또한 인류의 중요한 특성일 수 있다고 지적한다.

우세한 가정에 의문 제기하기 Questioning Dominant Assumptions

매드프라이드 운동과 신경다양성 분야는 모두 전통 정신의학 모델의 근간을 이루는 기본 가정에 근본 의문을 제기한다. 두 패러다임 모두 정신보건전문가, 연구자, 지지자 및 대중이 일반적으로 광기 혹은 정신질환으로 간주하는 것에 대한 그들의 신념을 재검토하도록 요구한다. 매드프라이드와 신경다양성 운동이 비판하는 지점들은 다음과 같다.

광기는 치료나 관리를 필요로 하는 '질병'인가 That Which We Consider Madness Is an 'Illness' That Needs to Be Cured or Managed

다수의 매드프라이드 · 신경다양성 지지자는 보통 광기로 분류되는 상태 · 특성이 예방, 치료, 또는 치유가 필요한 질병이 아닌 인간 경험의 일부로 주장한다. 그들은 때로 강렬하게 느끼는 감정, 환청 혹은 환시 경험, 고도로 민감해지는 감각 등을 인간 존재 그 자체로 독특하게 하는 차이 연속선(continuum of differences)의 일부로 본다. 이런 경험은 각자가 자신을 둘러싼 세계에 반응하는 고유(idiosyncratic) 방식을 이루는 특성의 몇몇 예다.

많은 신경다양성 지지자는 스스로 "정신질환이 있다(mentally ill)"고 하기보다는 "신경다양성이 있다(neurodivergent)"고 말한다. 즉, 정상으로 간주하는 것과는 다른 두뇌 혹은 성격으로 여긴다. 정신질환의 성향·특성이 없는 사람들은 '신경전형적(neurotypical)' 또는 '신경순응적(neuroconforming)'이라 한다. 이들이 더 나은 뇌기능을 가져서 정신이 더 건강하다기보다는, 인지 방식, 감정, 그리고 행동이 사회 기준에 비출 때 더 전형적이거나 순응적이라는 개념을 반영한 관점이다. 우리는 보통 문화, 인종, 민족, 성별 다양성을 인정한다. 이와 같이 매드프라이드와 신경다양성의 틀에서도 평균에서 벗어남과 생각, 감정, 심리 상태의 다양성 또한 긍정할 수 있다.

신경다양성 활동가 다리엔 레이첼 웰치(Darien Rachel Welch)는 생생한 자기 경험의 가치에 대해 다음과 같이 말한다. "저는 받아들여짐의 반대편에 있는 삶을 경험할 기회가 있다는 데 신경다양성의 가치가 있다고 생각합니다. 신경다양성은 당신이 고장 났고, 손보아야 할 대상이라고 계속해서 강요받음에도 불구하고 그 의미를 갖고 노는 것이라고 볼 수 있습니다. 또한 인간 행동의 표준으로 여겨지는 것들에 휘둘리지 않으며 그것이 얼마나 결함이 있으며 위험한지 인식하는 것입니다. 저는 신경다양성이라는 꼬리표가 붙은 사람들에게 계속해서 순응을 요구하는 사회에서 그들 자신이 당당한 인간으로 일어서는 과정을 지켜봅니다." [37]

광기는 과연 객관적이고, 명확하게 구분할 수 있는 범주인가, 어떤 사람이 미쳤는지 혹은 정상인지 입증할 수 있는가 Madness Is an Objective, Discrete Category. People Can Be Proven to Be Either Mad or Sane

매드프라이드 · 신경다양성 지지자들은 또한 객관적 혹은 이분법적인 것보다는 문화로서 구축된 광기와 신경다양성의 특성을 강조한다. 그들은 정상인 혹은 비정상인이라는 두 범주 중 하나에 사람들을 가두려는 경향을 조성하는 모든 사회·구조 요인을 지적한다. 이를 통해 한 사람이 정신적으로 건강하거나 정신적으로 아프다고 구분 짓는 개념에 이의를 제기한다. 예를 들어 특정 지역에서나 특정 시기에는 성소수자가 되거나 자신의 성적지향에 대해 의문을 제기하는 것은 정신질환의 한 징후로 간주했다. 하지만 다른 상황과 시점에서는 성소수자임을 질환으로 여기지 않는다. 또한 일부 문화권에서는 누군가 환청을 경험할 때 종교 체험으로, 영적인 은사를 받은 것으로 생각하기도 한다. 하지만 다른 문화권에서는 환청 경험을 조현병의 징후로 여긴다.

매드프라이드·신경다양성 지지자들은 또한 한 사람의 개인 생활 환경이 그들의 정신질환 유무를 결정하는 더 큰 사회 요인과 교차하는 지점이 있을 수 있음을 강조한다. 예를 들어, 정신과의사들은 최근에 자식을 잃고 슬픔을 겪고 있는 부모를 주요우울장애로 진단하지는 않을 것이다. 하지만 아이를 잃은 지 5년이 지났음에도 여전히 뚜렷한 우울감을 경험하는 경우 의사의 개인 견해와 진단 선호도뿐 아니라 문화 전통, 적절한 애도의 정의 같은 사회 맥락에 따라 주요우울장애 진단을 붙일 수도 있고 그렇지 않을 수도 있다. 자식을 잃은 지 얼마 되지 않아 환청을 경험하는 부모의 경우는 어떻게 생각해야 할까? 이 부모가 정신질환이 있다고 판단하는 데는 문화·사회 맥락과 정신과의사 개인의 판단 같은 것들이 영향을 미칠 수 있다. 연인과의 이별, 이혼, 실직, 또는 여타의 주요한 삶의 전환 이후에 정신장애 진단기준에 부합하는 경우도 위와 비슷할 것이다. 매드프라이드·신경다양성 지지자들은 누군가가 정신질환을 가졌는지 여부가 객관적이고 이분법적인 정신병리학에 근거하지 않고, 합리성과 정상성을 구성하는 임상·사회적 판단에 의존함을 입증하기 위해 이러한 여러 맥락 요인들을 지적한다.

광기로 간주되는 것이 과연 위험한가 That Which We Consider Madness Is Dangerous

다수의 주류 정신의학과 사회의 견해는 광기 경험이 위험하다고 가정한다. 이른바 정신질환 당사자에게 치료를 제공하지 않고 증상을 경험하게 두겠다는 생각에 대해서 사람들은 다음과 같이 말한다. "누군가 다치는 상황으로 이어진다면 어떻게 할 건가요?"

매드프라이드·신경다양성 지지자들은 정신질환으로 진단받은 사람이 다른 일반인보다 더 폭력성이 적다고 지적한다. 실제로, 정신질환으로 진단받은 사람들은 가해자이기보다 범죄의 피해자일 가능성이 더 높다[15]. 또한 위험을 경험할 가능성과 관련된 여러 성향과 경험 – 익스트림 스포츠, 수면 박탈, 위험한 성생활 등 – 이 있을 수 있다. 하지만 이를 정신질환이나 광기의 징후로 여기진 않는다. 어떤 사람들은 환각이나 극한 상태에서 폭력을 저지르지만, 이것이 모든 그러한 상태를 정신질환으로 분류할 이유가 되지는 못한다. 이것은 사고로 죽음에 이를 수 있다고 해서 모터사이클 경주 같은 익스트림 스포츠 참여를 정신질환으로 간주하지 않음과 같다.

광기로 간주되는 것은 드물거나 비정상인가 That Which We Consider Madness Is Uncommon or Abnormal

치료에 대한 정신과 패러다임의 기본 가정 중 하나는 정신질환으로 분류되는 성향과 경험이 드물다는 것이다. 정신과의사 또는 정신 보건전문가의 업무에는 내담자의 경험이 대다수 사람과 공유되는 현상인지 혹은 비정상인지의 결정이 포함된다. 신경다양성 지지자는 이러한 특정 가정에 그다지 초점을 두지 않는 데 반해, 매드프라이드 지지자와 학자는 우리가 광기로 여기는 것이 어느 정도 보편 경험임을 보여주려고 한다.

예를 들어, 많은 매드프라이드 지지자는 환청이 보편 현상일 수 있음을 얘기한다. 우리가 지독하게 자기를 비판하는 내면의 목소리를 경험하든 외부의 목소리를 적대시하든 간에, 우리 중 대다수는 어떤 상황 속에서 자책이라는 내면의 메시지를 한 번쯤은 경험할 수 있다. 그리고 누구나 극심한 슬픔과 고통을 가져다주는 인생의 고난, 상실, 장애물을 경험한다. 그중 일부는 무감정(apathy), 조증(mania), 환각(hallucinations)을 경험한다[1, 32]. 매드프라이드 운동가들은, 광기에서 의미와 가치를 찾을 때야말로 세상이 정신질환 당사자를 포용하는 쪽으로 변할 수 있다고 말한다. 그뿐 아니라 광기의 재발견을 통해 낙인과 병리화 없이 모든 사람이 자신의 감정과 독특함을 표현할 수 있다고 말한다. 매드프라이드 운동은 누군가가 마음의 고통을 경험하는 그 자체로 그들을 비정상으로 규정하지 않는다. 매드프라이드 운동의 핵심 원리는 각자가 경험하는 내면의 고통, 타인과의 다름을 통해 그들과 연결되고 관계 맺어질 수 있다는 것이다. 각자의 취약성을 포용하면서 보다 의미있는 관계와 커뮤니티를 형성하는 새로운 길을 열 수 있다.

광기는 과연 비합리인가 That Which We Consider Madness Is Irrational

정신의학의 전통 모델에 대한 또 다른 기본 가정은 다음과 같다. 정신질환으로 분류되는 경험은 생각, 감정, 행동의 비합리성을 나타내고, 이것들은 교정되어야 한다는 것이다. 많은 매드프라이드·신경다양성 지지자는 광기를 외부 환경에 대한 자연스럽고 합리적인 반응으로 볼 수 있음을 알리고자 한다. 기록되고 구술된 당사자의 수많은 증언은 트라우마, 억압, 인생의 고난이 감정의 고통을 불러일으키고, 그들 자신을 극단의 상태까지 내몰 수 있다고 말한다[14, 18, 21, 22, 25, 35].

매드프라이드·신경다양성 지지자들은 '트라우마 기반 치료'[4]를 지지하는 경향이 있다. 이는 쉽게 말해 "당신에게 무슨 이상이 있는 건가요?"라고 묻기보다는 "당신에게 무슨 일이 있었던 건가요?"라는 물음을 건네는 것이다. '트라우마 기반 치료' 패러다임에서 말하는 트라우마는 신체 폭력이나 성폭력에 국한되지 않는다. 물론 이러한 형태의 폭력이 마음의 고통과 극단의 상태에 다다르는 주된 역할을

---

4. '트라우마 기반 치료(trauma-informed care)'는 쉽게 말해 "당신의 무엇이 잘못되었나요?"라는 질문에서 "당신에게 무슨 일이 있었나요?"라는 질문으로 옮겨가는 것이다. 이는 치료자들이 진료실에서 환자를 만날 때 트라우마의 높은 유병률과 영향력을 고려해야 한다는 말이기도 하다. 트라우마 기반 치료는 회복을 촉진하고 외상의 재경험을 예방하는 환경과 관계를 만들어나가는 과정이기도 하다.

할 수 있긴 하다. 하지만 '트라우마 기반 치료'는 사회 억압과 사회 체계의 불의로 인해 사람들의 안녕(well-being)이 위협 받을 수 있다는 점을 동시에 고려한다. '트라우마 기반 치료'를 수행하고 지지하는 치료자들은 차별과 혐오의 명백한 형태뿐 아니라, 은연중에 경험되는 공격성과 사회에서의 배제 같은 미묘한 편견이 한 개인을 광기로 내몰 수 있다고 본다. 게다가 이 치료자들은 경제 고난과 계층 요소의 영향도 고려한다. 이는 빈곤층이 느끼는 삶의 무게감에서부터 지위유지, 성공지향주의 같은 중상류층이 경험하는 압박감까지 넓은 범위에 이른다. 또한 '트라우마 기반 치료'는 죽음, 상실뿐만 아니라 이별, 이혼, 실직 및 직장 스트레스를 포함한 다양한 삶의 고난의 영향을 인정한다.

요컨대 매드프라이드·신경다양성과 '트라우마 기반 치료'는 모든 이의 인생에 어려움이 있고, 고난에 대한 어떠한 반응도 이해 가능한 것이며 합리적인 것으로 볼 수 있음을 인정한다. 매드프라이드·신경다양성 지지자들은 보통 어떤 종류의 대처 방식이 타당한지, 혹은 그렇지 않은지의 판단이 도움이 되지 않는다고 본다. 그 대신, 그들은 때로 고통스럽고 짐스럽게 느끼는 우리 존재에 대한 모든 반응의 수용을 목표로 한다.

흔하지 않으면 불건강한가 That Which Is Uncommon Is Unhealthy

정신과 패러다임의 근간이 되는 또 다른 가정은 사회에서의 이상 성향(trait's abnormality)이나 희귀성이 잠재적으로 정신질환의 증상을 의미한다는 것이다. DSM 진단기준은 어느 정도의 고통, 기발함, 다양성은 허용하지만, 평균에서 멀리 동떨어져 있으면서 사회에서 그 차이가 받아들여지기 힘들거나 타인에게 해를 주는 사람을 포착하기 위한 목적을 가진다. 평균에서 벗어난 비정상 자체가 병으로 여겨진다.

하지만 매드프라이드 · 신경다양성의 시각은 한 특질이 다른 것보다 덜 발생한다고 해서 그것이 정상과 관련되지는 않는다고 주장한다. 영어를 사용하는 사람들이 프랑스어나 이탈리아어를 사용하는 사람들보다 더 정상에 가깝다고 할 수 없다. 백인이 유색인종들보다 건강하다고 할 수는 없다. 다른 주된 예는 성소수자(LGBTQ[5])로 자신을 정체화하는 사람들이다. 동성애는 드물고 소수자성을 가진다는 이유로 한때 DSM에서 병적인 상태로 간주했다[6]. 하지만 이제는

5. LGBTQ는 Lesbian, Gay, Bisexual, Transgender, Queer(혹은 Questioning)의 줄임말이다. 성적지향성(sexual orientation)과 성별정체성(gender identity)과 관련된 포괄 용어(umbrella term)로 이성애자(heterosexual)가 아니거나 시스젠더(cisgender)가 아닌 모두를 아우르는 뜻을 가진다. 여기에서 시스젠더란 한 개인이 사회에서 지정받은 성별(sex assigned at birth)과 본인의 성별정체성(gender identity)이 '동일하다' 혹은 '일치한다'고 느끼는 사람을 뜻한다. 레즈비언(lesbian)은 여성 동성애자를, 게이(gay)는 남성 동성애자를, 바이섹슈얼(bisexual)은 양성애자를 가리킨다. 트랜스젠더(transgender)는 앞서 말한 시스젠더의 반대말로 사회에서 지정받은 성별(sex assigned at birth)과 본인의 성별정체성이 다르다는 표현이고, 퀴어(queer) 또는 퀘스처닝(questioning)은 앞선 LGBT에 속하지 않는 성소수자들까지 모두 아우르는 말이다.

6. 1952년 미국정신의학회(American Psychiatric Association, APA)에서 발간한 정신질환진단통계편람 제1판(Diagnostic and Statistical Manual of Mental Disorders, 1st edition, DSM-I)에서는 동성애(homosexuality)를 성적 일탈 현상으로 간주하여 사회병리적인격장애(sociopathic personality disturbance)로 표기하였다. 1970년대 초까지만 해도 동성애에 대한 과학·의학·사회심리학·정신의학적 문헌은 제한되었다. 흔치 않다는 이유로 동성애를 비정상이며 병으로 간주했다. 하지만 과학 근거가 점차 축적되었고, 미국정신의학회 이사회에서는 동성애자들이 자신의 성적지향성에 만족하고 대부분 사회 기능에 문제가 없음을 주장하며 동성애(homosexuality)를 진단명에서 삭제하였다. 1974년 DSM-II에서는 성주체성장애(sexual orientation disturbance)로 불리었으며, 1980년 DSM-III에서는 자아이질적 동성애(ego-dystonic homosexuality)로 다시 바뀌었다. 하지만 미국정신의학회 내 동성애자 회원들과 이들을 지지하는 회원들이 문화 안에서 만들어진 동성애혐오증으로 생겨난 진단명을 붙이는 것은 부적절한 낙인이고, 이 진단명과 개념이 연구 문헌 내에서도 거의 사용되지 않는다고 반론이 받아들여져 자아이질적 동성

LGBTQ 개인이 소외된 집단으로 경험하는 사회적 억압 외에 성소수자성 자체가 심리 고통을 증가시키지는 않는다고 여겨진다.

매드프라이드 · 신경다양성 지지자들은 종종 이러한 질문을 던진다. "사회적 억압과 동떨어져서 생각한다면, DSM이 내적 고통과 관련되지 않은 것 중에 무엇을 병리화할 수 있는가?" DSM은 이제 동성애를 병으로 여기진 않는다. 하지만 성욕이 낮은 사람들은 성욕감퇴장애(hypoactive sexual desire disorder)나 억제된 성욕(inhibited sexual desire)으로 진단된다. 많은 사람에게 낮은 성욕 그 자체로는 전혀 문제 되지 않음을 무성애자 공동체와 관련한 문헌과 활동들을 통해 쉽게 발견할 수 있다[6]. 이론적으로 성욕감퇴장애나 억제된 성욕이라는 진단은 무성애자[7]에게 적용되지 않는다. DSM은 이러한 진단을 무성애자로 자신을 정체화하는 사람이나, 낮은 성욕이 자신의 삶을 방해하거나 고통을 유발한다고 느끼지 않는 사람들에게는 내릴 수 없다고 명시한다. 하지만 많은 사람에서 특정한 성향에 대한 사회 편견의 영향과 특정 성향 자체와 관련된 고통의 분리가 거의 불가능하다. 예를 들어, 정해진 성역할을 따르거나 좋은 배우자가 되기 위해서는 높은 성욕을 가져야 한다는 말을 들으며 살아온 사람들은 자존감이 낮을 수 있고 좋은 삶의 질을 못 누릴 수 있다. 그들은 무성애자로 정체화하기를 원하지 않을 수도 있고 대신 그들의 낮은 성욕이

애라는 진단명도 폐기되었다. 이후 1987년 DSM-III-R에는 '달리 분류되지 않는 성적 장애(sexual disorder not otherwise specified)'라는 기타 장애 영역으로 분류되었으며 DSM-IV에도 이 진단이 유지되었으나 DSM-5에서는 동성애 관련 진단명은 완전히 사라지게 되었다.
7. 무성애(asexuality)는 타인에 대한 성적 이끌림이 없거나 성행위에 대한 욕구 또는 흥미가 없는 상태를 말한다. 이는 개인·사회·종교적 신념으로 인한 성행위의 자제나 금욕과는 다르다. 이 또한 이성애, 동성애, 양성애와 더불어 성적지향성의 하나에 속한다.

고쳐지길 바랄 수도 있다. 이러한 이유로, 일부 사람들의 낮은 성욕은 사회의 압력과 편견 외에는 어떤 문제를 일으키지 않음에도 불구하고 성욕감퇴장애나 억제된 성욕으로 진단받을 수도 있다.

매드프라이드와 신경다양성의 틀은 이러한 시각을 통해 모든 종류의 진단이 적합한지를 재확인하고자 한다. 예를 들어, 환각을 경험하는 자체는 문제 되지 않거나 고통을 유발하지 않을 수 있다. 하지만, 환각을 경험하는 사람들의 일부는 사회의 낙인과 편견으로 인해 환각이 더욱 악화되고 고통을 더 많이 받을 수도 있다[9, 21]. 이와 유사하게 많은 자폐증 환자가 자폐증 자체로 인한 고통을 경험하지는 않지만, 차별, 배제 및 자폐 행동을 억압하는 사회적 압력으로 인한 고통 경험이 오히려 높았다고 보고한다[20, 28, 34]. 자폐증 옹호자들이 쓴 수많은 글은 자폐증 관련 행동을 줄이기 위해 고안된 치료법인 응용행동분석[8]을 받은 경험에서 비롯된 트라우마에 초점을 맞추고 있다[5, 29].

전술한 바와 같이 매드프라이드 지지자들은 종종 광기 또는 정신질환이라고 일컫는 마음 관련 성향이 우리가 정신과 패러다임에 의해 믿게 되는 것보다 실제로 훨씬 흔하다고 (심지어 보편성을 띤다고) 말한다. 서구사회에서는 성소수자 커뮤니티를 수용하는 분위기가 조성되면서 더 많은 사람이 성소수자임을 밝히고 정체화했다. 이성애

---

8. 응용행동분석(applied behavior analysis, ABA)은 조작적 조건화(operant conditioning)와 같은 행동주의 이론에 기반해서 개별·경험적으로 일상의 행동을 분석하여 기능을 살피고 변화를 도모하는 접근법이다. 자폐장애 같은 발달장애 아동에 대한 조기 행동 개입에 주로 활용되어 행동 어려움을 줄이고 상호작용과 의사소통을 유도하는 데 초점을 둔다. ABA의 과학적 유용성이 있지만 비판의 지점은 다음과 같다. 1) 순응도에 너무 중점을 둔다. 2) 개인차를 깊이 고려하지 않는다. 3) 지나치게 통제적이거나 처벌적일 수 있다. 4) 정상화에 대해 지나치게 강조한다.

자(straight)로 자신을 규정하는 사람들조차도 그들 자신의 성적지향성을 과거에 비해 더 유연하게 바라보게 되었다. 그리고 대중은 대개 사회적 성(gender)과 생물학적 성(sexuality)에 대한 경험과 개념에 열린 편이다. 이와 비슷하게, 정신적 고통과 차이의 탈낙인화, 탈병리화는 사람들이 자신의 정신질환을 밝혀도 괜찮다는 마음을 갖고 정체화하도록 했다. 그뿐 아니라 정신질환이라고 여기지 않는 경험의 일부도 정신다양성의 연속선으로 바라볼 수 있게 되었다.

보편성의 메시지를 인식하고 증진해야 하지만, 매드프라이드와 신경다양성 옹호자들은 주어진 경험 또는 특질의 건강함, 타당함이 보편성이나 공통성에만 의존해서는 안 된다고 말한다. 이것은 마치 인구 중 극히 일부가 LGBTQ로 인식되지만, 성소수자(퀴어)임이 병리가 아닌 것과 같다. 마찬가지로, 소수의 인구만이 광기를 구성하는 특질, 특성을 경험한다고 하더라도 그러한 성향을 반드시 병적이라고는 할 수 없다. 일반 인구 내에서 어떠한 형질이 존재할 확률은 정상성과는 별도로 고려되어야 한다.

매드프라이드·신경다양성 실천사례 Mad Pride and Neurodiversity in Action: Examples

다양한 정신, 인지, 감정 및 행동 경험을 가진 개인은 매드프라이드와 신경다양성의 대안적 틀로 자기 자신의 정체성을 개념화했다. 아래는 이 개념 틀이 적용되는 네 가지 사례.

환청, 환시와 극단적 상태에 대한 매드프라이드/신경다양성적 접근

A Mad Pride/Neurodiversity Approach to Auditory and Visual Hallucinations and Extreme States

위에서 언급했듯이 조증과 우울증을 통해 환각이나 극단의 상태를 경험하는 적지 않은 사람들은 자신의 특성을 병으로 여기지 않고, 이러한 현상을 정체성의 긍정 부분으로 간주한다. 어떤 이들은 환각이 자신들을 지도하고 격려하고 그들이 외로움을 느끼지 않도록 함으로써 자신들의 삶에 도움을 준다고 여기기도 한다. 또 어떤 이들은 외상에 기반한 접근을 취함으로써 고통스러운 환각을 트라우마에 대한 반응으로 간주하기도 한다. 이러한 경험을 긍정적이거나 즐거운 것으로 여길 수는 없지만, 개인이 해결하지 못한 트라우마에 경고를 해줄 수 있기에 가치 있고 도움이 된다. 또 다른 이들은 환각과 극한 상태에 대해 영적인 관점을 가짐으로써 그런 경험을 영성의 눈을 뜬 것으로 생각한다.

목소리듣기네트워크(HVN)는 환청이라는 목소리를 듣고, 환상을 보고, 다른 독특한 지각을 느끼는 현상에 대해 '병적으로 바라보지 않는(non-pathologizing)' 접근법을 제공하고 옹호하는 국제 조직이다[9]. 많은 HVN 회원들이 조현병 또는 양극성 장애로 진단 되었지만,

---

9. 목소리듣기네트워크(The Hearing Voices Network, HVN)는 목소리듣기운동(Hearing Voices Movement)과 깊은 연관을 가진다. 목소리듣기운동은 목소리로 지각되는 '환청(voices)'을 대안으로 이해하며, '목소리듣기(hearing voices)'라는 접근 방법을 지지하고 옹호하는 일종의 정신장애 당사자 운동이다. 테드(TED)에서 HVN의 활동가 엘리너 롱든(Eleanor Longden)의 테드토크(TED Talk) 영상 「내 머릿속의 목소리(The voices in my head)」를 보면 HVN의 가치와 활동을 이해할 수 있다[21].

그들은 자기 자신을 진단과 동일시 하지 않고 그 대신 자신들을 '소리를 듣는 이들' 또는 '극단 상태를 경험한 사람들'로 부른다. 미국과 세계 여러 나라에서 목소리듣기네트워크를 찾을 수 있다. 환청을 듣는 이들과 극단 상태를 경험하는 이들이 함께 모여 이러한 현상에 관해 이야기를 나누고 의미를 찾으며 서로를 지지한다. 예를 들어, 환청을 듣는 사람들은 자신의 경험이 무엇을 의미하는지 더 잘 이해하기 위해 그 목소리(환청 - 역자)를 듣고 대화에 참여하는 데 지지를 받을 수 있다. 그들은 환청이 아직 감정 안에서 처리되지 못한 트라우마의 가해자, 말하기조차 두려운 강렬한 감정, 또는 죽음을 충분히 애도하지 못한 가족이나 친구를 나타낸다는 것을 알 수 있다.

게다가, 일부 HVN 회원은 그들의 환각 혹은 극단의 상태를 신, 영적인 실체, 또는 외계 존재와 같이 외부에서 온 것으로 해석하기도 한다. 모든 HVN 회원이 같은 영적 신념 체계를 공유하지는 않지만, 그룹 회원들은 그들의 경험에 대한 각자의 신념과 이해를 존중한다. HVN처럼 환청을 경험하는 이들로 구성된 집단은 환청에 대한 어떠한 해석이더라도 가장 도움 되고 그들에게 진실 되게 느끼는 방향에 가닿도록 회원들을 지원한다.

자폐증은 질환이 아니라 다양성 Autism: Divergence, Not Disorder

신경다양성 패러다임은 자폐증을 질병이 아닌 존재하는 한 방식으로서 바라보는 자폐증 옹호자(autistic advocates)들과 학자들을 통해 주로 개발되었다. 많은 자폐증 옹호자는 자폐증으로 분류된 특성이 우리가 사는 사회의 요구와 동떨어진 고통을 일으키지는 않는다고 지적한다. 예를 들어, 자폐적 의사소통 방식은 - 귓속말을 하지 못하거나, 직설적이거나 직접적인 요구 표현을 사용하거나, 음성언어 대신 음성 텍스트 변환 기술(text-to-speech technology) 또는 수화 사용 같은 - 결핍이나 장애라기보다는 문화 차이의 관점으로 볼 수 있다. 만약 미국에 이민 온 사람이 미국의 의사소통과 관련된 규범과 관습을 파악하기 어려운 경우에, 우리는 그 이민자가 장애가 있다고 이해하기보다는 다른 의사소통의 문화 방식에 익숙하기 때문이라고 생각할 것이다. 마찬가지로 신경다양성 패러다임은 자폐증을 사회 규범이나 관습과는 다른 의사소통 방식을 갖는 것으로 이해한다. 실제로 일부 자폐증 옹호자들은 장애가 아닌 문화와 정체성이라는 개념을 강조하기 위해 '자폐증적(autistic)'이라는 영어 단어의 머리글자를 대문자로 하여 "Autistic"으로 표기하기도 한다.

자폐자조네트워크(이하 ASAN)[10]는 세상이 자폐인을 더 잘 받아들이게 하기 위한 자폐 인구에 의한, 그리고 그들을 위한 많은 조직의 한 예일 뿐이다. ASAN은 홈페이지에 다음과 같은 내용을 분명히 밝힌다. "ASAN은 인간 다양성에 대한 광범위한 전망의 일부로 신경학적 차이에 대한 사회에서의 수용을 장려하고, 자폐인들이 다른 모든 시민과 동일한 접근, 권리 및 기회를 누릴 세상을 만들기 위해 노력한다. 차이를 받아들이는 것은 우리 사회 모든 사람의 기여를 이해하

---

10. 자폐자조네트워크(The Autistic Self Advocacy Network, ASAN)는 미국에 있는 자폐 스펙트럼을 가진 당사자들의 비영리 옹호 기관이다. ASAN은 자폐인들이 다른 일반인들과 똑같이 접근하고, 누리며, 기회를 가질 수 있는 세상을 만들어가는 데 자폐증 옹호의 목표를 둔다. ASAN의 활동 범위는 공공 정책, 대중매체 등 여러 플랫폼에서의 공공 담론을 아우른다.

고, 수용하고, 그로부터 혜택을 얻는 데 필수다. 따라서 이는 모든 사람이 그들의 잠재력을 실현할 수 있게 한다"[4]. ASAN은 개인이 덜 자폐적이게 하고 더 신경전형·신경순응적이 되게 하는 치료법에는 찬성하지 않는다. ASAN은 의사소통 촉진과 작업치료 같은 자폐증이 있는 개인의 독특한 필요를 수용하는 서비스를 옹호한다. 또한 차별과 편견의 유해한 영향에 대한 자폐인의 대처를 돕는 치료와 지지집단을 옹호하기도 한다.

신경다양성 운동가인 크리스타 뮬리스(Christa Mullis)는 자신의 정체성과 문화에 대해 말하면서 자폐인으로서 자기 경험의 긍정 측면을 사람들에게 알린다. "나에게 중요한 것은 자기인식에 대한 더 큰 감각입니다. 역설적으로, 사람들은 우리 자폐인들에게 그 감각이 부족하다고 생각합니다. 하지만 '신경전형적인' 사람들은 어떻게 뇌가 작동하는지 생각하지 않고, 어떻게 그리고 왜 그들이 특정 방식으로 반응하는지 자세히 들여다볼 이유를 찾지도 못합니다. 왜 어떤 것들이 그들을 불편하게 만드는지 생각하려고 하지 않고, 왜 그들이 특정 사물을 좋아하는지 혹은 싫어하는지 고민하지 않습니다. 세상이 아직 우리를 위해 만들어지지 않았다는 것은 끔찍합니다만, 저는 제가 사용하는 어떤 적응에 도움이 되는 도구 또는 타인과의 의사소통 방식을 통해 제 자신이 더욱 적응하기 쉬운 세상을 만들어감으로써 저 스스로가 누구인지에 대해 더 잘 알게 되었다고 생각합니다. 저는 제가 어떤 존재인지, 무얼 필요로 하는지 압니다. 왜냐면 그래야 하기 때문이지요"[24].

다양성은 장애가 아니라 차이 Multiplicity: Divergence, Not Disorder

장애나 결핍의 시선보다는 문화·신경학적 차이라는 관점을 통해 자기 정체성과 경험을 바라보는 또 다른 예는 복합적이고 다양한 체계의 공동체(the community of multiple or plural systems)다. 복잡 다양한 '체계'가 되는 것은 한 몸 안에 여러 사람으로서 존재함을 의미한다. 이런 방식의 존재를 흔히 해리성 정체 장애(dissociative identity disorder)로 진단하지만, 신경다양성과 매드프라이드 패러다임은 여러 사람으로서 존재하는 것이 본래 장애가 있거나 병적인 상태임을 의미하지 않는다고 주장한다. 남성의 신체에서 여성으로서의 정체성을 갖는 것이 완벽하게 타당하고 건강한 것처럼, 한 몸 안에 여러 개인이 둘 이상의 사람의 정체성 혹은 인격체를 갖는 것도 그러하다.

여러 인격체로 존재하는 데는 각각의 정체성이 그들 경험을 개념화하고 정체성을 갖는 데 있어서 다양한 모습을 갖는다. 예를 들어, 어떤 사람은 한 사람으로 태어난 후에 트라우마 또는 다른 요인의 결과로 다른 인격체의 출현을 경험할 수 있다. 다른 사람은 애초에 여러 인격체를 갖고 태어난다고 인지하는 수도 있다. 어떤 경우는 자기 안에 있는 다른 인격체를 가상의 캐릭터, 외계인, 또는 다른 형태의 존재로 개념화한다. 각 인격체의 기원이나 인격체 각각의 특성에 상관없이, (다중인격에 대한) 옹호자들은 다중성(multiplicity)이 치료의 대상이 되지 않아야 하고, 다양성을 나타내는 중요한 형태임에 동의한다.

신경다양성 운동가인 미시 앤 스카일라 프릴즈(Missy and Skylar Freels)는 자기 스스로가 다양한 정체성으로 존재한다고 주장한다. 프릴즈는 비판정신의학 인터넷 매체 『매드인아메리카(*Mad in America*)』의 블로그에 다음과 같은 글을 썼다. "두 인격이 한 사람 안에 들어있다고 해서 우리를 고장 났거나 나쁜 존재라고 할 수 없습니다. 사회에서 받아들여지는 한 사람의 개체로 존재함보다 더 중요한 것은 어떻게 우리가 같이 지낼지, 어떻게 우리의 트라우마를 감당해야 할지, 어떻게 함께 살아가야 할지를 알고 있다는 점입니다. 이를 토대로, 우리는 이제 다른 정체성을 옹호하고, 다양한 정체성을 이해하지 못하는 이들에게 우리가 다양한 인격으로 존재함도 정상이며, 협력을 통해 우리가 세상을 탐색할 수 있다는 것을 알리고자 합니다. 우리가 존재하기 위해 정신의학 체계나 진단 꼬리표가 필요치 않습니다. 우리를 고치려 할 필요도 없습니다. 우리는 우리 자신으로서 받아들여져야 합니다"[17].

많은 단체는 인격의 다중성을 얼마든지 있을 수 있는 긍정 경험으로 본다. '뉴 입실론 자이(Nu Upsilon Xi)'라는 단체의 다중인격 활동가인 '프라이드(Pride)'는 인격 다양성으로 인해 나타나는 다양한 긍정 측면을 나열했다. 그녀는 다중 인격(plural system)의 일원이 됨으로써 개인 간 그리고 개인 내의 역동에 대해 더 잘 이해할 수 있다고 말한다. 이로 인해 깊은 통찰과 인식, 그리고 공감 능력 향상을 가질 수 있다고 이야기하기도 한다. 그녀는 자신의 여러 인격이 '함께하지 않으면 할 수 없을 과업을 수행하기 위해 각자의 강점을 함께 사용할 수 있고', 각각의 인격들이 더욱 안정되고 견고한 통합된 정체성을 가진 체계로 존재한다고 표현한다[2].

매드프라이드/신경다양성의 자살에 대한 접근

A Mad Pride/Neurodiversity Approach to Suicide

앞에서 언급했듯이, 매드프라이드와 신경다양성 패러다임은 삶이라는 것이 누구에게나 어려움을 인정한다. 그리고 인생의 역경과 트라우마에 대한 모든 반응은 정당하다고 바라본다. 이 패러다임에서는 폭력, 압제, 배제, 학대, 죽음, 상실, 질환, 파산, 이혼, 실직과 같은 삶의 고난에 대해 '죽고자 하는 마음을 갖는 것'은 자연스럽고 합리적인 반응이라고 본다. 그러므로 자살사고는 한 개인이 비합리적인 생각을 하는 징후로 볼 수 없고, 정신과 진료도 필요치 않다고 여긴다. 그 대신 한 사람의 생활환경이 참을 수 없을 정도로 고통스럽게 된 신호로 인지한다. 어떤 한 개인이 자살을 생각한다는 건 그들의 상황이 죽음보다 더 나쁠 수 있다는 표시일 수 있다는 말이다.

데이비드 포스터 월리스[11][36]는 자살에 대해 다음과 같이 기록한 바 있다. "자살사고를 지닌 '정신병적 우울'을 경험하는 사람은 '희망이 없는 상태'나 삶의 자산과 손실이 맞지 않는다는 추상적인 신념 때문에 자살을 생각하는 것이 아닙니다. 또한 당연하게도 갑자기 죽음에 매혹되기 때문도 아닙니다. 눈에 보이지 않는 고통이 견딜 수 없는 수준에 도달한 사람의 자살은 마치 불타는 고층 건물에 갇힌 사람이 뛰어 내리는 것과 같습니다. 불타오르는 창문에서 뛰어내리

---

11. 미국의 작가 데이비드 포스터 윌리스(David Foster Wallace, 1962년 2월 21일 ~ 2008년 9월 12일)는 포모나 대학의 교수였다. 그의 1996년도 소설 『한없는 웃음거리(Infinite Jest)』는 타임지가 선정한 '1923년부터 2005년까지의 영문 소설 100선'에 꼽히기도 했다. 그의 유작 『창백한 왕(The Pale King)』은 2012년 퓰리처상을 받았다. 수년 동안 우울증을 앓다가 2008년 46세의 나이에 자살로 생을 마감했다.

는 사람들을 오해하지 마십시오."

"높은 곳에서 떨어지는 공포는 생각해 보면 당신이나 내가 같은 높이에서 창문을 통해 밖을 바라볼 때 느끼는 두려움과 그 크기가 비슷하다고 할 수 있습니다. 떨어짐에 대한 두려움은 계속해서 존재합니다. 여기서 변수는 또 다른 공포의 대상인 화염입니다. 불이 내 몸에 가까워지면, 차라리 창밖으로 떨어지는 것이 덜 두려울 수 있습니다. 몸을 내던지고 싶은 것이 아닙니다. 불에 대한 두려움인 것이지요. 이 상황에서 어떠한 행인도 위를 쳐다보고 "안 돼요!", "기다려요!"라고 할 수 없습니다. 뛰어내리는 사람을 온전히 이해하기는 어렵습니다. 고층 건물에서 화염에 갇히는 경험을 하지 않는 한 추락하는 공포를 넘어서는 선택에 대해 공감하기는 힘들 겁니다."

불타는 건물에서 창밖으로 뛰어내리려는 사람이 있다고 할 때, 그에게 닥친 불을 꺼주지도 않으면서 창문을 닫고 '자살예방'을 할 수는 없다. 매드프라이드와 신경다양성 패러다임은 탈출하려는 사람들의 고통과 시련을 염두에 두지 않고 자살사고를 치료하려 목표를 잡는 것은 터무니없다고 말한다.

매드프라이드 운동과 신경다양성 영역은 신경다양성을 경험하고 정신질환을 경험하는 사람들이 겪는 편견과 압제의 미묘하고 두드러진 형태에 주목한다. 많은 신경다양성 경험자는 폭력성이 있다는 고정관념의 대상이 되거나, 이상하거나 아프다고 인지되거나, 취업이나 주거에서 차별받거나, 사회에서 배제당하거나, 정신과 약물을 강제로 투여받거나, 그들의 의지에 반해 강제로 구금된다. 이는 단지 그들이 어떠한 상황에 놓여 있는지를 보여주는 몇 안 되는 예시에 불과하다. 그들은 또한 경제 불평등, 성폭행과 같은 성 혹은 성별과 관련된 폭력, 제도적 인종주의, 외모지상주의 등 다양한 형태의 압제를 경험한다. 이것이 그들의 현실이다. 이들 중 다수는 이러한 현실이 전적으로 마치 탈출하고픈, 불타오르는 빌딩같이 느껴질 수 있다. 매드프라이드 · 신경다양성 지지자들은 많은 경우에 자살 예방을 위한 노력이 개개인의 치료 프로그램보다는 사회 체계 · 문화의 변화에 초점을 두어야 한다고 믿는다.

물론 때로 한 개인의 자살에 대한 생각은 사회 체계의 억압이나 사회 이슈와는 별개일 수 있다. 예를 들어, 심한 만성 통증은 흔히 자살사고와 연관된다. 다른 경우에는 참을 수 없는 통증이나 고통 때문이 아닌 다른 이유로 죽음을 바라는 수도 있다. 예를 들어, 예측할 수 없고 비자발적인 삶의 종말에 굴복하는 대신 죽음에 대한 통제를 되찾는 수단으로서 자살을 원할 수도 있다. '정신질환'으로 분류된 다른 성향과 특징처럼 죽고자 하는 마음을 정신적 무능 혹은 정신병리의 징후로만 보아서는 안 된다. 이를 합리적이고 정당하다고 바라볼 수도 있다. 매드프라이드 · 신경다양성 운동의 중심에는 자신의 신체, 마음, 삶에 대한 개인의 결정은 존중되어야 한다는 개념이 바탕을 이룬다.

장애의 사회모델 The Social Model of Disability

광기, 정신질환 또는 신경다양성으로 구성된 경험이 고통이나 한계를 동반하지 않는다는 주장은 매드프라이드 운동 · 신경다양성 영역의 의도와는 동떨어진 것이다. 자신의 '광기'나 신경다양성에 자부심을 갖는 것은 이러한 특징들이 단지 긍정적이기만 하다고 주장하는 것과는 다르다. 사실, 매드프라이드 운동과 신경다양성 영역 둘 다 장애에 대한 사회의 수용을 지지한다.

매드프라이드 운동과 신경다양성 영역은 둘 다 장애의 사회모델에 부합하는 내용을 가진다. 장애의 사회모델은 개인이 의학적인 상태보다는 접근에 대한 사회적 장벽과 배제로 인해 장애가 발생한다고 가정한다. 예를 들어, 많은 청각장애 옹호자들은 다음과 같이 말한다. 모든 청각장애인이 수어 통역, 자막 및 기타 편의에 접근할 수 있다면 그들이 비록 들을 수 없을지라도 그것이 장애나 문제로 작용하지 않을 것이라고 말이다. 마찬가지로, 대부분의 휠체어 사용자들은 실제 걷는 능력에는 한계가 있다. 하지만 만약 모든 건물에 휠체어로 접근할 수 있고 휠체어 사용자 친화적 환경이 조성되어 있다고 하면, 이는 장애나 문제가 되지 않을 것이다(또는 최소한 훨씬 덜 그럴 것이다). 이 때문에 많은 장애 활동가들은 장애가 의학적 상태나 신체의 차이가 아니라 제도적 불공평의 결과로 사람들에게 적극적으로 발생하는 것임을 전달하기 위해 자기 스스로를 '장애를 가진 사람(people with disabilities)'이 아닌 '장애에 처한 사람(disabled people)'으로 부른다.

장애 옹호자들은 종종 모든 개인에게 한계가 있으며 그들이 어떠한 방식으로든 순응하며 산다는 것을 인식한다. 예를 들어, 현대 사회에 사는 사람들 대부분은 자신이 먹을 식량을 스스로 재배하거나 자신의 거처를 스스로 만들 수 없다. 그들은 이를 위해 다른 사람들에게 의지한다. 또한 사람들 대부분은 건강보험과 은퇴자금을 포함하여 그들의 수입을 자신의 고용주에 의지한다. 우리는 이러한 필요를 외부 공급원에 의지함을 정상으로 생각한다. 왜 다른 종류의 적응을 필요로 하면 이를 병적으로 여기는가?

많은 자폐인이 기억력, 주의력, 시간 관리 등의 수행 기능에 어려움을 겪는다는 사실을 부인할 수는 없다. 극단의 상태를 경험하는 많은 사람은 자기돌봄과 일상활동을 수행하는 능력에 한계가 있을 수 있다. 자살 충동이나 우울함을 느끼는 많은 사람은 잠자리를 박차고 일어나 정규적인 일을 해나가는 능력이 제한될 수 있다. 그러나 장애의 사회모델에 따르면, 이러한 제약은 사람들이 적응할 수 없었기 때문에 문제가 될 뿐이다. 장애의 사회모델은 이러한 한계를 해결하거나 없애는 데 초점을 맞추는 대신, 개인 돌봄 담당자, 노동 스케줄의 유연성, 또는 재택근무 권한, 그리고/또는 노동 책임을 덜어주기 위한 장애 수당과 같은 조정을 통한 해결책을 제시한다.

때때로, 이러한 조정에는 신체 또는 감정의 고통을 줄이고 개인 기능을 향상시키는 여러 종류의 약물에 대한 접근도 포함될 수 있다. 사람들 대부분이 또렷하게 깨어 있기 위해 커피나 카페인 음료를 사용하듯이, 일부 신경다양성을 가진 사람들은 매일의 기능을 높이기 위해 마음에 도움을 주는 약 사용을 원할지도 모른다. 매일 아침 커피를 마셔야 최선의 기능을 할 수 있다는 한계가 병으로 여겨지지 않는 것처럼, 제 기능을 다 하기 위해 정신과 약물을 필요로 하는 개인을 병적으로 여기지 말아야 한다. 하지만 신경다양성과 매드프라이드 옹호자들은 모든 개개인이 그들이 사용하기로 선택한 약물(또는 다른 조정)에 대해 사전동의를 할 권리를 지니며, 그들이 경험하는 조정은 절대로 강제될 수 없음을 주장한다.

장애 권리 운동가인 칼 몽고메리(Cal Montgomery)는 신경다양성 정체성의 강점과 한계가 공존할 수 있는 모델의 제공이 중요하다고 말한다. "우리는 우리 자신과 타인의 부정적 성향에 대해 이야기를 할 때가 많습니다. 하지만 그러한 나와 타인의 부정적 성향이 우리가 가치 있게 여기는 성향과 어떻게 연결되었는가를 알고 싶어하지 않는 것 같습니다. 예를 들어, 저는 우리가 필요로 할 때 항상 나타나지 않는 사람을 알고 있습니다. 하지만 그 실마리를 따라가 보면 이는 우리가 우울과 불안이라고 부르는 것들과 연결된 경우를 많이 봅니다."

"당연하게도, 우리는 원할 때만 그런 성향이 나타나면 좋겠다고 생각합니다. 그리고 부정적인 성향과 관련된 이슈가 덜 나타나면 행복할 거라고 생각하기도 합니다. 하지만 부정적이라고 생각했던 그들의 성향은 우리가 좋아하는 그들의 성품과 닿아 있을 수 있습니다. 불안은 보통 윤리적으로 행동하고자 하는 사려 깊음과 연관될 수 있습니다. 우울은 공감과 연결될 수 있지요. 항상 그런 것은 아니지만 때때로 그러합니다."

"그래서 아무개가 모임에 오지 않아서 제가 얼마나 짜증나는지를 살펴볼 때, 저는 제 스스로에게 묻곤 합니다. '심오하게 친절하고 사려 깊은 아무개라는 사람이 때로는 그 자리에 없을 수 있음을 내가 기꺼이 수용하고 충분히 배려하고 있는가?' 답변은 대개 '그렇다'입니다."[23]

왜 매드프라이드·신경다양성이 강압치료와 공존할 수 없는가? Why Mad Pride and Neurodiversity Are Incompatible with Coercion

매드프라이드와 신경다양성 기반의 중심은 고난과 차이가 받아들여져야 한다는 생각에 있다. 때때로 정신질환으로 분류되는 특성들은 포용되고 환영받는다. 하지만 이러한 특성들이 고통을 유발하거나 트라우마에서 기인한 경우에까지 축복으로 여길 수는 없을 것이다. 하지만 후자의 경우에도 정신질환의 특성들을 가치 있고 합리적으로 바라볼 수 있다. 매드프라이드 · 신경다양성 패러다임은 어떠한 환경에서도 사람들이 차이나 고통으로 인해 처벌을 받아서는 안 된다고 본다.

수많은 당사자가 자신들이 경험한 치료명령(involuntary commitment), 강제된 약물 복용, 강제로 행해진 전기경련요법의 트라우마적이고 유해한 속성에 대해 고백한다[7, 8, 13, 16, 19, 23, 26, 27, 33]. 자신을 정신의료 생존자(psychiatric survivors)로 정체화하는 많은 사람은 자신들에게 강압적으로 가해진 이러한 행위의 폭력성에 대해 목소리를 높여왔다. 비자의 · 강압치료의 희생자들이 저술을 통해 피해 사례를 알리기도 했다[10-12, 30, 31]. 매드프라이드 · 신경다양성의 원칙은 곧 광기와 신경다양성의 자율성을 말한다. 사람들은 자신의 마음과 몸의 전문가이자 유일한 주인으로 여겨져야 한다. 각 개인이 얼마나 많은 고통을 겪고 있고 '정상'으로 여겨지는 것과 얼마나 다른지와 관계없이, 그들은 여전히 자신의 뇌와 신체에 대해 결정할 권리를 가진다.

매드프라이드·신경다양성과 밀접한 관련이 있는 개념의 틀은 '인지 자유'다. 인지 자유 지지자들은 타인 신체의 자율성을 침해하지 않는 선 안에서 각 개인은 어떠한 생각, 감정, 믿음, 고백, 표현을 경험할 수 있는 권리를 지지한다. 다르게 말하면, 인지 자유 행동가들(cognitive liberty activists)은 모든 사람이 자신의 마음과 의식을 바꿀 권리를 지지하지만, (또렷한 의식을 지니길 포기할 선택을 포함하여) 그에 대해 그들 스스로 선택권이 있고 그들의 의지에 반하여 작동할 수는 없다는 것이다. 인지 자유는 '광기'와 신경다양성을 경험할 권리를 포함한다. 또한 이는 정신에 변화를 주는 약물을 사용할 권리까지도 아우른다.

비판정신과의사로서의 정체성을 가진 이들과 이 책을 쓰는 데에 기여한 이들을 포함한 많은 정신과의사는 모든 비강압적 대안이 시도된 후에, 그들 자신과 타인을 해칠 진정한 위험이 있는 경우 강압 치료는 정당화될 수 있다고 주장한다. 매드프라이드와 신경다양성 운동가들은 이를 현재 정신과 치료 내에서의 강압치료에 대한 개선으로 인식하지만, 그들은 실제로 강제적 방식에 대한 개혁론자가 아니고 폐지론자다. 이들은 각 개인이 자신의 신체에 대해 완전한 자율성을 유지해야 한다고 생각한다. 사망이나 신체 손상에 이를지라도 말이다. 이는 누구나 – 정신 상태에 상관없이 – 삶에 대한 자유와 자율성에 가치를 둔 선택을 할 권리가 있다는 것이다.

우리 모두가 – 모든 매드프라이드, 신경다양성 운동가들, '정신적으로 아프다'고 규정된 사람들, 그리고 일반 대중들이 – 정신과 강압치료로부터 안전하지 못하다면 운동가로서, 강제 정신과 치료의 생존자로서, 나(이 단원의 필자인 에밀리 쉬라 커틀러) 또한 정신과 강압치료로부터 충분히 안전하지 못하다. 구성원 일부가 이런 종류의 폭력에 노출된다면 이는 공동체 전체에 영향을 미친다. 지역사회의 구성원들은 그들의 친구와 동료가 자율성을 상실하는 트라우마를 간접적으로 경험할 뿐만 아니라, 그들 또한 어느 정도로 광기에 다다르거나 사회 기준에서 벗어날 경우라도 그들 스스로 그러한 공포를 경험한다. 비록 나는 그러한 강제적인 힘으로부터 자유로울지라도, 그에 대한 위협으로부터는 자유롭지 못하다. - 그리고 나는 현재 자신의 자율성을 지속하여 침해당하는 내 친구와 동료들을 목격할 수밖에 없다.

동시에 나는 친구와 동료들을 자살로 잃는 고통과 트라우마를 경험했다. 그렇기에 나는 어떠한 수단을 이용해서라도 자살을 예방하고자 하는 마음에 공감할 수 있다. 사랑하는 이의 죽음으로 인한 고통을 축소하고자 하는 건 아니다. 하지만, 매드프라이드ㆍ신경다양성 커뮤니티는 자유와 개인의 자율성을 누릴 권리를 가진다. 또한 사랑하는 사람이 자유를 상실하는 경험에 대해 애도와 고통을 느낄 수 있다.

이 책의 7장 '강압치료와 비판정신과의사'에서는 강압적 진료에 대해 협의할 때 내담자와의 투명한 대화 방식을 강조한다. 이러한 진료의 목적에 대한 정직성이 높아졌음에도 불구하고, 셀 수 없이 많은 정신과적 강압의 생존자들은 어떠한 말이나 언어도 이러한 강압행위의 폭력성과 외상성을 없앨 수는 없다고 주장한다. 나는 비자의적 입원으로 대학 졸업식에 참석하지 못했다. 아무리 인정 많고 솔직한 정신과라 할지라도 내가 수년 동안 열정을 다해 얻은 이정표와 같은 행사에 빠진다는 사실을 보상할 수는 없었을 것이다. 입원 당시에는 자살사고가 소극적이었지만 강제입원된 것을 자각하고 나서 졸업식 참여에 배제된 데 대한 후회, 죄책감, 수치심을 경험하면서 자살에 대한 생각이 오히려 강해졌다.

하지만 만약 누군가 해를 입는다면 어떻게 해야 할까
But What if Someone Gets Hurt?

이 장 초반에서 언급한 것처럼, 정신질환으로 진단된 사람들은 폭력범죄의 가해자보다는 피해자가 될 가능성이 훨씬 크다. 하지만, 광기를 경험함으로서 타인에게 폭력을 가할 수도 있다. 타인에게 해를 입히라는 환청을 경험하는 경우를 예로 들 수 있겠다.

다수의 매드프라이드 · 신경다양성 지지자는 폭력 충동이 체계와 상황에 의해 형성된다고 인지한다. 때때로, 사람들은 두려움과 무력감을 경험함으로써 폭력 충동과 행동을 일으키기도 한다. 학대, 따돌림, 또는 트라우마를 반복하여 경험하게 되면, 한 개인은 폭력이나 공격성을 힘을 되찾는 수단으로써 사용할 수도 있다. 많은 정신과 강압치료(involuntary commitment) 생존자들과 희생자들은 격리되거나 강제로 약을 투여받고 나서 극심한 두려움과 공황을 경험한 후에 더 공격적으로 변했다고 보고한다. 매드프라이드 · 신경다양성 패러다임에서는, 사람들의 삶에서 타인을 해칠 생각을 갖는 데 영향 주는 요소의 인식이 중요하다. 이런 시선에서 우리는 언뜻 보기에 비합리적이고 이해하기 힘든 행동들을 인간 된 관점으로 이해할 수 있다. 때로 폭력 충동이 무력감과 학대에서 온다는 인식을 바탕으로, 한 사람의 환경을 바꾸어 주어야 한다는 치료 관점을 갖는 것은 폭력을 예방하고, 잠재된 위험 상황을 예방하는 데 도움이 된다.

하지만 이것이 그들 신체의 자율성을 침해함으로써 사회가 그들을 위험에 처하게 할 수 있는 행동들로부터 보호받지 못한다는 걸 의미하지는 않는다. 매드프라이드 · 신경다양성 지지자의 대다수는 누군가 타인에게 해를 가하는 적극적인 위협을 가한다면 그때는 구금 혹은 감금이 필요하다고 본다. 하지만, 매드프라이드 · 신경다양성 지지자들은 그러한 감금, 구금이 한 개인의 신경다양성이나 정신과 진단에만 기반을 두어서는 안 된다고 주장한다. 그 대신, 우리는 발생한 위협이나 폭력상황을 둘러싼 맥락과 사회 환경을 고려하여 가장 인간적이고 온정적인 방식으로 잠재된 폭력으로부터 사회를 보호해야 한다. 많은 매드프라이드 · 신경다양성 지지자들은 형사사법 또는 정신과 체계 이외에 폭력에 대처하는 대안의 방법 개발을 지지한다. 그들이 제안하는 대안은 폭력을 범죄성이나 정신질환같이 한 개인의 내재된 특성으로만 바라보기보다는 사회 불평등과 부조리에 초점을 둔다.

앞으로 나아가기 Going Forward

비록 매드프라이드 · 신경다양성 운동이 정신의학, 정신보건 주류 패러다임으로부터의 급격한 변화를 주장하지만, 이러한 운동이 정신의료와 양립할 수 없는 것은 아니다. 이 장의 앞단에서 언급했듯이, 정신과의사와 정신보건전문가들은 과거 한 때 성소수자 정체성을 병으로 여기고 전환치료[12]라는 형태의 진료를 하기도 했다. 하지만 현재 많은 정신과의사와 정신보건전문가는 내담자의 성소수자 정체성을 존중하고, 그들이 경험한 성소수자에 대한 적대감과 연관된 트라우마를 고려하는 성소수자인정치료[13]를 제공한다. 같은 방식으로 '정신질환'으로 분류된 광기, 신경다양성 그리고 그 외의 모든 성향과 현상을 인정하는 정신치료를 정신과 진료 현장에서 제공함도 가능하다고 본다.

그러한 진료 현장에서 만나는 당사자들에게 매드프라이드·신경다양성과 같은 패러다임을 소개할 수도 있다. 그리고 당사자들이 자신의 특성 중에 어떤 것을 바꾸고 싶고 어떠한 것을 받아들이고 싶은지, 그리고 어느 부분을 자신의 정체성의 일부로 받아들이고 싶은지의 결정을 지원할 수 있다. 정신과의사와 정신보건전문가는 당사자 자신의 특성 중 긍정적이거나 가치 있는 측면의 탐색을 도울 수

---

12. 전환치료(conversion therapy)는 한 개인의 성적지향을 이성애로, 성별정체성을 시스젠더(자신이 타고난 지정성별과 본인이 정체화하고 있는 성별정체성이 같다고 느끼는 것)로 바꾸고자 하는 접근법이다. 하지만 다수의 연구가 전환치료는 효과가 없을 뿐만 아니라 잠재적으로 해가 될 수 있다고 보고한다. 미국정신과학회(American Psychiatric Association), 세계정신의학회(World Psychiatric Association), 미국소아과학회(American Academy of Pediatrics), 미국의사회(American College of Physicians), 미국의학회(American Medical Association) 등이 '전환치료'의 과학 근거가 희박하고 이를 반대한다는 성명을 낸 바 있다. 미국의 18여 개의 주에서는 법으로 전환치료를 금하고 있기도 하다.
13. 성소수자인정치료(LGBTQ-affirming therapy)에서는 동성애나 이성애, 성별 다양성을 인간 성의 정상 변이로 보고 성소수자성을 인정한다. 성소수자인정치료는 어떠한 독립적인 정신치료 이론을 말하지 않는다. 성소수자를 인정하는 태도, 그들에 대한 지식, 그들을 섬세하게 대하는 정신치료 기술을 이미 존재하는 치료자의 정신치료적 지향에 더하는 것이다.

있고, 더 큰 자기수용으로 나아가도록 지지할 수 있다. 치료는 어떻게 당사자들의 특정 성향이나 현상이 사회 이슈나 외부 상황에 대해 적절한 반응을 보일 수 있는지, 그리고 그것들이 어떻게 도움이 될지, 해로운 것이 아니라 대처 양식으로 기능할 수 있는지에 대한 탐구를 포함할 수 있다.

정신과의사나 치료자의 주된 역할 중 하나는 당사자의 정체성을 병으로 생각하지 않고 인정해주는 것이다. 당사자가 하루하루 더 받아들여지고 포함되는 경험을 갖도록 하고자 그러한 정체성을 당사자의 외부 환경 안에서 어떻게 변화시킬지를 결정하는 것이다. 예를 들어 다수의 젊은 신경다양성 당사자는 가족으로부터의 배제나 또래로부터의 괴롭힘을 경험할 수 있다. 이들은 뭔가 다른 존재로 인식되어 학급 친구들로부터 따돌림을 당할 수도 있고, 부모들이 이들을 짐스럽게 여길 수도 있다. 정신과의사 · 정신보건전문가는 나이 어린 당사자를 포용함이 중요하고, 배제와 차별이 트라우마가 될 수 있음에 대해 교육 정보를 제공함으로써 가족과 학교가 가진 부정적인 태도를 신경다양성의 이해로 나아가게 도울 수 있다. 정신과의사 · 정신보건전문가는 또한 당사자들이 직장, 학교, 가정에 잘 적응할 수 있도록 하거나 당사자들이 지지집단을 찾거나 그들이 독특한 특성에 대해 포용적인 사회 환경을 경험하도록 도울 수 있다.

정신과의사 · 정신보건전문가가 '광기를 인정하는(mad-affirming)' 혹은 '신경다양성을 인정하는(neurodiversity-affirming)' 방법은 당사자들이 그들의 광기나 신경다양성으로 인해 경험한 차별과 편견의 트라우마를 인정해주는 것(validating)이다. 너무나도 빈번하게 당사자들은 그들 경험의 편견과 배제로 어려움에 처한다. 그들은 피해자가 되지 않기 위해 더 '정상적'이고 '건강하게' 행동을 해야 한다는 말을 듣는다. 게다가, 그들은 강제로 입원되거나 치료받았음을 감사해야 하고, 이런 과정을 그들에게 베푼 좋은 의도를 가진 사람들을 용서해야 한다는 말을 듣기도 한다. 비판정신과의사·비판적 정신보건전문가는 이런 태도 대신 강제치료와 정신질환 당사자들에 대한 차별이 뇌와 신체에 미치는 실제 영향을 인지해야 한다. 그리고 당사자들이 이 트라우마로부터 치유되도록, 이에 적응하도록, 또는 그들 스스로 원하는 방법으로 이를 다루도록 도울 수 있다.

'광기를 인정하는' 그리고 '신경다양성을 인정하는' 정신의료에서 내담자들은 자기 스스로 그들 자신에 대한 개념화와 그들의 경험, 특성, 현상에 대해 해석할 권한을 갖는다. 당사자의 마음, 신체, 정체성, 그리고 그들에 대한 돌봄을 고려하여 그들이 듣는 목소리(환청), 경험, 그리고 바람은 무엇보다도 존중받아야 한다. 내담자들이 각각 어떠한 특성을 가지든지 어떠한 내면 경험(자살사고, 자해를 포함하여)을 하든지 그들은 자기 자신에 관한 결정을 스스로 할 능력이 있다고 여겨진다. 각자의 특성·경험은 축복받아야 하고, 포용되어야 하고, 받아들여져야 하고, 관리될 수 있고, 치료될 수 있고, 치유될 수 있다. 이러한 형태의 정신의료는 강압적 방법과는 동떨어진다. 협력과 탈권위, 의사와 내담자 간의 동등한 동반자 관계에 기반한다.

현실에서 정신과 진료의 강압적 수단을 지금 당장 없애기는 힘들다. 하지만 현재의 법적 요건을 조정하는 한 가지 방법은 강압적 치료가 필요한 경우에 '광기를 인정하고 신경다양성을 인정하는' 치료를 활용하여 가능한 한 열린 마음과 정직으로 당사자 대하기다. 이를 통해 내담자는 치료명령 혹은 강제치료로 이어질 것으로 스스로 생각하는 자신에 관한 정보(예를 들어 환청이나 망상 – 역자)를 드러내지 않아도 될 선택권을 갖는다.

정신과의사 · 정신보건전문가도 진료실 밖에서 얼마든지 매드프라이드 · 신경다양성의 신념을 지지할 수 있다. 이들은 당사자 운동을 지지하는 자기 생각을 정신보건 동료, 보건의료계열 학생, 그들이 속한 전문가 집단에 소개할 뿐만 아니라 정보성 글과 학문적 글을 통해 알릴 수 있다. 이들은 자신의 연구, 글쓰기, 발언을 통해 정신장애 당사자들의 목소리와 시각에 사람들의 이목을 집중할 방법을 찾을 수 있다.

마지막으로 우리는 정신과의사 · 정신보건전문가에게 주어진 특권과 권한에 주의를 기울여야 한다. 사회와 의료체계(healthcare system) 안에서 그들은 '정신질환'으로 분류된 인지 · 감정 특성의 전문가로 간주된다. 하지만 이러한 견해는 다른 약자 집단에서는 적용되지 않는다. 이는 백인 연구자가 유색인 문제의 전문가로 여겨질 수 없고, 성소수자가 아닌 이가 퀴어 경험을 정의하고 이론화하는 데 권위를 부여할 수 없는 것과 마찬가지다. 하지만 정신과의사 · 정신보건전문가가 '정신질환'을 언급할 때 소위 "미쳤다"거나 "비합리적이다"라고 신뢰받지 못하는 정신질환 당사자보다 더 많은 신뢰를 받고, 사람들은 전문가의 목소리에 더 큰 무게를 둔다.

이러한 기울어진 지형이 변하기 전에는, 정신과의사 · 정신보건전문가들이 신경다양성 · 매드프라이드 같은 당사자들의 관점을 판단하고 검증할 엄청난 힘과 권한을 가질 것이다. 전문가 집단은 이러한 관점을 소개할 때 진지한 태도를 견지해야 하고 자신들 능력이 가진 책임을 무겁게 여겨야 한다. 비판정신과의사라면 한 걸음 더 나아가 정신질환으로 능력이 없다고 인식되어 사회에서 자신의 목소리에 권위를 얻지 못하는 당사자들의 목소리를 어떻게 높일지, 주목받게 할지에 대해 진지하게 생각해야 한다. 이러한 방식으로 비판정신과의사·비판적 정신보건전문가는 그동안 가부장적이고 압제적이었던 정신과 치료에 인권 중심의, 광기를 인정하는, 맥락을 중시하는 치료 모델을 도입하고자 애씀으로써 매드프라이드·신경다양성 운동에 큰 힘을 보탤 수 있다.

참고문헌

1. Alroe CJ, McIntyre]N. Visual hallucinations. The Charles Bonnet syndrome and bereavement. Med J Aust. 1983;2(12):6774-5.

2. Aragon P. Personal interview via Facebook. 2018, March 26.

3. American Psychiatric Association. What is psychiatry? https://www.psychiatry.org/patients-families/what-is-psychiatry. Accessed 24 Aug 2018.

4. Autistic Self Advocacy Network. Position statements. http://autisticadvocacy.org/about-asan/position-statements/. Accessed 23 Aug 2018.

5. Bascom J. Quiet hands. [Blog post]. 2014, March 24. Retrieved from https://neuroqueer.blogspot.com/2014/03/quiet-hands-by-julia-bascom.html

6. Bogaert AF. Toward a conceptual understanding of asexuality. Rev Gen Psychol. 2006;10(3):241-50.

7. Caseres R, Pseudonym CX. Us, too: sexual violence against people labeled mentally ill. [Blog post]. (2017, November 23). Retrieved from https://www.madinamerica.com/2017/11/sexual-violence-mentally-ill/

8. Chabasinski T. A child on the shock ward. [Blog post]. 2012, July 17. Retrieved from https://www.madinamerica.com/2012/07/a-child-on-the-shockward/

9. Cohen O. (Producer), & Moynihan, P. J. (Director). Healing Voices [Motion Picture]. 2016.

10. Cutler E. Scared into silence. The Daily Pennsylvanian. 2015, August 26. Retrieved from http://www.thedp.com/article/2015/08/guest-column-emily-cutler-scared-into-silence

11. Cutler E. Aspiring to be like esther. [Blogpost]. 2017, March 12. Retrieved from https://www.madinamerica.com/2017/03/aspiring-to-be-like-esther/

12. Cutler ES. Is strip-searching a form of sexual abuse? [Blog post]. 2017, February 23. Retrieved from https://www.rootedinrights.org/is-strip-searching-a-form-of-sexual-abuse/

13. Dale F. Little Porcupine goes to the psych ward. [Blog post]. 2017, August 12. Retrieved from https://www.madinamerica.com/2017/08/little-porcupine-psychward/

14. Davidow S. A world that would have us doubt: rape, the system, and swim fans. [Blog post]. 2016, June 2. Retrieved from https://www.madinamerica.com/2016/06/a-world-that-would-have-us-doubt-rape-the-system-and-swim-fans/

15. Desmarais SL, Van Dorn RA, Johnson KL, Grimm KJ, Douglas KS, Swartz MS. Community violence perpetration and victimization among adults with mental illnesses. Am J Public Health. 2013;104(12):2342-9.

16. Dundas D. Dorothy Dundas on ECT. [Blog post]. Retrieved from https://psychcentral.com/lib/dorothy-dundas-on-ect/

17. Freels S, Freels M. Subtle ways psychiatry has harmed us. [Blog post]. 2018, January 7. Retrieved from https://www.madinamerica.com/2018/01/subtle-ways-

psychiatry-harmed-us/

18. Kat H. Three letters: re-abused and re-traumatized by a diagnosis. [Blog post]. 2017, November 9. Retrieved from https://www.madinamerica.com/2017/11/re-abused-re-traumatized-diagnosis/

19. Jimenez N. A story of forced hospitalization from a legal perspective. [Blog post]. 2017, October 8. Retrieved from https://www.madinamerica.com/2017/10/forced-hospitalization-legal-perspective/

20. Leary A. Autistic people are taking back autism "Awareness." it's about acceptance. [Blog post]. 2018, April 17. Retrieved from https://www.rootedinrights.org/autistic-people-are-taking-back-autism-awareness-its-about-acceptance/

21. Longden E. The voices in my head. [Video]. 2013, February. Retrieved from https://www.ted.com/talks/eleanor_longden_the_voices_in_my_head

22. Maile J. Moving on. [Blogpost]. 2017, December 19. Retrieved from https://www.madinamerica.com/2017/12/moving-on/

23. Montgomery C. Personal interview via Facebook 2018, March 26.

24. Mullis C. Personal interview via Facebook. 2018, March 26.

25. openDemocracy. Johann Hari on uncovering the real causes of depression, from his book. [Video]. 2018, January 19. Retrieved from https://www.youtube.com/watch?v=Xih1_3hR1x4

26. Patient 5150. The most harrowing days of my life. The Huffington Post. 2013, December 12. Retrieved from https://www.huffingtonpost.com/patient/mentalhealth-care_b_4434550.html

27. Prism I. Psychiatric survivor: the trauma of involuntary hospitalization. The Body is Not an Apology. 2016, July 1. Retrieved from https://thebodyisnotanapology.com/magazine/psychiatric-survivorship/

28. Russo F. The struggles of women who mask their autism. The Atlantic. 2018, February 24. Retrieved from https://www.theatlantic.com/health/archive/2018/02/women-camouflaging-autism/553901/

29. Sequenzia A. My thoughts on ABA. [Blog post]. 2015, February 11. Retrieved from https://awnnetwork.org/my-thoughts-on-aba/

30. Sheera E. When my natural reaction to being bullied was diagnosed as a mental illness. [Blog post]. 2016a, October 4. Retrieved from https://themighty.com/2016/10/womans-experinece-with-overmedication-and-involuntary-hospitalization/

31. Sheera E. An open letter to psychiatrists and mental health professionals from a psychiatric survivor. [Blog post]. 2016b, October 25. Retrieved from https://pro.psychcentral.com/an-open-Ietter-to-psychiatrists-and-mental-health-professionals-from-a-psychiatric-survivor/

32. Shevlin M, Murphy J, Read J, Mailett J, Adamson G, Edward Houston J. Childhood adversity and hallucinations: a community-based study using the

National Comorbidity Survey Replication. Soc Psychiatry Psychiatr Epidemiol. 2010;46:1203-10.

33. Shiffle, IC. Abduction. [Blog post]. 2017, August 26. Retrieved from https://www.madinamerica.com/2017/08/abduction/

34. Ustaszewski A. I don't want to be 'Cured' of autism, thanks. The Guardian. 2009, January 14. Retrieved from https://www.theguardian.com/commentisfree/2009/jan/14/autism-health

35. Waddingham R. Symptom or experience: does language matter? [Blog post]. 2013, October 10. Retrieved from http://www.behindthelabel.co.uk/does-Ianguagematter/

36. Wallace DF. Infinite jest: a novel. Boston: Little, Brown and Company; 1996.

37. Welch D. Personal interview via Facebook. 2018, March 26.

정신의학의
미래로 향하는 길

A Path to the Future
for Psychiatry

필자 샌드라 스타인가드(Sandra Steingard)[1, 2]

소속

(1) Howard Center, Burlington, VT, USA

(2) University of Vermont Larner College of Medicine, Burlington, VT, USA

키워드 오픈 다이얼로그(Open Dialogue) - 사전동의(Informed consent) - 함께하는
의사결정(Shared decision-making) - 회복중심치료(Recovery-oriented care) - 필요
기반치료(Need-adapted treatment)

이 책은 비판정신의학의 역사에 대한 검토에서 시작되었다. 정신의학에 대한 초기 비판은 수용중심 정신병원에 입원한 사람들에 대한 치료의 질(또는 치료의 부재)에 초점을 두었다. 세계 곳곳에서 대형 정신의료기관의 폐쇄는 정신질환 당사자들이 지역사회에서 생활하면서 어떻게 가장 잘 지원받을 수 있을까 고민하는 또 다른 도전으로 이어졌다. 이 책에서 제시한 바와 같이, 우리가 당면한 여러 가지 문제는 예산이 부족한 지역사회 시스템 같은 장애물보다 훨씬 더 크다. 진단 개념과 약물 작용의 원리를 포함한 정신과 영역의 근본 가정은 도전을 받는다. 이 분야에 만연한 이해관계 충돌과 관련하여 심각한 의문이 제기되고 있다. 이 책의 3장에서 코스그로브와 바스와니가 주장했듯이 이러한 도전은 정신과의사들 각 개인의 갈등보다 더욱 깊은 것이다. 이는 정신과 협회(guild)와 상업적 이익(commercial interest) 때문에 발생한 '영향력의 경제(economies of influence)' 결과로 나타나는 제도적 부패(institutional corruption)를 포함한다.

어떤 정신과의사들은 전문가들(profession)의 결함이 너무 커서 개혁을 할 수 없다고 결론지을지도 모른다. 다른 정신과의사들은 의료의 공적 영역 밖에서, 예를 들어 진료와 관련된 어려움을 덜 경험하는 정부 기관 및 보험 회사 같은 틈새에서 일하기를 선택할 수 있다. 또 다른 정신과의사들은 통상의 정신과 치료를 경험했지만 거절감을 느낀 당사자들과 대안 치료를 찾는 사람들을 대상으로 할 수도 있다. 그러나 온전한 진료를 제공하면서 주류 의료기관 및 공공 병원에 남을 방법 또한 있다. 뒤에 이어지는 제안들은 주류 정신의료 구조 내에서 진료하려는 정신과의사들을 향한 것이다. 이 시스템이야말로 정신과의사 대부분이 치료자 역할을 지속할 영역이기 때문이다. 만약 비판정신과의사들이 공공 의료체계 안에서 진료를 한다면, 이는 변화의 원동력이 될 수 있다.

개혁을 위한 제안은 종종 치료에 대한 접근이 정신보건의 근본 문제라는 가정에 갇혀 있다. 이 경우 정신질환에 대한 선별검사의 확대, 가용한 정신과 진료의 더 많은 제공이 우선으로 여겨진다. 정신과의사들이 더욱 짧은 시간 간격을 두고 더 많은 환자[1]를 진료해야 한다는 권고도 있다. 미국정신의학회(American Psychiatric Association)가 내놓은 협력 치료 모델(collaborative care model)에서는 중재자(intermediary)가 당사자를 대신하여 정신과의사와 상담을 하고 선별검사 결과에 대한 설명을 듣기도 한다. 이 중재자들은 정신과 진료의 권고 사항을 정신과 진료를 의뢰했던 일차의료 의사에게 다시 보고한다[9][2]. 이 시

---

1. 일부 사람들은 '환자(patient)'라는 용어를 논의 중인 문제인 의료화 관점(medicalized vew)에 대한 암묵적 지지로 해석하여 '환자'라는 용어 사용에 반대할 수도 있다. 이 문장과 본 장 곳곳에 쓰인 '환자'라는 용어는 단지 의사를 만나 의학 상담을 하는 사람을 뜻한다[필자 주].
2. 미국 같은 서구권 의료에서는 일차의료 의사들이 환자의 기본적인 정신의학적 요구를 담당한다. 정신

나리오에서는 환자를 직접 만나지 못한 정신과의사라도 환자의 어려움이 선별 척도, 이와 비슷한 도구를 통해서 적절하게 합리적인 치료를 제시할 수 있다고 가정한다. 이런 접근에 대해 우려하는 몇몇 전문가들은 정신과의사가 기본적으로 정신치료자(psychotherapist)로 일하던 시대로 돌아가는 것이 대안이라고 말하기도 한다.

이 책은 기존의 정신의학과는 다른 입장을 취한다. 정신과 치료, 특히 약물치료의 효능에 대한 부정확한 측정으로 구성된, 어느 때보다도 확대되는 정신질환의 개념에 기초한 정신의학의 왜곡된 수요가 있음을 지적한다. 정신과의사들은 접근성을 높이기보다는, 오히려 자기 권한을 제한해야 한다. 정서의 고통을 겪는 많은 사람이 모두 정신과 치료를 필요로 하지는 않는다. 이들은 종종 이 영역에 상당한 전문지식을 가진 다른 많은 사람에 의해서도 도움을 받을 수 있다. 의식주와 일에 대한 접근, 그리고 의미 있는 사회 관계를 만들어가는 것은 의료 개입은 아니지만 감정의 고통을 줄이는 데 있어 대단히 중요하다. 마음의 고통을 경험한 당사자들이 동료지원가로 함께 치료 작업을 해나가는 건 또 다른 소중한 자원이다.

동시에 정신과적 평가(psychiatric evaluation)의 유익을 누리는 사람들도 있고, 지난 수천 년 동안 그랬던 것처럼 약물요법(phamacological remedies)을 찾는 사람도 있을 것이다. 정신활성약물은 계속해서 시

건강의 문제가 있다고 생각되는 환자들 중에서 스스로 원하거나 일차의료 현장에서 감당하기 힘든 환자를 정신과의사에게 의뢰한다. 이는 우리나라와 같이 주치의 제도가 확립되어 있지 않고 의료 전달 체계가 미흡한 국가에서는 경험하기 어려운 시스템이다. 하지만 세계보건기구에서도 지역사회 정신장애인의 부담을 줄이기 위해서는 일차의료기관에서도 정신과적 치료가 제공되어야 한다고 언급한다. 정신과의사와의 연결이 어려운 도서지역일수록 일차의료에서의 정신과적 치료 접근이 더욱 필요할 수 있다.

장에 남을 것이다. 최근 몇 년 동안 환각제(hallucinogenic drugs)에 대한 관심이 다시 높아지고 있다. 사회는 정신과의사들에게 어떤 사람들이 이 약물의 도움을 받을지 결정하도록 요청할 수 있다. 모든 정신활성약물이 전문성을 띤 의학 영역 안에 있어야 함은 이치에 맞을 뿐만 아니라 필수다. 여기서 말하는 모든 정신활성약물은 합법 약물과 불법 약물, 처방전이 있어야 받을 수 있는 약물, 그리고 누군가의 뒷마당에서 길러질 수 있는 약물을 포함한다. 문제는 정신과의사들이 현재 결함 있는 진단 체계를 사용하면서 정신활성약물 약물 사용의 문지기 역할을 한다는 것이다. 이 내용은 본 책 5장의 정신자극제에 대한 논의에서 설명되었다. 정신과의사들은 그들이 '질병(illness)'이라고 판단한 것을 치료하기 위해 약이 '필요한' 사람들과 단순히 그 약을 사용하기 위해 '원하는' 사람들을 구별해달라는 요구를 사회로부터 받는다. 이는 이 책에 제시된 바와 같이 '질병'의 구성에 깃든 모호성을 인식하는 모든 사람이 문제로 여길 수 있다.

그럼에도 불구하고, 정신약물학에 대한 전문지식은 정신과의사들의 핵심 전문성으로 남아 있어야 한다. 우리는 정신과적 관심의 범위를 좁히고, 질병중심보다는 약물중심의 정신약물학적 접근을 사용하며, 정신과의사들이 치료에 관여하게 된다면 정신과 치료를 원하는 사람들과 그들의 사회 맥락을 이해하는 데 필요한 시간을 갖도록 제안한다. 정신과의사의 평가가 필요한 환자가 경험하는 어려움뿐만 아니라 이러한 문제에 대한 정신과의사의 개념화와 치료 접근법에 대한 고민은 복합적이다. 이 과정은 숙고와 관리, 그리고 시간을 필요로 한다. 좋은 치료는 다음과 같은 원칙(principle)을 통합해야 한다.

1. DSM 또는 ICD 진단 꼬리표(DSM or ICD labels)의 사용을 필요로 하는 의료 시스템에서 치료 작업을 해나갈 때 정신과 진단의 한계를 인정하라.

2. 연구와 마케팅의 덤불 속에서 어떠한 정신과 치료가 가치 있는지를 판단하라.

3. 환자와 그들의 가족에게 흔히 통용되는 그리고 널리 알려진 의견과는 다른 정신과 약물 사용에 관한 결론에 다다른 이유를 설명하라.

4. 정신과 약물 작용을 개념화할 때 질병중심 패러다임(disease-centered paradigm)이 아닌 약물중심 패러다임(drug-centered paradigm)을 적용하라. 약물이 환자에게 이득을 제공할 수 있는지 그 시기와 여부를 이해하는 것과 진단 꼬리표의 필요성을 구분하라.

5. 어떻게 치료를 시작하는지, 그리고 약물의 사용을 지속해야 하는지, 지속한다면 얼마나 오랫동안 사용해야 하는지 공부하라.

6. 특정 형태의 금단 증상(withdrawal)은 약물 중단의 예상된 결과임을 인지하고 환자에게 알리라. 약물의 금단 효과와 적응 과정에 대한 이해를 높이라.

7. 정신과 진료 안에서의 의사결정에 영향을 미칠 수 있는 편견을 인정하고, 약물치료가 필요한 경우에는 환자가 섣부른 약물 중단을 하지 않도록 하라.

8. 환자의 선호와 가치를 임상 현장에서의 의사결정에 통합하라.

9. 위험을 예방하기 위한 강압치료라 할지라도 치료 부작용으로 부상을 일으킬 수 있음을 인정하라.

10. 정신적 고통을 경험한 당사자들의 가치 있는 경험을 진료실로 어떻게 가져올 수 있을지 고민해보라.

11. 정신과의사에게 부여된 인식적 권위를 인정하면서, 특별히 우리 정신과의사들이 치료해야 할 환자들에 대한 대안적 지식·이해를 적극 존중하라.

어떤 원칙에 대한 도전이나 선언보다 매일매일 진료 속으로의 통합이 더 어려울 수 있다. 필요기반치료[3]라는 인식의 개념틀(framework)은 비판정신과의사들이 위에서 언급한 가치들을 자신의 진료에 접목할 수 있도록 돕는 모델로 제시된다. 이 분야에서 진보의 방법은 정신과 약 처방에서 약물중심 패러다임을 '참여(engagement)'라는 당사자의 필요에 기반을 둔 틀과 통합하는 것이다. 필요기반치료는 현장의 도전과 불확실성을 열린 마음으로 인정하고, 논의하며,

---

3. 필요기반치료(Need-adapted treatment, NAT)는 개별적으로 계획하고 시행하는 정신증에 대한 정신치료적 접근이다. 서로 다른 활동을 결합하여 각 환자와 그들의 주요 관계(주로 가족)의 필요와 욕구를 충족하고자 한다. 환자, 가족, 그리고 3~4명의 치료진으로 구성된 집단 치료 회기로 이루어지는 체계적 초기 개입은 필요기반치료의 필수 요소다.

진료에 통합할 방법을 제시한다. 이는 다양한 인식론 관점을 인정하고 존중하는 더 민주적인 치료 방식이다.

필요기반치료는 1970년대와 1980년대에 핀란드에서 개발되었다. 그 당시에는 다양한 이론의 틀이 도움 된다고 여겨졌다[1]. 하지만 이러한 시각은 어떠한 치료법이 각각의 환자들에게 가장 도움 될지 결정하는 데 딜레마를 낳기도 했다. 핀란드 정신과의사들은 혁명과 같은 결정을 했다. 환자 치료를 어떻게 진행할지 환자들 및 그들의 가족에게 공개하여 논의하기로 한 것이다. 이를 실천하면서 그들은 환자, 가족 및 치료진의 만남이 더 나은 임상 경과로 이어짐을 발견했다. 이러한 접근법은 오픈 다이얼로그⁴의 전신으로 핀란드 토르니오(Tornio)에서 시작되었다. 세이쿨러(Seikkula) 등이 이 치료법에 대해 방대한 저술을 남겼다[11]. 시간이 흐름에 따라 스칸디나비아 반도와 북유럽에서 오픈 다이얼로그의 영향을 받은 치료 접근법이 더욱 넓게 발전해갔다. 톰 안데르센(Tom Andersen)과 그의 동료들은 반영

---

4. 오픈 다이얼로그(Open Dialogue)는 핀란드에서 1980년대에 개발된 조현병 같은 정신질환의 급성기에 활용가능한 대안 접근 방법이다. 오픈 다이얼로그의 실제 내용은 급성기 증상을 경험하는 정신장애 당사자, 그 가족과 당사자의 '주요 관계(network)' 안에 있는 주요 인물들이 정신건강 전문가와 함께 하는 치료적 대화다. 오픈 다이얼로그의 가장 중요한 개념은 투명성(transparency)이다. 오픈 다이얼로그 네트워크 밖에서는 어떠한 치료 결정도 이루어지지 않는다. 참여하는 사람들의 모든 목소리가 허용되며(polyphony), 치료자의 목소리도 여러 목소리의 하나에 불과하다. 오픈 다이얼로그에 함께하는 모든 참여자는 함께 불확실성을 감내한다(tolerating uncertainty). 이 애매함은 대화로 공유되는 언어를 통해 해소된다. 대화를 통해 참여자들의 마음이 움직이면 회복이 시작되는 것이다. 핀란드의 오픈 다이얼로그 연구진에 의하면 오픈 다이얼로그를 적용했을 때 정신증을 경험한 사람들의 75%는 자신의 직장이나 학교로 돌아가고, 2년 추적 조사를 했을 때 항정신병 약물을 지속해서 복용하는 사람은 전체의 20%에 불과하다고 한다. 물론 오픈 다이얼로그의 효과성과 지속성에 대해서는 후속 연구가 필요할 것이다. 하지만 오픈 다이얼로그는 약물치료에 경도되고, 당사자의 목소리를 존중하는 문화가 보편적이지 않은 현재의 주류 정신의학계에 시사하는 바가 크다. 오픈 다이얼로그는 핀란드뿐만 아니라 노르웨이, 영국, 독일, 이탈리아, 호주, 미국의 일부 주 등 여러 국가의 정신보건 현장에서 시도되고 있다.

치료[5]에 대해서 연구를 진행했다[2]. 카리나 하칸슨(Carina Håkansson)은 가족치료재단(Family Care Foundation)을 출범했다. 이 단체에서는 반영치료의 이론을 자신들의 치료 작업에 통합하고자 했다[6]. 그들은 어려움을 겪는 사람들의 집을 찾아가서 가정 기반에서 이들을 지원하고자 했다. 지금 전 세계에서는 이렇게 가족을 통해 접근하는 치료법에 관심이 높아지고 있다. 이어지는 논의에서는 이러한 성장 운동을 가리켜 '필요기반치료' 및 '대화중심진료(dialogic practice)[6]' 같은 표현이 쓰일 것이다.

　실제 적용에서 다양함을 보이지만, 이러한 치료들 사이에서 공유되는 공통 가치가 있다. 그중 핵심은 사람이 겪는 어려움에 대한 이해를 넓히고 위기에 처한 사람들을 지지할 때 '사회 관계(social networks)'의 중요성과 가치를 깊게 인정하는 것이다. 이러한 모델에서 정신과 진단과 그 과정은 큰 무게감을 갖지 않는다. 불확실성 또

---

5. 반영치료(reflecting therapy)는 1980년대 중반 노르웨이의 정신과의사였던 톰 안데르센(Tom Andersen)이 고안한 가족치료의 한 기법이다. 여기서 '반영(reflection)'은 언급된 것들을 다시 살펴보는 것 이상을 의미한다. '반영 과정(reflecting processes)'은 다양한 관점을 동시에 경험하고 고려할 수 있다는 포스트모던 신념의 치료 표현 방식이다. 실제 '반영'은 가족치료에서 치료팀이 가족을 어떻게 이해하는지에 대한 치료팀 안에서의 대화를 가족이 지켜보게 하는 방식으로 진행된다. 치료팀이 없다면 가족 구성원이 서로의 이야기를 반영하여 말하도록 한다. 가족 구성원끼리 각자 서로가 한 말을 어떻게 이해했는지 반영하여 말하는 방식으로 진행된다. 안데르센은 이를 '반영 과정'이라고 표현하였다. 반영치료의 기본 가정은 한 상황을 바라보는 방법은 하나만 있는 것이 아니라 여러 방법이 있다는 것이다.
6. 대화중심진료(dialogic practice)는 당사자와 그들의 가족이 자신들의 목소리가 경청되고, 존중받고, 인정받고 있음을 느끼게 돕는 치료적 접근으로 '오픈 다이얼로그'에 기반한다. 대화중심치료를 수행하기 위해서 정신과의사는 두 가지의 필수 기술을 갖추어야 한다. 그것은 반응하는(responding) 기술과 반영하는(reflecting) 기술이다. 당사자의 발언에 대한 치료자의 반응이 또 다시 당사자의 또 다른 반응을 이끌어낸다. 반영은 적절한 반응의 토대 위에 세워지는 치료 기술이다. 대화중심진료의 '반영'은 동기면담(motivational interviewing)에서 말하는 적극적 경청이 아니라 가족들 앞에서 치료자 자신만의 생각을 솔직하게 말하는 것이다. 오픈 다이얼로그의 투명성 같은 솔직한 태도가 대화중심진료에서도 치료의 윤활제로 작용한다. 이와 더불어 열린 태도, 현재에 집중하기, 관계에 초점 두기, 증상이 아닌 언어와 이야기에 중심 두기 등이 대화중심진료의 주요 요소다.

한 인정될 뿐만 아니라 가치 있게 여겨진다. 치료는 전문가에 의한 진단에서보다는 개인과 관계로부터 시작된다. 치료는 유연한 상태를 유지하고, 치료 체계는 문제에 대한 이해로부터 진화한다. 이러한 정신치료자의 태도는 적어도 치료의 기술만큼이나 중요하게 여겨진다. 관계에 부여된 가치에 발맞추어 마음을 지속적으로 돕는 치료 연속성에 대한 인식이 있을 수도 있다. 따라서 가능한 한 치료에 관여한 치료팀은 유지된다. 동시에 이 치료 모델은 다른 치료 개입을 막으려 하지 않는다. 예를 들어 정신약물치료, 인지행동치료, 고용 지원 등이 모든 것을 통합하여 제공할 수 있다. 어떻게 소개되고 제안되는지 정도만 다를 뿐이다. 담당 정신과의사는 이러한 치료들을 꺼내어 놓고 살펴볼 수 있으며, 환자와 중요한 관계에 있는 사람들은 이러한 치료의 잠재 이득과 위험에 대해 함께 이야기할 수 있다. 만약 담당 전문가가 동의하지 않을 경우, 그들은 이러한 관점을 환자와 중요한 관계 안의 다른 구성원들과 숨김없이 공유한다.

이러한 방식은 전통적인 의료접근법(traditional medical approach)과는 대비된다. 전통적인 의료접근법이란 전문가가 평가 과정을 통해 규정짓고자 하는 어떠한 종류의 정신병리를 경험하는 개인에 초점을 두는 방법을 말한다. 이 경우에 가족은 환자의 역사에 관한 정보를 보충해주고 환자를 지지하는 자원이 된다. 그들이 치료에 참여할 때, 그것은 종종 정신의학적 교육(psychoeducation)의 형태를 띤다. 그들은 전문가로부터 내려진 진단과 마음의 병을 가진 가족 지원 정보에 대한 교육을 받는다. 이러한 과정은 진단 및 예후 과정의 근본 불확실성을 강조하기보다는 진단 자체를 확실한 것으로 받아들인다.

전통적인 형태의 치료는 이러한 평가 과정을 토대로 제공된다. 치료는 기술적인 방식(technical way)으로 여겨지며, 종종 은연중에 환자를 둘러싼 관계와는 무관한 방식으로 작동한다고 가정된다.

약물중심접근은 필요기반치료와 방향성이 같다. 약물중심접근은 전문가가 내린 진단명에 단정적으로 근거를 두지 않기 때문이다. 이 방법은 우리가 사람들 어려움의 기저 원인보다 약의 작용을 더 잘 이해한다고 가정한다. 물론 약의 작용에 대한 우리의 이해도 불완전하지만 말이다. 필요기반 접근법은 우리가 정신과 약물에 대해 이야기하고, 많은 불확실성을 인정하며, 복용 여부를 결정하는 데 있어 환자를 지지할 수 있는 틀을 제공한다. 이 방법은 이따금 약물치료의 과정이 다시 살펴보아야 하는 진행형의 과정이 될 가능성이 높음을 시사한다. 이것은 각 환자의 가치관과 문제에 대한 이해가 인식되고 존중받을 수 있게 한다. 그리고 이것은 다양한 관점에 귀를 기울일 수 있는 공간을 제공한다. 약물중심접근은 정신과의사들이 바라보는 '증상'이 환자에게는 가장 중요한 초점이 아닐 수도 있다는 것을 생각하게 한다. 이 방법은 환자들에게 무엇이 그들에게 가장 중요한지를 가려내고, 약물치료를 비롯한 모든 종류의 치료가 이러한 맥락 안에서 논의될 기회를 준다. 이 방법은 의사가 팀의 일원이 될 수 있지만, 반드시 리더여야 한다고 말하지는 않는다. 약물과 뇌에 대한, 의사가 비슷한 상황에서 다른 환자로부터 관찰한 바가 있는지 그리고 환자의 상황과 관련된 연구가 있는지를 검토할 수 있다. 하지만 의사가 유일한 전문가나 권위자일 필요는 없다. 뇌기능과 뇌기능장애에 대해 논의할 때, 이는 경험에서 추가되는 의미찾기의 배제는 아니다.

이 방법은 무엇이 정신과적 분류학(psychiatric nosology) 혹은 분류 체계이고 무엇이 그렇지 않은지(정신과적 분류학이 분류하는 문제의 본질에 대한 깊은 이해의 반영)에 대해 솔직한 토론을 허락한다. 그리고 이 모든 것이 이러한 과정에서 그들의 영향력을 미칠 관계(대개 다양한 관계)의 맥락에서 발생함을 받아들인다.

위에서 논의한 원칙을 고려할 때, 비판정신과의사들은 현재 통용되는 진료에 충분히 부합되지 않는 방식에 대한 우려를 지혜롭게 다룰 필요가 있다. 예를 들어, 약물치료의 시작을 미루거나 약 감량 및 중단을 제안하는 것은 논쟁의 여지가 있을 수 있다. 여기서 두 가지의 핵심 원칙은 사전동의(informed consent)와 표준치료(standard of care)다. 사전동의란 임상 상태(보통 진단의 맥락에서)에 대해 설명하고, 권장 치료법에 대해 상의하며, 그러한 권고사항을 수용할 때와 거부할 때 있을 수 있는 각각의 위험과 이득에 대한 요점을 살피는 과정을 말한다. 표준치료는 주어진 때와 장소에서 평균적인 의사가 비슷한 환경에서 권고할 수 있는 치료법을 말한다. 표준치료는 법적인 상황과 관련될 수도 있다. 의료 과실 소송에도 적용될 수 있기에 의사의 의료 조치에 상당한 영향을 미친다. 필요기반치료는 약물치료의 시작과 중단 모두를 포함하여 위험에 대한 광범위한 논의를 허용한다. 가족들은 그 과정을 함께하도록 요청받고, 치료에 대한 정보를 제공받으며, 자신들의 염려를 표현할 수 있다. 필요기반치료는 비판정신과의사들이 보통의 정신과의사들과는 다른 치료 권고를 제안하고, 개인과 가족이 어떤 치료법을 받아들일지 결정할 수 있는 치료 환경을 제공한다. 이는 사전동의의 본질이기도 하다. 그리고 정신과의사들이 솔직하고 열린 자세를 갖도록 돕는다.

함께하는의사결정(Shared decision-making, SDM)은 환자의 바람과 선호를 존중하고, 그들과 함께 치료 작업을 해나가는 방식이다[5]. 함께하는의사결정이 보여주는 가치는 환자의 지식과 경험에 특별한 권리를 부여한다는 면에서 앞서 이야기한 원칙들과 겹친다. 커먼그라운드(Common Ground)는 정신질환 당사자이기도 하고 이 분야를 선도하는 연구자이기도 한 패트리샤 디건(Patricia Deegan)이 개발한 온라인 진료 지원 도구다[3]. 임상 진료에서 사용될 때 환자는 동료지원가(peer)의 도움을 받아 정신과의사를 진료실에서 만나기 전에 온라인 의사 결정 도구를 (미리) 완성한다. 그런 다음 환자는 이 정보를 진료실로 가져가도록 독려받는다. 이러한 접근법이 큰 가치가 있다는 것을 발견했지만, 환자의 관점이 가치 있음을 적극적으로 보이는 것은 정신과의사들의 책무로 남아있다. 게다가 정보의 출처가 온라인 지원 도구이든 동료활동가이든 정신과의사이든 간에 환자가 받는 정보에 비판적 관점이 통합되어야 한다.

철학자 낸시 포터(Nancy Potter)는 '이해 공간 내어주기(giving uptake)'라는 개념을 제시한다. 그는 이 개념을 '듣는 사람(listener)'이 '말하는 사람(speaker)'의 말을 들을 뿐만 아니라 '말하는 사람을 중요한 소통의 주체로' 인정하는 의사소통의 형태라고 설명한다[10]. 포터는 정신과의사-환자 관계에 힘의 차이가 있다고 말한다. 그리고 이에 대한 균형을 회복하기 위한 수단으로 정신과의사들의 '이해 공간 내어주기' 실천이 중요하다고 주장한다. 그는 '이해 공간 내어주기'가 학습할 수 있는 덕목(virtue)이라고 말한다. '이해 공간 내어주기'는 다른 사람과의 의사소통에 신중하고, 적극적이며, 열린 마음으로 참여하려는 의향과 관련 있다. 다른 치료 방향성과 마찬가지로 이해 공간 내어주기는 배움을 통해 습득할 수 있다."

정신과적 평가가 언어를 통한 의사소통에 기대고 있기에, 정신의료는 오랜 시간 임상 면담 기술을 중요하게 생각해왔다. '대화중심진료'와 '이해 공간 내어주기'는 정신과의사들 자신이 그러해야 한다고 믿는 만큼 환자를 치료하는 데 신중하다는 기존관념에 이의를 제기한다. 정신과의사들은 전문가로서 환자들의 마음의 방에 들어가서 그들의 경험을 증상으로 규정짓기 위해 분주하게 움직인다. 이는 환자들이 그들만의 방식으로 경험에 대해 충분히 소통하도록 도울 기회를 막을 수 있다. 정신역동적 정신치료와 같이 해석(interpretation)을 사용하면서 세심한 경청을 중시하는 정신치료 진료에서도 '이해 공간 내어주기'는 작동하지 않을 수도 있다. 환자의 언어에 대해 치료자가 해석을 시도하는 경우에 치료 공간에서 환자가 말한 것들이 치료자의 이론적 틀이라는 구조 속에 갇힐 수 있다.

반면, 필요기반치료와 대화중심진료는 환자들과 상호작용하는 방식으로 여겨질 수 있다. 필요기반치료와 대화중심진료에서 '이해 공간 내어주기'는 치료 작업의 핵심에 깃든 가치다. 사려 깊은 집중은 의사소통의 본질이다. 필요기반치료와 대화중심진료에서 정신과의사들은 환자나 환자를 둘러싼 '주요 관계'에 자신만의 암시적 혹은 명시적 모델(implicit or explicit models) – 그것이 생물학적(biological)이건, 정신교육적(psychoeducational)이건, 정신역동적(psychodynamic)이건 어떤 것이건 간에 – 적용하기를 피하려 한다. 치료자들은 사람들

각각의 발화에 귀를 기울이고, 제각각의 언어를 사용하고, 현재 순간에 머물러야 한다고 믿는다. 이 과정에서 다양한 관점들이 도출된다. 포터의 말을 빌리면 이러한 치료기법은 '이해 공간 내어주기' 형태들이다. 대화중심진료를 훈련하는 건 치료자로 하여금 '이해 공간 내어주기'의 정신 구체화하기를 배우는 것과 같다.

위에 제시된 원칙에는 정신질환 당사자 관점 포함의 가치에 대한 언급이 있다. 최근 몇 년 동안, 필요기반치료를 바탕에 둔 몇몇 치료 모델은 정신질환 당사자들을 치료팀에 포함하기도 한다. 단지 전문가의 대리인으로서가 아닌 가치 있는 치료팀의 구성원으로서의 동료지원가의 존재는 이러한 치료 작업 방식의 다른 중요한 요소를 드러낸다. 필요기반치료에서는 치료팀의 구성원들 모두가 인식적 권위(epistemic authority)를 존중받는다. 정신과의사가 어떠한 종류의 전문지식을 가지고 있음은 인정받을 수 있지만, 정신과적 개념화(psychiatric conceptualization)가 특정 상황을 이해할 수 있는 유일한 방법은 아니다. 동료지원가가 온라인 의사결정 도구를 완성하는 데 도움을 주는 커먼그라운드의 절차와 비슷하게, 필요기반치료 환경에서의 동료지원가는 환자가 문제에 대한 그 자신만의 이해를 분명하게 표현하도록 도움을 줄 수 있다. 동료지원가를 치료모임에 포함시킴으로써, 정신과의사는 다른 관점들도 가치 있음을 보여줄 수 있다.

대화중심진료 모임에서, 환자의 '주요 관계' 안에 있는 구성원들이 참여하는 가운데 치료자 혹은 촉진자 역할을 하는 사람들은 서로 대화를 나눈다. 이러한 논의에는 의견 불일치가 있을 수 있다. 어떤 한 사람에 대해 한 정신과의사는 입원 치료가 필요하다고 주장하는 반면, 다른 정신과의사는 다른 의견을 가질 수 있다. 한 치료자는 약이 도움된다고 제안할 수 있지만, 다른 치료자는 그렇지 않다고 말할 수 있다. 환자들과 가족 구성원들 사이의 의견 불일치를 존중하고 이를 고려하며 토론함은 다른 관점을 위한 여지가 있음을 보여준다. 이는 치료를 어떻게 진행할지에 대해 다른 의견을 가지는 가족 구성원으로부터의 압박을 덜어낼 수 있다.

환자의 '주요 관계' 앞에서 임상가들이 치료에 대해 논의함은 또 다른 이점(advantages) 있다. 임상 진료 현장에서는 환자들과 그 가족들에 대한 많은 대화가 진료 공간의 닫힌 문 뒤에서 매일 이루어지고 있다. 환자를 둘러싼 관계에 있는 사람들과의 대화를 통해, 치료가 잘 진행되지 못할지라도 진료 현장에서 환자나 가족들을 비난하는 경향을 최소화한다. 그러한 상황에서 흔히 정신과의사들은 환자가 권장 치료법에 반응하지 않은 것이 '치료저항(treatment-resistant)' 상태이거나 기저의 성격장애(personality disorder)가 있음을 드러낸다고 결론 내린다. 대화중심진료에서 우리는 사람을 대상화하거나 경멸하는 언어 사용을 피하는 대화 방법을 찾아야 한다. 한 사람이 어려움을 겪는다면 우리는 그에 대한 책임감과 그가 느낄 실망감을 공유한다. 우리는 우리 자신의 한계를 인정하고, 이해와 연결을 얻기 위해 우리의 방법을 어떻게 개선할지 고민할 것이다.

정신질환이라는 꼬리표가 붙고 낙인을 경험한 사람들은 흔히 인식적 부정의[7]를 겪는다. 이 개념은 소외된 집단에 속해 무시 받은 경

---

7. 인식적 부정의(epistemic injustice)는 1998년 미란다 프리커에 의해서 만들어진 용어이다. 프리커는 인식적 부정의가 한 사람의 실제적인 신뢰성과 다른 사람들이 그 사람에 대해서 가지고 있는 신뢰도 사이의

험이 많은 이에게 주로 적용된다. 이들의 불만이나 경험에 대한 시각은 더 우월한 위치에 있는 사람들에 의해 평가절하된다. 크라이튼 (Crichton) 등은 이것이 정신과 환자들에게 어떠한 영향을 미치는지 논의한다[4]. 크라이튼 등은 예를 들어 조현병 진단을 받은 환자들이 잘못된 믿음을 가질 수 있다는 생각 때문에 우리가 그들의 모든 신념을 무시하지 않도록 조심해야 한다고 주장한다. 대화중심진료에서는 치료자들이 환자의 모든 신념을 존중한다. 치료자들은 각자의 경험과 해석이 다를 수 있음을 환자들과 공유할 수 있다. 하지만 그들의 생각을 망상이라고 딱지를 붙이는 데는 신중하다. 이런 식으로 대화중심진료는 인식적 정의(epistemic justice)에 높은 가치를 둔다. 비록 다른 이의 생각이 특이하거나 심지어 잘못되었다고 생각하는 사람이 있을지라도, 모든 구성원이 각자 가진 지식과 지혜를 존중하면서 '주요 관계'에 접근한다. 이는 팀의 모든 구성원에게 권한을 부여하며, 개인이 '주요 관계'에 열린 마음을 갖고 참여할 가능성을 최대화하는 데 중요할 수 있다.

함께하는의사결정은 어떤 면에서는 치료 비순응 문제를 해결하기 위해 개발되었다고 할 수 있다. 포터는 환자가 치료에 대해 도전적인 상황에 있을 때 '이해 공간 내어주기'의 가치에 대해 논한다. 그러나 많은 이는 현대 정신의학 담론의 주요 서사를 받아들인다. 지배 정신의학 패러다임 수용은 진료실에서 시작되지 않는다. 사람들은 미디

불일치에 의해서 초래되며, 사회적 권력의 힘이 큰 사람들은 더 높은 신뢰성을 할당받고, 사회적 힘을 덜 가진 사람들은 더 낮은 신뢰도를 할당받는다고 설명한다. 이는 특히 정신의학에서 중요하다. 정신질환을 가진 사람들에게 영향을 미치고 이들에 대한 신뢰결핍으로까지 이어지는 지속되는 부정적 고정관념이 있기 때문이다. 그 결과 환자의 증언과 해석이 신빙성 없는 것으로 받아들여지는 부정의한 상태가 초래된다.

어와 일반 문화를 통해 이러한 아이디어에 노출된다. 진료실로 걸어 들어오는 많은 환자가 슬픔을 호소하지 않고 '우울증'을 호소한다. 그리고 주의산만이 아니라 'ADHD'를 호소한다. 사람들은 정신과의 사를 진단과 약품의 허가된 전달자로 본다. 이는 때때로 사람들의 희망과 기대를 반영한다. 주류 정신의학의 서사를 받아들이는 환자들과의 치료 작업은 이를 받아들이지 않는 사람들과의 치료 진행보다 더 큰 도전이 될 수 있다. 다양한 약물 사용의 실패를 경험하고 약물 치료의 부정적 결과를 경험했음에도 불구하고 약물을 통한 치료법 찾기를 고집하는 환자들이 있다. 이 딜레마에 대한 쉬운 방법이 있지는 않다. 하지만 의사와 환자 사이 상호작용의 모델을 적용함은 마찬가지다. 정신과의사는 환자의 신념 체계를 무시하지 않고, 관점이 다를지라도 정직하고 투명하게 접근한다.

이 사안은 기분 전환용 약물이 정신과 약물로 도입될 때 특히 도전적이다. 벤조디아제핀은 수요가 높은 약물이다. 현재 의료체계에서는 정신과의사들이 이 약물의 사용을 정당하게 하는 '실제적' 조건을 누가 가지는지 판단하도록 요청받는다. 대마초(cannabis)는 현재 미국의 일부 주에서 '오락용 대마(recreational marijuana)' 또는 '의료용 대마(medical marijuana)'로 인정받는다. 다양한 변종 대마초가 서로 다른 정신활성 효과를 가질 수 있지만, 의료용 대마초와 오락용 대마초 사이에는 근본적이고 원칙적인 구분이 없다. 환각제들이 다양한 환경에서 다시금 주목을 받고 있다. 정신과를 비롯한 여러 과의 의사들은 대마초의 합법 접근을 위한 문지기 역할을 하도록 요구받을 수 있다. 의사들은 대마초의 사용을 정당화할 '적절한' 진단을 내

림으로써 누가 이것을 사용할지 결정할 가능성이 높다. 이는 정신과 진단 과정에 의문을 제기하는 비판정신과의사들에게는 어려운 문제일 수 있다.

데이비드 힐리(David Healy)는 의사들에게 처방 권한을 부여한 후에 발생한 문제들을 지적했다[8]. 의학 지식과 수련이 의사라는 전문가 집단에게 유행과 상업적 영향으로부터 면역력을 갖게 할 것으로 생각되었다. 하지만 이 책의 1장과 힐리의 저서인 『파마게돈(Phamageddon)』에서 논의된 바와 같이 그러한 예측이 딱 들어맞지는 않았다. 의사들이 예측 가능한 미래에 이러한 처방 관련 특권을 잃을 것으로 보이지는 않지만, 우리는 처방 권한을 정신활성약물에 대한 접근을 막는 수단으로서 사용함에 대해 주의를 촉구한다. 이는 약물중심접근이 큰 가치를 갖는 또 다른 맥락이다. 정신과의사들이 누가 합법적으로 약을 사용할 수 있고 누가 그렇지 않은지를 결정하는 역할을 맡는 것보다는, 그들이 약물 작용의 전문가로 역할을 하는 것이 더 합당하다. 그들은 사람들에게 약물의 위험성과 관련된 불확실성을 포함하여 약물이 어떤 작용을 하는지에 대해 조언할 수 있다. 그리고 사람들이 약물 사용에 대해 사전동의에 근거한 결정을 내리도록 할 수 있다.

최근 정신과의사들이 구조적 역량(structural competency, 2장 참조-역자)에 대한 교육을 받아야 한다는 요구가 있었다. 헬레나 핸슨(Helena Hanson) 등이 개발한 바와 같이, 이 접근법은 정신과의사들이 빈곤, 다양한 형태의 차별 같은 사회적 결정요인이 환자에게 영향을 미치는 방식을 알고 이에 대해 교육을 받아야 한다는 내용을 담는다

[7]. 정신과의사가 제도 및 지역사회 단위에서 어떻게 행동할 수 있는지에 대한 탐색은 이 책의 범위를 벗어난다. 하지만 이러한 노력은 이 책의 핵심 내용과 상충되지 않으며 정신과의사들이 전문가로서 앞으로 더 발전하는 데 도움이 될 중요한 영역에 대해 제시한다. 억압은 앞으로도 여러 가지의 형태로 계속 일어나서 사람들의 삶에 큰 피해를 줄 것이다. 이 책은 정신과의사와 환자의 상호작용 단계에서 가이드라인을 제시하려 한다. 사회로부터 부여된 인식적 권위(epistemic authority)를 열린 마음으로 적극적으로 내려놓으면서, 겸허하게(with humility) 진료에 임하는 것이 정신과의사들에게 주어진 개혁의 핵심 권고사항이다. 이것은 반약물(anti-drug)이나 반정신의학(anti-psychiatry)이 아니다. 이것은 겸허함으로 나아가는 것(pro-humility)이다. 정신과의사들은 겸허를 적극적으로 실천해야 한다. 이들은 인식적 권위를 포기하거나, 최소한 이를 공유해야 한다. 필요기반치료는 이를 위한 틀을 제공한다. 약물중심접근 방식을 필요기반치료와 통합하면 정신과의사는 겸허함, 불확실성, 다양한 관점에 대한 존중에 가치를 두는 치료 네트워크 안에서 수월하게 치료 작업을 진행할 수 있다.

의료체계(healthcare system)는 복잡하고, 그 안에서 개인이 개혁 가능한 진료 범위는 한계가 있다. 이 책 전체를 통해, 그리고 이 장의 주제의식이 권하는 제안을 겸허한 마음으로 여러분에게 드리고자 한다. 변화가 쉽지 않음은 알고 있다. 하지만 비판정신의학은 현재 상황에 굴복하지 않고 대안을 분명하게 제시한다.

참고문헌

1. Alanen YO. Schizophrenia, its origins and need-adapted treatment. London: KarnacBooks Ltd; 1997.
2. Anderson T. The reflecting team: dialogic and meta-dialogue in clinical work. Fam Process. 1987;26:415-28.
3. Common Ground PDA. 2018. https://www.patdeegan.com/commonground. Accessed 19 Aug 2018.
4. Crichton P, Carel H, Kidd J. Epistemic injustice in psychiatry. Br J Psychiatry. 2017;41:66- 70.
5. Elwyn G, Frosch D, Thomson R, Joseph-Williams N, Lloyd A. Kinnersley P, Cording E, Tomson D, Dodd C, Rollnick S, Edwards A, Barry M. Shared decision making. A model for clinical practice. J Gen Intern Med. 2012;27(10):1361-7.
6. Håkansson C. Ordinary life therapy: experience from a collaborative systemic practice. Chagrin Falls: Taos Institute Publications; 2009.
7. Hansen H, Braslow J, Rohrbaugh RM. From cultural to structural competency - training psychiatry residents to act on social determinants of health and institutional racism. JAMA Psychiat. 2018;75(2):117-8.
8. Healy D. Pharmageddon. Berkeley: University of California Press; 2012.
9. Moran M. APA urges creation of payment codes specific to collaborative care model. Psychiatr News. 2015. https://doi.org/10.1176/appi.pn.2015.10a13.
10. Potter N. The virtue of defiance and psychiatric engagement. Oxford: Oxford University Press; 2016. p.137-71.
11. Seikkula J, Arnkil TE. Dialogic meetings in social networks. London: Karnac Books Ltd; 2006.

비판정신의학은 '비판이론(critical theory)'에 근거합니다. 비판이론은 우리 사회의 모습을 총체적으로 분석·비판하고, 우리 사회를 변화시킬 수 있는 것이 무엇인가를 탐구하는 이론입니다. 비판이론에서는 특히 무엇이 인간의 자율성을 억압하고 예속하는가를 규명하는 데 학문적 관심이 있습니다. 비판이론은 학술적 차원과 실천적 차원 모두에서 중요한 공헌을 할 수 있습니다. 이것은 비판정신의학에서도 마찬가지입니다.

비판을 잘하기 위해서는 일단 '정통' 정신의학이 무엇인지를 알아야 합니다. DSM 진단체계에 대해 비판적 접근을 파악하려면 DSM이 어떻게 구축되었고, 지금은 어떤 모습을 띠고 있는지 파악해야 합니다. 책이 담고 있는 약덜기(deprescribing)의 내용을 제대로 붙잡기 위해서는 정신의학 교과서에서 다루어진 모든 종류의 정신과 약물 사용에 대해 제대로 알아야 합니다. 정신과 학계 및 진료 분야에서 애쓰는 분들께서 교과서적 지식이라는 토대 위에 비판정신의학의 태도와 실천을 익히신다면 호랑이 등에 날개를 다는 격일 것입니다. 본문의 critical psychiatrist는 대체로 '비판정신과의사'로 표기했으나 '비판정신의학자'의 뜻도 함께 품고 있습니다. 제대로 된 비판을 위해서는 지적탐구와 실천 모두가 필요합니다.

물론 지금도 그 끈을 놓고 있는 건 아니지만 주류 정신의학에 심

취한 때가 있었습니다. 전공의 시절이던 2013년 저는 미국 샌프란 시스코에서 열린 166회 미국정신의학회 연례 학술대회(166th Annual Meeting of the American Psychiatric Association)에 참석합니다. 정신화기반 치료(Mentalization-based therapy)를 만든 피터 포나기, 앤서니 베이트먼 선생님의 특별 세션에 참석하고, 정신치료 대가 글렌 가바드 선생님 과 그의 제자의 정신치료 증례 발표를 듣습니다. 새로 나온 DSM-5 의 발표를 현장에서 생생하게 맛봅니다. 선진 정신의학의 첨단은 정 신의학도를 설레게 하는 데 모자람이 없었습니다. 하지만 우연히 학 회장 밖에서 한국의 여느 학회에서 보기 힘든 풍경을 마주합니다. 그 것은 정신과 약을 복용하여 심한 후유증을 경험하고 사망에까지 이 른 소아·성인 정신질환 당사자의 사진을 담은 피켓을 든 수십 명이 정신의학의 해악을 외치는 시위 현장이었습니다. 학회장 안과 밖의 분열을 어떻게 받아들여야 할지 그때는 몰랐습니다.

하지만 비판정신의학을 번역한 지금 그 분열이 무엇인지 조금은 알 것 같습니다. 그리고 그 간극에 다리를 놓고자 하는 작은 바람이 생겨납니다. 정신과의사는 정신질환과 약에 대한 지식의 전문가입 니다. 하지만 정신질환 당사자 분들은 정신질환과 약 경험의 전문가 입니다. 정신과 진료 및 약 복용 후에 당사자들이 느끼는 변화를 통 해 저는 정신치료와 약의 효용과 한계를 배웁니다. 진료실에서 진료 할 때에 제가 처방하는, 혹은 그동안 환자분이 복용해오던 약을 마주 합니다. 처음에는 환자분들이 약 복용 후에 느끼는 효과 이외의 몸과 마음의 불편함, 부작용에 대해 어떻게 설명해야 할지 참 어려웠습니 다. 하지만 수많은 약에 대한 교과서적 지식과 온라인 약정보 사이트의 약전을 반복해서 살피며 느끼는 건 부작용의 종류는 다양하고 환자분들마다 그 경험의 편차가 크다는 것입니다.

모든 치료는 효과와 부작용을 가집니다. 효과가 있다고 해서 치료를 맹신해서는 안 됩니다. 부작용이 있다고 치료를 폐기할 수도 없는 노릇입니다. 효과와 부작용을 견주어 함께 치료에 대해 상의하고 적용하는 것이 함께하는의사결정(shared decision making, SDM)입니다. 이를 위해서는 치료적 동맹과 치료관계 안에서의 충분한 시간이 요구됩니다. 2019년 10월, 『뉴잉글랜드의학저널(The New England Journal of Medicine)』사설에서 지적한 대로 생물정신의학은 그 자체로 한계를 갖고, 환자가 처한 어려움에 대해 시간을 할애할 진료실에서의 여유는 점차 줄어들고 있습니다[1]. 뇌와 마음의 연결에 대해 과학적으로 밝혀나갈수록 확실해지는 것은 우리가 예상한 것 이상으로 그 연결이 복잡하고 신비하다는 점입니다. 이를 계속해 탐구하는 것도 중요하지만 몸과 마음, 사회의 연결성도 함께 살펴보아야 합니다. 뇌의 신경전달물질에 대해 아는 것만큼이나 우리 정신과의사들이 진료실과 병동, 지역사회에서 하루하루 만나는 정신질환 당사자 마음의 이야기에 귀를 기울이는 것이 중요합니다. 우리는 관계성을 토대로 함께하는의사결정을 통해 당사자의 삶을 구체적으로 돕는 치료를 해나갈 수 있습니다. 비판정신의학은 정신의료의 미래를 구체화할 대안을 제시합니다.

이 책은 정신의학에 대한 비판의 역사를 되짚는 것으로 시작합니

1. Gardner C, Kleinman A. Medicine and the Mind - The Consequences of Psychiatry's Identity Crisis. N Engl J Med. 2019 Oct 31;381(18):1697-1699.

다. 정신질환 진단의 시야를 생태학적 모델을 도구 삼아 당사자를 둘러싼 환경과 사회, 자본주의화 된 정신의료 분야까지 넓히기를 촉구합니다. 기존 정신의료 모델과는 달리 약물을 보는 시각을 질병중심에서 약물효능중심으로 넓히고, 약물 처방의 시작뿐 아니라 끝도 중요하다고 강조합니다. 강제치료에 있어서도 당사자의 마음과 삶을 중심에 두어야 하며 함께하는의사결정과 필요기반치료 및 열린 대화(open dialogue)를 실천해야 합니다. 이 모든 것은 정신질환 당사자의 삶의 질을 높이기 위함입니다. 이는 정신과 치료의 궁극적인 목표이기도 합니다. 비판정신의학을 활용하면 증상이 없는 상태만을 제공하는 것이 아닌 당사자 삶의 회복을 도모하는 정신의료를 구축할 수 있습니다. 이 책에는 당사자들 뿐만 아니라 치료자들 조차 소외되는 제도와 시스템의 한계를 어떻게 극복할지에 대한 내용이 풍성하게 들어 있습니다. 부디 정신건강의 중요성을 아시고, 정신과 치료와 재활의 영역에서 애쓰시는 분들께서 관심을 많이 가져주시면 좋겠습니다.

감사하게도 책의 2쇄로 개정판이 나오게 되었습니다. 1쇄 때 어색한 번역과 문장부호를 통일하였습니다. 내용 참고에 도움이 되실 각주 내용도 보충한 부분이 있습니다. 좀 더 정확한 의미 전달을 위해 주요 용어 중에는 deprescribing을 '처방종결'에서 '약덜기'로 epistemic injustice를 '인식론적 부정의'에서 '인식적 부정의'로 바꾸었습니다. 아산병원 노년내과 교수로 계신 정희원 선생님과 정신과 의사 유기훈 선생님께서 해당 용어의 개념을 세우는데 큰 도움을 주셨습니다.

비판정신의학은 진행 중입니다. 특히 필진 중 한 분인 영국의 조아나 몬크리프 선생님이 주도한 두 연구를 주목하게 됩니다. 하나는 우울증 병인으로서의 세로토닌 가설을 검증하는 체계적 문헌고찰(systematic review)[2]입니다. 논문에서는 낮은 세로토닌 농도 혹은 활동이 우울증과 연관되거나 원인이 된다는 충분한 근거를 찾지 못합니다. 질병중심관점에서 약물중심관점으로 정신과 약물을 바라보아야 할 필요성을 강조합니다. 두 번째는 2023년 11월 『란셋(Lancet)』에 발표한 RADAR 연구입니다[3]. 이는 본서 5장에 제시된 해로우와 분더링크 연구의 연장선에서 2년에 걸친 장기간 동안 항정신병약물을 줄여가고 두 군에 대한 재발률을 비교한 무작위대조연구로 신중한 정신과 약덜기와 비약물적 접근, 함께하는의사결정의 중요성을 일깨웁니다. 계속해서 치열한 토론이 필요한 영역들입니다.

출간 제안에 화답해 준 건강미디어협동조합과 북펀딩 참가자분들께 감사드립니다. 앞서 건강미디어협동조합이 출간한 『자유가 치료다』, 『여기 우리가 있다』가 대안의 필요성을 말한다면, 이 책은 대안의 실제라 하겠습니다. 내과 의사이시면서도 오히려 제가 수고하고 노력할 영역인 정신보건 영역에 대해 출판으로 목소리 내주시고, 무한한 신뢰로 토대가 되어 주신 백재중 선생님이 계시지 않았다면 이

2. . Moncrieff J, Cooper RE, Stockmann T, Amendola S, Hengartner MP, Horowitz MA. The serotonin theory of depression: a systematic umbrella review of the evidence. *Mol Psychiatry*. 2023;28(8):3243-3256.

3. Moncrieff J, Crellin N, Stansfeld J, et al. Antipsychotic dose reduction and discontinuation versus maintenance treatment in people with schizophrenia and other recurrent psychotic disorders in England (the RADAR trial): an open, parallel-group, randomised controlled trial. *Lancet Psychiatry*. 2023;10(11):848-859.

책은 나올 수 없었습니다. 조원경, 황자혜 선생님께는 매의 눈으로 원고 교정 편집에 힘써 주셨습니다. 두 분의 작업은 과연 화룡점정이었습니다.

또한 추천사로 책을 빛내주신 세 분께도 감사합니다. 신영전 선생님께서는 '비판정신의학(critical psychiatry)'이라는 영역을 저에게 알려주시고, 번역의 과정에서 귀한 조언으로 힘이 되어 주셨습니다. '정신장애와 인권 파도손' 대표 이정하 선생님께서는 저와 소통해주시고 때론 논쟁을 하기도 했습니다. 그리고 누구보다도 발간 소식을 반겨 주셨습니다. 이영문 선생님께 직접 가르침을 받을 기회는 없었습니만 선생님께서는 제가 초년 의사였을 때 "한 개인의 치료자가 자신의 치료적 활동의 장을 어디까지 확장할것인가는 개인의 신념과 철학에 달려 있다"는 등대와 같은 치료자의 명제를 심어 주셨습니다. 뿐만 아니라 한 작은 비판정신과의사의 길을 축복해주셨습니다.

대표 필자 스타인가드 선생님도 감사의 글에서 빠질 수 없습니다. 선생님은 미국 사회에서 앞서 정신의료의 의료화(medicalization)에 대해 문제의식을 가지고, 회복 모델(recovery model)과 '느린 정신과(Slow Psychiatry)'를 실천해오셨습니다. 그 고민과 연구, 실천은 대한민국의 정신과에도 귀감이 될 것입니다. 이메일을 주고받으며 비판정신의학 영역에 대한 열정과 애정을 느낄 수 있었습니다. 선생님의 진심어린 목소리에서 지구 반대편의 동료를 만난 것 같았습니다. 언젠가 선생님을 직접 뵙고 열린 대화(open dialogue)를 꼭 나누고 싶습니다.

돌아보면 정신과 전공의 시절 교과서 그리고 은사님들로부터의 탄탄한 배움의 시간이 있었기에 비판정신의학을 깊이 있게 만날 수 있었습니다. 영감이 되어주신 선배님들께도 감사를 드리고 싶습니다. 정신질환 당사자분들과의 만남이 무엇보다 소중합니다. 자신의 아픔에 대해, 회복 과정에 대해 마음을 열고 소통해주신 덕에 치료자로서 점점 성장해갑니다. 그분들이 계시지 않았다면, 저와 만나주시지 않았다면 비판정신의학의 가치를 알아보지 못했을 겁니다. 함께 수용전념치료(Acceptance and Commitment Therapy, ACT)와 관계틀이론(Relational Framing Theory, RFT), 맥락행동과학(Contextual Behavioral Science, CBS)을 공부해가며 비판정신의학을 실천할 수 있는 역량을 높여주신 귀한 지적공동체 맥락행동과학연구회(The Korean psychiatry research group for Contextual Behavioral Science, KCBS) 소속 선생님들께도 깊은 감사를 올립니다.

나를 마음만 바라보는 정신과 의사로 머물지 않고 몸의 중요성에 대해서도 놓치지 않는 '정신 내과' 의사가 되도록 이끌어 준 동료 의사이자 평생의 동반자인 아내 나현진에게도 고마움을 전합니다. 중요한 고민의 지점들에서 소중한 조언을 해주고, 정신과의사로서의 방향성을 설정해주며, 이 작업을 해낼 수 있다고 지속적인 격려를 해주었습니다. 어머니, 아버지께도 감사를 전하지 않을 수 없습니다. 두 분은 조금 다른 선택을 하고 고집스럽기도 한 아들을 끝까지 믿어주셨습니다. 안전한 토대가 되어주셨기에 제가 다른 길을 탐색할 수 있게 된것 같습니다. 마지막으로 자기고백의 힘, 자신만의 가치를 지켜감의 중요성, 그리고 곳곳의 삶의 요소를 잘 활용하는 지혜를 반평생 동안 제게 알려준 '힙합(hip-hop)'에게도 감사를 표합니다.